J.F. Riemann B. Kohler (Hrsg.)

FALLORIENTIERTE DIFFERENTIALDIAGNOSEN IN DER GASTROENTEROLOGIE

Ein gastroenterologischer Leitfaden

Geleitwort von L. Demling

Mit 79, zum Teil farbigen Abbildungen

Springer-Verlag
Berlin Heidelberg New York
London Paris Tokyo
Hong Kong Barcelona
Budapest

PROF. DR. MED. J. F. RIEMANN
Direktor der Medizinischen Klinik C
Klinikum der Stadt Ludwigshafen/Rhein
Bremserstr. 79, W-6700 Ludwigshafen

PRIV.-DOZ. DR. MED. B. KOHLER
Leitender Oberarzt der Medizinischen Klinik C
Klinikum der Stadt Ludwigshafen/Rhein
Bremserstr. 79, W-6700 Ludwigshafen

ISBN-13: 978-3-540-56199-6

Die Deutsche Bibliothek – CIP-Einheitsaufnahme
Fallorientierte Differentialdiagnosen in der Gastroenterologie: ein gastroenterologischer Leitfaden/J. F. Riemann; B. Kohler (Hrsg.). Geleitw. von L. Demling. – Berlin; Heidelberg; New York; London; Paris; Tokyo; Hong Kong; Barcelona; Budapest: Springer, 1993
ISBN-13: 978-3-540-56199-6 e-ISBN-13: 978-3-642-77931-2
DOI: 10.1007/978-3-642-77931-2
NE: Riemann, Jürgen F. [Hrsg.]

Satz: Ernst Kieser GmbH, 8902 Neusäss

23/3130-5 4 3 2 1 0 – Gedruckt auf säurefreiem Papier

Geleitwort

Die statistisch orientierte Betrachtungsweise ärztlichen Handelns relativiert über die Prävalenz einer bestimmten Erkrankung selbst harte diagnostische Daten in ihrem „prädiktiven Wert". Statistik und Statistiker beherrschen zunehmend auch das therapeutische Feld. Daß sich die Patienten in diesem eher frostigen Umfeld nicht immer wohlfühlen, geht daraus hervor, daß sie mit ihren Beschwerden scharenweise zum homöopathisch orientierten Arzt flüchten oder gar zum Heilpraktiker desertieren.
Die Analyse des individuellen Krankheitsbildes und das Suchen nach einer der Vorstellungswelt des jeweiligen Therapeuten entsprechenden Arznei stehen dort nämlich im Vordergrund.
So erscheint es nicht nur gerechtfertigt, sondern geradezu dringend geboten, auf besondere Einzelfälle einzugehen und die aus ihnen gezogenen diagnostischen Lehren an die ärztliche Kollegenschaft weiterzugeben.
Dieses induktive Verfahren stand am Anfang der ärztlichen Kunst und hat sie über die längste Zeit ihres Bestehens begleitet.
Fallbeobachtungen haben auch hohe wissenschaftliche Bedeutung.
So hat das bewußte Bemerken des buntscheckigen Aussehens von Maiskolben Barbara McClintock vor fast 50 Jahren zu der (mit dem Nobelpreis belohnten) Erkenntnis gebracht, daß es springende Gene gibt. Die Verdauungsorgane ermuntern in besonderer Weise zu einer fallorientierten Aufmerksamkeit.
Zwar liegen sie nicht wie Pathologika anderer Organsysteme offen zutage, doch lassen sich mit modernen abbildenden Verfahren, Biopsie und biochemischen Methoden klinische Befunde meist handfest untermauern.
Nur selten ist man bloß auf das Sammeln „weicher" Daten angewiesen, um zu einer Diagnose zu gelangen.
Oft steht auch für den Gastroenterologen das „Daran-Denken" im Vordergrund. Hierzu hilft nichts besser als der lebendig und kundig geschilderte Einzelfall. Wenn er in dieser Form auch das Erlebnis am Krankenbett nicht ersetzt, so führt er doch in dessen Atmosphäre.
Einer solchen kaum mehr teilhaftig zu werden und den Patienten nur noch virtuell im geschliffenen Spiegel steriler Wissenschaftlichkeit zu sehen, ist eine Gefahr für die jüngere Ärztegeneration. Ungut wäre es auch, die Gastroenterologie auf die Brillanz der modernen Endoskopie zu reduzieren. Der *ganze* Patient soll es sein, und alle fünf Sinne des Arztes müssen in die

Diagnostik eingebunden werden. Nur dann kann auch therapeutisches Handeln so sein, wie es sein soll, umfassend und gezielt zugleich.

Erlangen/Schlüsselfeld, im September 1992

PROF. DR. MED. DR. H.C. L. DEMLING
(em. Direktor der Medizinischen Klinik mit Poliklinik
der Universität Erlangen)

Vorwort

Die klinische Medizin lebt auch – und häufig besonders – von der kasuistischen Mitteilung. Viele Erkenntnisse haben sich aus Erfahrungen mit speziellen und seltenen Krankheitsbildern ableiten lassen. Vor diesem Hintergrund sind Fallberichte dann sehr informativ, wenn sie zu umfangreichen differentialdiagnostischen Überlegungen Anlaß geben. Das vorliegende Buch stellt eine Sammlung vieler Einzelfälle aus dem Bereich des gesamten Verdauungstrakts dar, die aus dem großen Krankengut einer Medizinischen Klinik mit den Schwerpunkten Gastroenterologie und Hepatologie im Verlaufe einiger Jahre zusammengetragen wurden. Die meisten dieser Fälle sind auf den jährlichen gastroenterologischen Seminaren der Klinik vorgestellt und mit dem Auditorium intensiv diskutiert worden; viele wurden inzwischen in nationalen und internationalen Zeitschriften publiziert. Ermutigt durch die Resonanz reifte der Entschluß, diese Kasuistiken zu überarbeiten, zu ergänzen und unter dem Gesichtspunkt einer fallorientierten Differentialdiagnose zuammenzustellen. Die klinischen Leitsymptome auch seltener Krankheitsbilder geben immer wieder zunächst Veranlassung, nach häufigen Diagnosen zu suchen. Das klinische „decision making" gehört zu den wichtigsten und spezifischsten Aufgaben des angehenden wie des erfahrenen Arztes. „Am Krankenbett darf der Arzt nicht nach den Organen denken, sondern muß stets alle Möglichkeiten und vor allem die Zusammenhänge im Auge behalten" (Hegglin). Dieser Satz soll in besonderem Maße auch für dieses Buch gelten, das eine differentialdiagnostische Synopsis auf der Basis des seltenen Krankheitsbildes versucht. Daß dabei neue, z. T. noch in der Entwicklung befindliche diagnostische Methoden eingesetzt wurden, zeigt im Einzelfall besonders deutlich, welche Aufwendungen erforderlich sein können, um seltene Befunde abzuklären.

Die Mitarbeiter meiner Klinik haben sich der Mühe unterzogen, alle Fälle sorgfältig aufzuarbeiten, das Bildmaterial zu sichten, die Differentialdiagnosen möglichst vollständig zusammenzutragen und aktuelle Literatur einzubauen. Die Medizinische Klinik C des Klinikums der Stadt Ludwigshafen möchte mit diesem Buch den klinischen Wert der Einzelbeobachtung hervorheben, die sorgfältige Interpretation aller Befunde auch im Hinblick auf seltene Krankheitsursachen als notwendige Voraussetzung für die Problemlösung darstellen und die z. T. umfangreichen diagnostischen Überlegungen vortragen, die vor der endgültigen Diagnose standen.

Dank gilt allen Mitarbeitern, die sich an der Zusammenstellung der Kasuistiken beteiligt haben. Ein solcher Beitrag wäre auch nicht denkbar ohne die Zusammenarbeit mit anderen Instituten und Kliniken. So ist besonders dem Pathologischen Institut (Direktor: Prof. Dr. K. Wegener) und seinen Mitarbeitern, dem Zentralinstitut für Röntgendiagnostik (Direktor: Dr. P. Wetzel) sowie der Chirurgischen Klinik (Direktor: Prof. Dr. K. Schönleben) Dank abzustatten. Dank gilt auch dem Springer-Verlag, namentlich Frau Dr. Osthoff, für die hervorragende Unterstützung vom Grundgedanken bis zur Verwirklichung. Möge dieses Buch seiner Intention, ein fallorientierender differentialdiagnostischer Leitfaden zu sein, gerecht werden.

Ludwigshafen, Herbst 1992 J. F. Riemann

Inhaltsverzeichnis

Ösophagus

Magen

Dünndarm-Dickdarm

Biliopankreatisches System

Leber – Milz

Autorenverzeichnis

ADAMEK, H. E., Dr. med.
Medizinische Klinik C, Klinikum der Stadt Ludwigshafen,
Bremserstraße 79, W-6700 Ludwigshafen

ASTHEIMER, W., Dr. med.
Medizinische Klinik C, Klinikum der Stadt Ludwigshafen,
Bremserstraße 79, W-6700 Ludwigshafen

BENZ, C., Dr. med.
Medizinische Klinik C, Klinikum der Stadt Ludwigshafen,
Bremserstraße 79, W-6700 Ludwigshafen

DEMLING, L., Prof. Dr. med.
em. Direktor der Medizinischen Klinik mit Poliklinik der Universität Erlangen,
Waidweg 5, W-8602 Schlüsselfeld

DORLARS, D., Dr. med.
Medizinische Klinik C, Klinikum der Stadt Ludwigshafen,
Bremserstraße 79, W-6700 Ludwigshafen

GINSBACH, J.-CH., Dr. med.
Innere Abteilung, Marien-Hospital,
Gottfried-Disse-Straße 40, W-5350 Euskirchen

HARLOFF, M., Dr. med.
Medizinische Klinik I, St. Elisabeth-Klinik,
Kapuzinerstraße 4, W 6630 Saarlouis

JAKOBS, R., Dr. med.
Medizinische Klinik C, Klinikum der Stadt Ludwigshafen,
Bremserstraße 79, W-6700 Ludwigshafen

KOHLER, B., Priv.-Doz. Dr. med.
Medizinische Klinik C, Klinikum der Stadt Ludwigshafen,
Bremserstraße 79, W-6700 Ludwigshafen

MARTIN, W.-R., Dr. med.
Medizinische Klinik C, Klinikum der Stadt Ludwigshafen,
Bremserstraße 79, W-6700 Ludwigshafen

DE MAS, R., Dr. med.
I. Medizinische Klinik, Städtisches Krankenhaus Kemperhof,
Koblenzer Straße 115, W-5400 Koblenz

RIEMANN, J. F., Prof. Dr. med.
Medizinische Klinik C, Klinikum der Stadt Ludwigshafen,
Bremserstraße 79, W-6700 Ludwigshafen

SCHLAUCH, D., Dr. med.
Medizinische Klinik C, Klinikum der Stadt Ludwigshafen,
Bremserstraße 79, W-6700 Ludwigshafen

SCHULZ, J., Dr. med.
Praxis: Osmiastraße 12, W-6901 Dossenheim

WEBER, J., Dr. med.
Centre Hospitalier Luxembourg, Dep. Hepatogastroenterologie,
4 rue Barble, 1371 Luxembourg

ZIMMER, B., Dr. med.
Medizinische Klinik C, Klinikum der Stadt Ludwigshafen
Bremserstraße 79, W-6700 Ludwigshafen

ÖSOPHAGUS

Husten und Schluckbeschwerden durch spontane ösophagotracheale Fistel

B. Kohler

Die Dysphagie ist in der Mehrzahl der Fälle durch stenosierende Prozesse im Bereich der Speiseröhre bedingt. Auch der akuten Bolusobstruktion liegt meist ein mechanisches Hindernis zugrunde. Treten während des Schluckens von Flüssigkeit, sofern der Patient nicht primär aspiriert, Hustenanfälle auf, ist an eine ösophagobronchiale Fistel zu denken. Diese spontanen Fisteln sind überwiegend tumorös oder entzündlicher Ätiologie.
Vorgestellt werden soll hier die seltene Komplikation eines peptischen Ulcus oesophagei mit der typischen Klinik bei einer spontanen Verbindung zwischen Ösophagus und Bronchialbaum.

FALLBEISPIEL

Von dem 50jährigen Patienten ist in der Anamnese einzig eine Lungentuberkulose, die 1982 medikamentös saniert wurde, zu erwähnen. In den weiteren Kontrollen fand sich danach kein Hinweis auf ein Rezidiv. Jetzt, 3 Tage vor der stationären Aufnahme, traten akut eine sich im weiteren Verlauf verschlimmernde Dysphagie und Hustenattacken auf, die besonders nach Ingestion von flüssigen oder festen Speisen einsetzten. Keine Dyspnoe, kein Fieber, kein Hämoptoe oder Hämatemesis. Die radiologische Untersuchung durch den Hausarzt ergab eine schmale ösophagotracheale Fistel, ausgehend vom oberen Ösophagusdrittel. Zur weiteren Klärung und zum Ausschluß einer reaktivierten Lungentuberkulose erfolgte die stationäre Einweisung.

Befunde

Der leicht untergewichtige Patient (Größe 1,76 m, Gewicht 66,2 kg) war bei Nahrungskarenz komplett beschwerdefrei. Über der Lunge bestand auskultatorisch beiderseits reines Vesikuläratmen ohne Hinweis auf eine Infiltration, keine vergrößerten peripheren Lymphknoten, Haut trocken, keine Hyperhidrosis, Leber palpatorisch normal groß, Milz nicht tastbar. Auch die weitere körperliche Untersuchung ergab keinen pathologischen Befund. Nach Angaben des Patienten keine Gewichtsabnahme. Nach Provokation mit einem Schluck Wasser traten sofort starke Hustenanfälle, z. T. mit Aushusten der getrunkenen Flüssigkeit, auf.

Laborwerte

Blutsenkungsreaktion 55/95 mm (31/63 mm vor Entlassung), γ-GT 35 μ/l, Blutzuckertagesprofil 64–102–202 mg/dl. Die weiteren Laborwerte lagen im Normbereich. Die mikroskopischen und kulturellen Untersuchungen von Bronchialsekret, Sputum und Magensaft auf säurefeste Stäbchen verliefen negativ.

Röntgenaufnahme des Thorax

In beiden Lungen diskrete Fleckenschattenbildungen, im Vergleich zu den Vorbildern streifige Induration deutlich geringer.

Röntgenuntersuchung des Ösophagus mittels Gastrografinschluck

Nachweis einer im Bereich der oberen Thoraxapertur gelegenen Fistelöffnung zwischen Ösophagus und Trachea (Abb. 1).

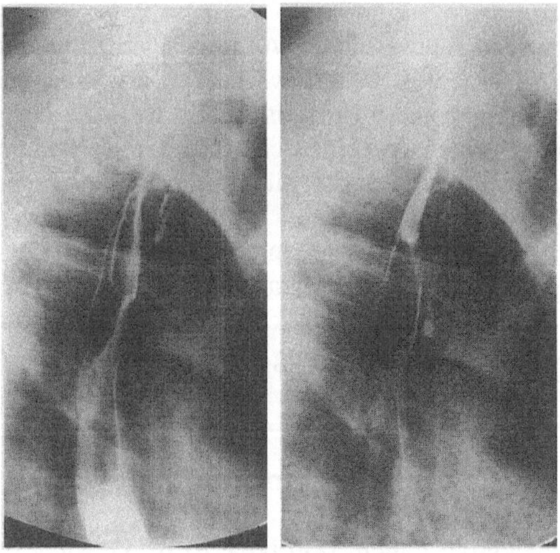

Abb. 1. Radiologische Fisteldarstellung

Bronchoskopie

In einer Entfernung von 5 Knorpelspangen nach Abgang vom Kehlkopf sind 2 weißliche Granulationen an der lateralen Trachea links und im membranösen

Teil sichtbar, ohne daß ein offenes Lumen zum Ösophagus nachweisbar ist. Entnahme von Biopsien und Abstrichen sowie Katheterbiopsien zur Histologie und Bakteriologie.

Befund der Zytologie

Bakterienhaltiges Sekret mit zahlreichen neutrophilen und eosinophilen Granulozyten ohne tumorzellverdächtige Elemente.

Befund der Histologie

Granulationsgewebe mit ausgeprägter entzündlicher Alteration, z. T. ausgedehnte Nekrosen.

Ösophagogastroduodenoskopie

In 17 cm Höhe ab Zahnreihe im Ösophagus rötliche Schleimhautveränderungen, 2 große, ovale von etwa 3 cm Durchmesser sowie eine kleinere unter 1 cm, die zusammen etwa zwei Drittel der Zirkumferenz ausfüllen. Im distalen Bereich einer der beiden großen rötlichen Flecken stellt sich ein etwa 1 cm großer Defekt mit Fistelbildung dar. Beim Versuch, die Fistel mittels Biopsiezange zu sondieren, kommt es zu Hustenanfällen. Nach Sedierung erfolgte eine ausgiebige Histologiegewinnung aus dem Defekt bzw. der Fistel sowie aus dem vermuteten heterotopen Magenschleimhautbezirk. Die weitere Untersuchung von Ösophagus, Magen und Duodenum zeigte keinen pathologischen Befund (Abb. 2).

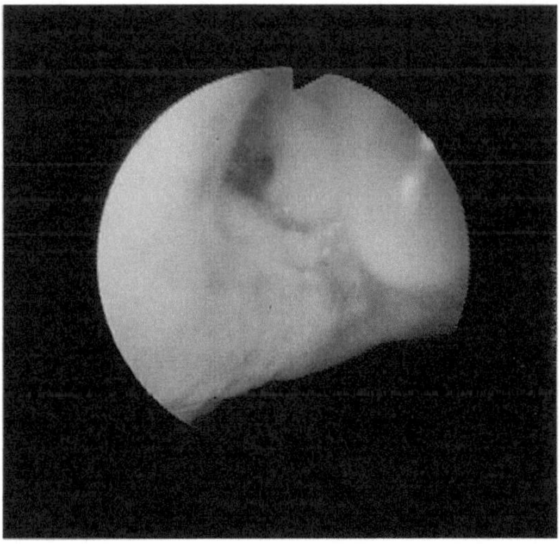

Abb. 2. Fistelöffnung zentral im Ulkus bei heterotoper Magenschleimhaut im Ösophagus

Histologie

1) Aus dem Bereich des Fistelgangs Anteile der Ösophagusschleimhaut mit Ulkusnekrosen und ein zell- und kapillarreiches Granulationsgewebe, innerhalb dieses Granulationsgewebes einzelne mukoide Drüsen vom Typ der Magenantrumdrüsen, 2) mäßiggradige chronisch-entzündlich alterierte heterotope Magenantrumschleimhaut sowie Korpusschleimhaut mit Haupt- und Belegzellen. Kein Nachweis von Helicobacter pylori. Kein Anhalt für spezifische Entzündung oder malignes Wachstum; eine für eine Tuberkulose typische Veränderung fehlt.

DIAGNOSE

Ösophagotracheale Fistel durch ein Ulkus in einer Magenschleimhautheterotopie der zervikalen Speiseröhre.

THERAPIE UND VERLAUF

Daraufhin wurde ein erster Versuch unternommen, endoskopisch mittels eines Fibrinklebers (Tissucol®) die ösophagotracheale Fistel zu verschließen. Der Fibrinkleber wurde über einen 1,5 m langen Spülkatheter, der durch den Biopsiekanal geführt wurde, selektiv in den Fistelgang plaziert.
Endoskopische Kontrolle 4 Tage später: Die Fistelöffnung erscheint deutlich kleiner, nochmalige selektive Instillation von 2 ml Fibrinkleber in die Fistelöff-

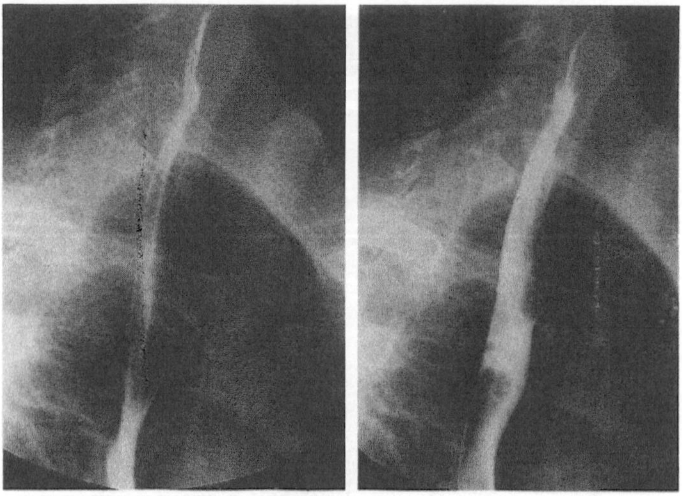

Abb. 3. Radiologische Kontrolle nach Fibrinkleberinstillation, Fistel nicht mehr nachweisbar

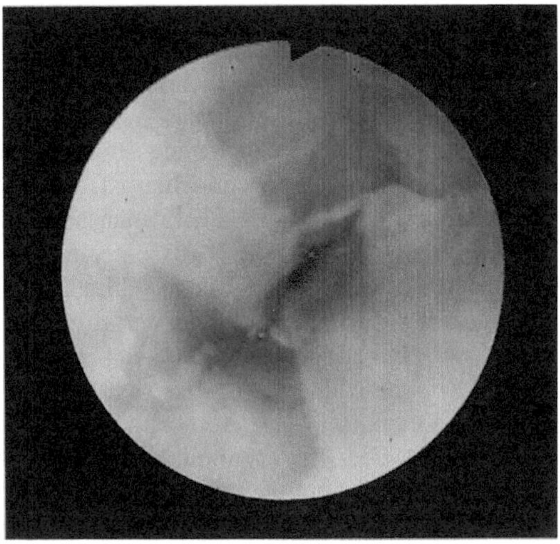

Abb. 4. Reizlose Magenschleimhautinseln 4 Monate nach Fistelverklebung

nung. Bei der endoskopischen Kontrolle 5 Tage danach findet sich an der früheren Fistelöffnung erst nach ausführlichem Suchen eine winzige Unregelmäßigkeit der Schleimhautoberfläche; eine Fistelöffnung ist nicht mehr nachweisbar.

Radiologische Kontrolle mittels Gastrografinschluck: regelrechter Schluckakt mit glatter Ösophaguspassage ohne Kontrastmittelextravasat (Abb. 3). Bei dem Versuch, Flüssigkeit oral aufzunehmen, traten jetzt weder Verschlucken noch Husten auf. Der Patient wurde bis zu diesem Zeitpunkt parenteral ernährt und erhielt ein Breitbandantibiotikum sowie einen H_2-Rezeptorantagonisten.

Die endoskopische Kontrolle 4 Monate später zeigte die jetzt völlig reizlose Magenschleimhautinsel (Abb. 4); auch radiologisch fand sich ein unauffälliger Schluckakt ohne Nachweis der einstigen Fistel.

Der Patient ist völlig beschwerdefrei; medikamentös ist eine Rezidivprophylaxe mit einem H_2-Rezeptorantagonisten für mindestens 1 Jahr vorgesehen.

DISKUSSION UND DIFFERENTIALDIAGNOSEN

Heterotope Magenschleimhaut kann im gesamten Gastrointestinaltrakt vorkommen [3, 10, 18, 24].

Die erste Beschreibung einer heterotopen Magenschleimhaut im proximalen Ösophagus geht auf Schmidt [17] aus dem Jahre 1805 zurück. 1904 wurde von Schridde [20] eine akribisch genaue autoptische Untersuchung vorgelegt, in der er bei 21 von 30 untersuchten Speiseröhren mikroskopisch Magenschleimhaut im oberen Ösophagus fand. Erwähnenswert ist, daß in 6 Fällen (20%) diese Inseln auch makroskopisch sichtbar waren. Rector u. Connerley [15] konnten in

der bisher umfassendsten Übersicht bei einer Serie von 1000 konsekutiven Kinderautopsien diese Anomalie in 4,5 % der Fälle nachweisen.
Grundsätzlich muß bei der heterotopen Magenschleimhaut zwischen einer angeborenen und einer erworbenen Form differenziert werden [25]. Letztere findet man beispielsweise im Barrett-Ösophagus, wo sie als reparative Fehlleistung beim chronisch-entzündlichem Prozeß zu verstehen ist. Die kongenitale Form manifestiert sich in der frühen Fetalphase [12]. Primär ist die Speiseröhre von geschichtetem Zylinderepithel ausgekleidet, das später durch zilientragendes Zylinderepithel ersetzt wird. In der 7. Fetalwoche schließlich mißt die Speiseröhre etwa 130 mm, und im mittleren Ösophagusdrittel erscheinen Plattenepithelzellen, die sich nach oral und aboral ausbreiten. Bei inkomplettem Plattenepithelersatz im oralen Ösophagusbereich finden sich dann die verbliebenen Zylinderepithelnester, die aufgrund ihrer Zytomorphologie als heterotope Magenschleimhaut definiert sind. Die Anwesenheit von Magenschleimhaut distal des Pylorus wird hingegen als dysontogenetische Dystopie gedeutet, als ein Differenzierungsirrtum des fetalen Entoderms [25]. In überwiegend prospektiv angelegten endoskopischen Untersuchungen variierte die Inzidenz der gefundenen Magenschleimhautinseln zwischen 0,3 und 5 % [4, 11, 13, 22]. Makroskopisch fällt die Magenschleimhaut meist als ovaler rötlicher Fleck auf, der einen Durchmesser von wenigen Millimetern bis zu 4 cm haben kann und sich exakt von dem umgebenden weißlichen Plattenepithel abhebt. Lokalisiert ist sie etwa 15–20 cm aboral von der Zahnreihe im zervikalen Ösophagus.
Klinische Bedeutung kann die heterotope Magenschleimhaut der Speiseröhre durch ihre Fähigkeit erlangen, HCl und Pepsinogen zu sezernieren und damit peptische Läsionen zu induzieren bzw. als Matrix für ein Adenokarzinom der zervikalen Speiseröhre zu fungieren. Dysphagie bzw. Odynophagie [8, 14] sind meist durch membranartige Strukturen ("webs") bedingt [9, 13, 23], die als Folge reparativer Prozesse im Randbereich dieser Ektopien entstehen. Inwieweit die aus der heterotopen Magenschleimhaut freigesetzte Salzsäure Ösophagusspasmen auslösen kann und damit eine Aspirationsursache darstellt, ist, obwohl experimentell nachgewiesen [5], nach wie vor sehr umstritten. Sämtliche beschriebenen Symptome oder Komplikationen sind selten. Es existieren nur wenige Kasuistiken über peptische Läsionen auf diesen Inseln [13]. Ebenso gehören Adenokarzinome des oberen Ösophagus, die von Magenschleimhautinseln ausgehen, zu den Raritäten [7, 16, 19, 27].
Die hier beschriebene Komplikation einer spontanen ösophagotrachealen Fistel aufgrund eines perforierten Ulcus oesophagei ist bisher noch nicht in der Literatur erwähnt.
Für eine benigne ösophagotracheale Fistel kommt differentialdiagnostisch eine große Anzahl von Ursachen in Betracht [mod. nach 6, 26].
Im obigen Fall war durch die gewonnene Histologie bzw. Zytologie sowie durch die bakteriologische Untersuchung eine entzündliche oder neoplastische Genese weitgehend ausgeschlossen. Der Nachweis von Haupt- und Belegzellen aus dem biopsierten Bezirk beweist die ulzerogene Potenz dieser heterotopen Magenschleimhaut. Aufgrund dieses histologischen Befundes und der nur geringen Fistelgröße entschlossen wir uns, endoskopisch mittels eines Fibrinklebers, wie

Infektion:
- Tuberkulose,
- Syphilis,
- Histoplasmose,
- Aktinomykose,
- Candidiasis,
- chronisches Empyem.

Verletzung:
iatrogen:
- Tubusimplantation,
- Bougierung,
- rigide Ösophagoskopie,
- Ösophagusvarizensklerosierung,
- Langzeitintubation.

Unfall:
- Thoraxquetschung,
- Säure-Laugen-Ingestion,
- Fremdkörperaspiration.

Andere Ursachen:
- Boerhaave-Syndrom,
- bronchogene Zysten,
- Ösophagusdivertikel,
- Behçet-Syndrom,
- nekrotisierende Vaskulitis,
- Barrett-Ulkus.

er speziell in der Pädiatrie bei ösophagotrachealen Fisteln schon erfolgreich angewandt wurde [1, 2, 21], den Fistelgang zu verschließen. Nach dem 2. Versuch war der Patient völlig beschwerdefrei; sowohl endoskopisch als auch radiologisch war kein Defekt nachweisbar. Inwieweit die Langzeitprophylaxe mit einem H_2-Rezeptorantagonisten bzw. Omeprazol ein Rezidiv verhindern kann oder weitere endoskopisch praktikable Verfahren wie die Laser- oder Elektrokoagulation zur definitiven Beseitigung der Ursache (Magenschleimhautinseln) herangezogen werden müssen, bleibt abzuwarten.

Literatur

1. Brands W, Joppisch I, Lochbühler H (1982) Anwendung von hochkonzentriertem Human-Fibrinogen in der Kinderchirurgie – ein neues Therapieprinzip. Z Kinderchir 35: 159–162
2. Brands W, Lochbühler H, Raute-Kreinsen U et al. (1983) Die Fibrinklebung angeborener Ösophagusmißbildungen. Zentralbl Chir 108: 803–807
3. Engel W (1980) Magenschleimhautheterotopie in einem echten Colondivertikel. Chirurg 51: 247–249
4. Feller SC, Weaver GA (1986) Heterotopic gastric mucosa in the upper esophagus. Gastroenterology 90: 257–258
5. Gerhardt DC, Shuck TJ, Bordeaux RA, Winship DH (1978) Human upper esophageal sphincter. Gastroenterology 75: 268–274

6. Gerstenberger PD, Pellegrini CA, Tierney LM (1986) Barrett's ulcer of the esophagus. Am J Med 81: 713–717
7. Goeau-Brissonniere O, Hannoun I, Huguet C (1985) Adenocarcinome de l'oesophage cervical-Association a une heterotopie gasstrique. J Chir 122: 101–103
8. Hamilton JW, Thune RG, Morrissey JF (1986) Symptomatic ectopic gastric epithelium of the cervical esophagus. Dig Dis Sci 31: 337–342
9. Hebestreit HP, Asmar F, Luetgemeier J (1971) Benigne Ösophagusstenosen bei Ektopie der Magenschleimhaut. Fortschr Röntgenstr 115: 419–423
10. Hoedemaeker PJ (1970) Heterotopie gastric mucosa in the duodenum. Digestion 3: 163–173
11. Jabbaria M, Goresky CA, Lough J et al. (1985) The inlet patch: heterotopic gastric mucosa in the upper esophagus. Gastroenterology 89: 352–356
12. Johns BAE (1959) Developmental changes in the esophageal epithelium in man. J Anat 86: 431–442
13. Ottenjann R, Kunert H, Kühner W, Seib HJ (1983) Magenschleimhautinseln im zervikalen Ösophagus. Dtsch Med Wochenschr 108: 246–249
14. Raine Ch (1983) Ectopic gastric mucosa in the upper esophagus as a cause of dysphagia. Ann Otol Phinol Laryngol 92: 65–66
15. Rector LE, Connerley MI (1941) Aberrant mucosa in the esophagus in infants and children. Arch Pathol Lab Med 31: 285–294
16. Sakamoto G, Nakamura K et al. (1970) Primary adenocarcinoma of the esophagus arising from heterotopic gastric glands. Gan No Rinsho 16: 1105–1110
17. Schmidt FA (1805) De mammalium oesophage atque ventriculo. Med. Dissertation. Halle ("in off": Bäthenea)
18. Schmidt G, Börsch G, Wegener M (1985) Magenschleimhautheterotopien des Gastrointestinaltraktes. Z Gastroenterol 23: 545–550
19. Schmidt H, Riddell H, Walter B, Skinner DB, Riemann JF, Groitl H (1985) Adenokarzinome in heterotoper Magenschleimhaut des proximalen Ösophagus. Leber Magen Darm 15: 144–147
20. Schridde H (1904) Über Magenschleimhaut-Inseln vom Bau der Cardiadrüsen und Fundusdrüsenregion und den unteren, ösophagealen Cardiadrüsen gleichende Drüsen im obersten Ösophagusabschnitt. Virchows Arch [A] 175: 1–16
21. Waag KL, Joppich I, Manegold BC, de Solar E (1979) Endoskopischer Verschluß ösophago-trachealer Fisteln. Z Kinderchir [Suppl] 27: 93–96
22. Wang MMJ, Spear M, McGrew W (1986) Heterotopic gastric mucosa of the esophagus. South Med J 79: 633–635
23. Weaver GA (1979) Upper esophageal web due to a ring formed by a squamocolumnar junction with ectopic gastric mucosa. Dig Dis Sci 24: 959–963
24. Weingart J, Seib HJ, Elster K, Ottenjann R (1984) Magenschleimhautheterotopien im oberen Gastrointestinaltrakt. Leber Magen Darm 14: 155–160
25. Wolff M (1971) Heterotopic gastric epithelium in the rectum. Am J Clin Pathol 55: 604–616
26. Wychulis AR, Ellis jr FH, Andersen HA (1966) Acquired nonmalignant esophagotracheobronchial fistula. J Am Med Assoc 196: 117–122
27. Yoshida M, Ide H, Yamada A, Endo M (1986) Early detection of adenocarcinoma of the esophagus. Endoscopy 18: 44–48

Erstveröffentlichung: Kohler B, Köhler G, Riemann JF (1987) Ösophagotracheale Fistel durch ein Ulcus in einer Magenschleimhautheterotopie der zervikalen Speiseröhre. Dtsch Med Wochenschr 112: 1130–1133.

Dysphagie durch seltene entzündliche Ösophagusstenose

C.-R. de Mas

Unter dem Begriff der Dysphagie versteht man eine schmerzlose Störung des Schluckaktes im Gegensatz zur Odynophagie, die mit Schmerzen verbunden ist. Aufgrund der Höhenlokalisation der Störung wird die Dysphagie in eine oropharyngeale und eine ösophageale Form unterschieden, wobei die Ursachen vielschichtig sind.

Differentialdiagnose der oropharyngealen Dysphagie

Häufigere Ursachen:
- neuromuskuläre Störungen:
  - Bulbär- und Pseudobulbärparalyse,
  - M. Parkinson,
  - multiple Sklerose,
  - amyotrophe Lateralsklerose,
  - Myasthenia gravis u.a.

Seltenere Ursachen:
- krikopharyngeale Dysphagie,
- Osteophytenbildung der HWS,
- Struma,
- Xerostomie,
- Zenker-Divertikel.

Differentialdiagnose der ösophagealen Dysphagie

Häufigere Ursachen:
- neoplastische Stenosen (z.B. Ösophagus-, Kardiakarzinom),
- entzündliche Stenosen (z.B. peptische Veränderungen),
- Ring- oder Membranbildungen (z.B. Schatzki-Ring),
- Divertikel (z.B. Zenker- oder Traktionsdivertikel),
- neuromuskuläre Dysphagie (z.B. Achalasie, Spasmus),
- Fremdkörper.

Seltenere Ursachen:
- Mediastinal- und Bronchialtumoren,
- postoperative Zustände (z.B. nach Fundoplicatio),
- Veränderungen der HWS,
- Gefäßmißbildungen (z.B. Aortenaneurysma).

Die Anamnese steht bei der Diagnotik an erster Stelle, wobei schon ein gezieltes Befragen die Dysphagieursache und -form deutlich einzugrenzen vermag. Im diagnostischen Vorgehen folgt dann die Ösophagogastroduodenoskopie (ÖGD) und der Ösophagusbreischluck (evtl. als Sonderuntersuchungen noch die Manometrie und pH-Metrie). Vorteil der radiologischen Untersuchung ist neben einer Lokalisation auch eine gute Beurteilung bezüglich der peristaltischen Aktivität. Bei der ÖGD hingegen kommt neben einer besseren Beurteilbarkeit der Dignität einer Stenose die Möglichkeit der Biopsieentnahme hinzu. Wie problematisch die Diagnosestellung auch nach Eingang des histologischen Befundes sein kann, zeigt der folgende Fall.

FALLBEISPIEL

Ein 19jähriges türkisches Mädchen litt seit einem Jahr an Dysphagie. Zu Beginn der Beschwerden verlief ein stationärer Aufenthalt in Istanbul ergebnislos. Kurze Zeit später siedelte das Mädchen in die BRD über. Hier nahmen die Beschwerden zu und strahlten mittlerweile in den Rücken aus. 15 Monate nach der Erstuntersuchung wurde jetzt ein erneuter Bariumbreischluck angefertigt, welcher ebenfalls unauffällig war. Einen weiteren Monat später hingegen zeigte dieselbe Untersuchungsmethode jetzt eine Pelottierung im mittleren Abschnitt des Ösophagus ohne Verdrängungszeichen (Abb. 1).

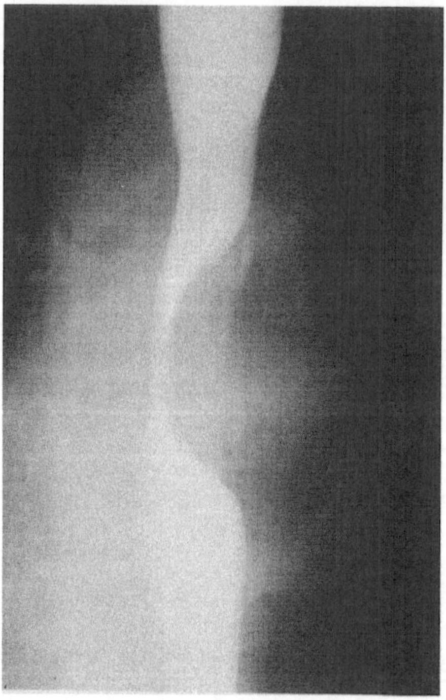

Abb. 1. Ösophagusbreischluck mit Impression des Lumens

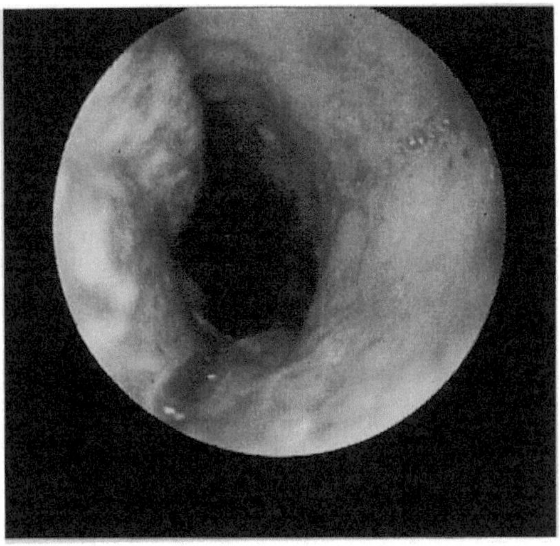

Abb. 2. Endoskopischer Aspekt der stenosierenden Ösophagitis

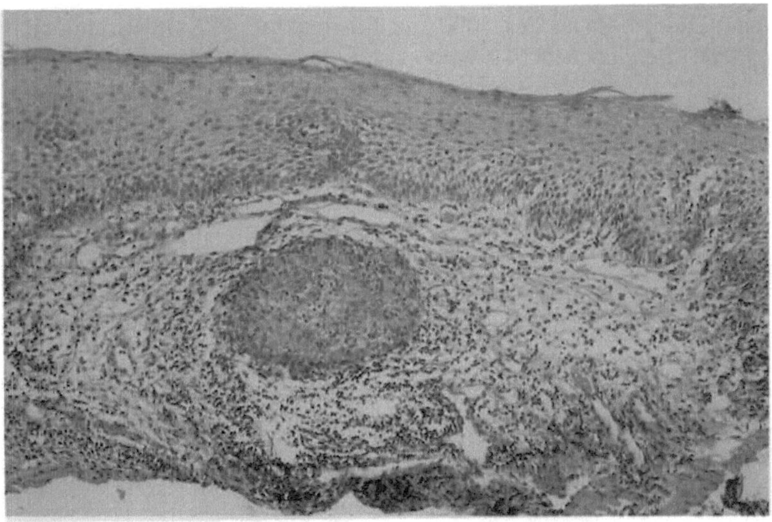

Abb. 3. Histologie der Ösophagusbiopsie

Die Thoraxübersichtsaufnahme war unauffällig – ohne Zeichen eines Infiltrates. Eine Kolonkontrastdarstellung war wie die Darstellung des terminalen Ileums unauffällig. Die Patientin wurde zur weiteren Diagnostik stationär eingewiesen. Hier zeigte die ÖGD einen ulzerierten, unregelmäßig begrenzten Prozeß in der Tiefe von 30 cm ab Zahnreihe (Abb. 2). Differentialdiagnostisch wurde neben einem malignen Lymphom an ein Ösophaguskarzinom und an ein atypisches Ulkus gedacht. Die Histologie hingegen zeigte eine Ösophagitis mit epitheloidzelligem Granulom und Langhans-Riesenzellen ohne Verkäsung (Abb. 3).

Differentialdiagnostisch kamen somit ein M. Boeck, ein M. Crohn oder eine Tuberkulose in Frage.
Zur weiteren Abklärung wurde eine Computertomographie des Thorax durchgeführt, die weder einen Tumor noch vergrößerte Lymphknoten zeigte. Die Koloskopie ergab ein unauffälliges Kolon und terminales Ileum.
Die Suche nach säurefesten Stäbchen im Magensaft war negativ. Das Angiotensin-I-Convertingenzym und das Lysozym befanden sich im Normbereich. Der Tine-Test war positiv.

DIAGNOSE

Hochgradiger Verdacht auf tuberkulöse Ösophagitis der Speiseröhre.

THERAPIE UND VERLAUF

Aufgrund der Histologie, der Laborwerte und der Herkunft des Mädchens wurde, trotz negativer Mikrobiologie, mit einer tuberkulostatischen Dreiertherapie begonnen. Diese bestand aus 1000 mg Ethambutol, 450 mg Rifampicin und 300 mg INH. Bereits nach 14 Tagen kam es zu einer raschen Rückbildung der

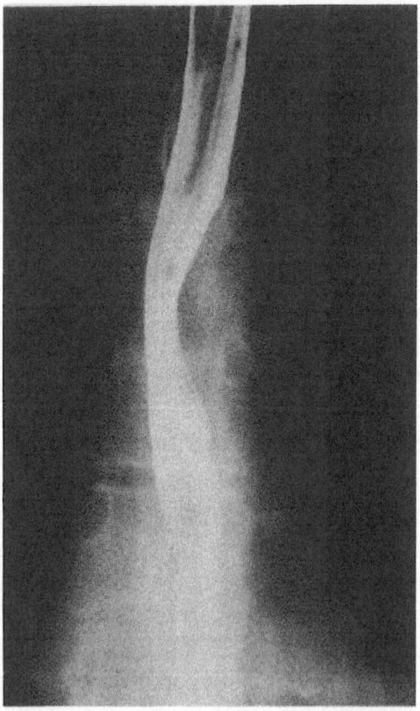

Abb. 4. Ösophagusbreischluck nach Therapie

Ösophagitis; bei endoskopischen Kontrollen mit Gewebeentnahme fanden sich weiterhin eine granulomatöse Ösophagitis mit submukösen epitheloidzelligen Granulomen und Riesenzellen vom Langhans-Typ. Unter engmaschigen endoskopischen Kontrollen verschwand die Impression nahezu komplett innerhalb von 3 Monaten mit Ausbildung eines kleinen Traktionsdivertikels (Abb. 4).

DISKUSSION UND DIFFERENTIALDIAGNOSEN

Wird heute ein Patient wegen Dysphagie und retrosternalen Schmerzen untersucht und dabei ein exulzerierter Tumor gefunden, denkt man primär an ein Malignom; aber die Ösophagusveränderungen entzündlicher Genese sollten nicht vergessen werden, insbesondere die – wenn auch kleine – Gruppe der granulomatösen Ösophagitiden [3, 4, 5, 7]. So erbrachte im besprochenen Fall die Histologie eine granulomatöse Ösophagitis. Die Differentialdiagnosen der epitheloidzelligen Granulome sind weit gefächert:

- M. Bang,
- M. Boeck,
- M. Crohn,
- Lepra,
- "sarcoid-like lesions",
- Syphilis,
- Tuberkulose.

Das Vorhandensein von Langhans-Riesenzellen ermöglicht eine deutliche Eingrenzung:

- M. Boeck,
- M. Crohn,
- Tuberkulose.

Weitreichende Zusatzuntersuchungen erbrachten keine weiteren Informationen bezüglich der möglichen Differenzierung zwischen M. Crohn, Sarkoidose bzw. Tuberkulose. So ließen schließlich die Herkunft des Mädchens und ihr Alter, die umschriebene Lokalisation im Gegensatz zur granulomatöse Ösophagitis bei M. Crohn und die unauffällige Thoraxübersichtsaufnahme entgegen den zu erwartenden Lungenveränderungen beim M. Boeck den dringenden Verdacht einer Tuberkulose aufkommen. Ebenso sprachen das normwertige Angiotensin-I-Convertingenzym und Lysozym gegen einen M. Boeck, schloß ihn aber nicht aus. Zwar war der Tine-Test positiv, könnte aber auch Ausdruck einer normalen Durchseuchung sein. Erst der Therapieerfolg bestätigte letztendlich die Diagnose.

Die Ösophagustuberkulose stellt meist eine sekundäre Mitbeteiligung dar, z.B. durch Übergriff der Entzündung, ausgehend von mediastinalen oder hilären Lymphknoten, weshalb sie häufig erst im fortgeschrittenen Tuberkulosestadium gefunden wird [6]. Es finden sich nur wenige Beschreibungen einer ausschließlichen Ösophagusmanifestation der Tuberkulose [1, 2].

Die klinischen Symptome sind unspezifisch, wobei die Dysphagie am häufigsten zu finden ist, gefolgt von retrostenalen Schmerzen, Fieber und Gewichtsverlust. Der Tuberkulintest ist meist positiv.
Die radiologischen Zeichen beim Bariumbreischluck sind nicht pathognomonisch. Das CT zeigt häufig erst die wahre Ausdehnung.

Literatur

1. Mir-Madjlessi SH, Tavassolie H (1985) Primary tuberculous granulomatous oesophagogastroduodenitis: a report of a case. J Trop Med Hyg 88: 253–256
2. McNamara M, Williams CE, Brown TS (1987) Tuberculosis affecting the oesophagus. Clin Radiol 38: 419–422
3. Rösch W (1981) Spektrum der Ösophagitis. Fortschr Med 99: 123–126
4. Sander U, Lux G, Rödl W, Bartels O (1983) Die gastrointestinale Tuberkulose – eine diagnostische Herausforderung. Fortschr Med 101: 561–565
5. Sander U, Rödl W, Lux G, Bartels O (1983) Ösophagitis – seltene Manifestation einer floriden Tuberkulose. Prax Klin Pneumol 37: 487–489
6. Tornieporth N, Lorenz R, Gain T, Rösch T, Classen M (1991) An unusual case of active tuberculosis of the oesophagus in an adult. Endoscopy 23: 294–296
7. Weimann S, Scharfetter H, Riedler L (1979) Zur Ösophagustuberkulose. Zentralbl Chir 104: 1072–1074

Erstveröffentlichung: Mas R de, Lombeck G, Riemann JF (1986) Tuberculosis of the oesophagus masquerading as ulcerated tumor. Endoscopy 18: 153–155.

Sekundärer Barrett-Ösophagus nach verätzungsbedingter Langzeitbougierung

H. E. Adamek

Laugenverätzungen des Gastrointestinaltraktes machen nur einen geringen Teil (2%) aller Intoxikationen aus. Absolute Zahlen über die Häufigkeit existieren nicht. Die Letalität ist hoch (15–70%) [2]. Am häufigsten werden Haushaltschemikalien (Spülmaschinenreiniger, Abflußmittel) in akzidenteller oder suizidaler Weise eingenommen.
Durch die modernen Intensivmaßnahmen hat die Laugenverätzung zwar viel von ihrer unmittelbaren Lebensgefahr verloren; die Zahl der chronischen Schäden durch Verätzungen hat aber zugenommen.

FALLBEISPIEL

Die 61jährige Patientin trank in alkoholisiertem Zustand versehentlich ein halbes Glas eines laugenhaltigen Gläserspülmittels (pH = 12), das in einer Sprudelflasche abgefüllt war. Etwa 30 min nach diesem Ereignis (Mitte 1988) fand sie ihr Mann heftig erbrechend und somnolent vor. Es erfolgte die umgehende Einweisung in ein auswärtiges Krankenhaus.

Körperliche Untersuchung

Bei der Aufnahme war die Patientin ansprechbar, voll orientiert, in reduziertem Allgemeinzustand und normalem Ernährungszustand. Es bestand kein Fieber. Der Herz- und Lungenbefund war unauffällig. Die Messung des Blutalkoholspiegels ergab 1,8‰. Auch bei der Aufnahmeuntersuchung erbrach die Patientin mehrfach mit blutigen Beimengungen. Erst 8 h nach der Klinikaufnahme berichtete sie über die versehentliche Ingestion des Gläserspülmittels. Daraufhin wurde eine Gastrografin-Magen-Darm-Passage durchgeführt; eine Perforation konnte hierdurch ausgeschlossen werden.

Ösophagogastroduodenoskopie

Hier zeigten sich (16 h nach dem Ereignis) erhebliche Verätzungen im Mund-Rachen-Raum. Am Ösophaguseingang fanden sich oberflächliche Läsionen; die anschließenden Ösophagusabschnitte waren bis zum distalen Drittel ohne nennenswerte Verätzung. Dort zeigten sich jedoch mehrere umschriebene Läsionen. Auch im gesamten Magen bestanden ausgedehnte Verätzungen mit stärkerer Ausprägung des Befundes großkurvatur- und hinterwandseitig. Diskrete Veränderungen waren im Bulbus doudeni zu finden; das postbulbäre Duodenum war frei.

Verlauf

Daraufhin wurde die Patientin über eine Woche mit einem Antibiotikum und einem H_2-Blocker behandelt. Bei oraler Nahrungskarenz erfolgte eine intravenöse Ernährung. Zwei Wochen nach dem Ereignis zeigte sich in der Ösophagogastroduodenoskopie (ÖGD) eine zirkuläre Schrumpfung des Ösophaguslumens ab 30 cm, die für das Endoskop nicht passierbar war. Daraufhin erfolgte die Verlegung in unser Klinikum. Zu diesem Zeitpunkt fand sich endoskopisch im Ösophagus ab 18 cm überall gerötete hypervulnerable Schleimhaut. In 28 cm begann eine zunehmende röhrenförmige Einengung, die eine weitere Passage für das Gerät unmöglich machte. Daraufhin wurde der Ösophagus in einer ersten Sitzung mit dem Savary-Gilliard-Bougie von 7 auf 11 mm progressiv aufbougiert. Danach war die Passage problemlos möglich. Im Magen fanden sich ebenfalls massive Zeichen der Verätzung, wobei v. a. das Antrum schlauchförmig geschrumpft war und ohne Peristaltik erschien. Bulbus und angrenzendes Duodenum waren völlig reizlos. In der Ösophagusmanometrie fand sich eine simultane, verlängerte und verplumpte, hypotone Peristaltik mit Kontraktionswellen von maximal 30–35 mmHg. Der obere und der untere Ösopha-

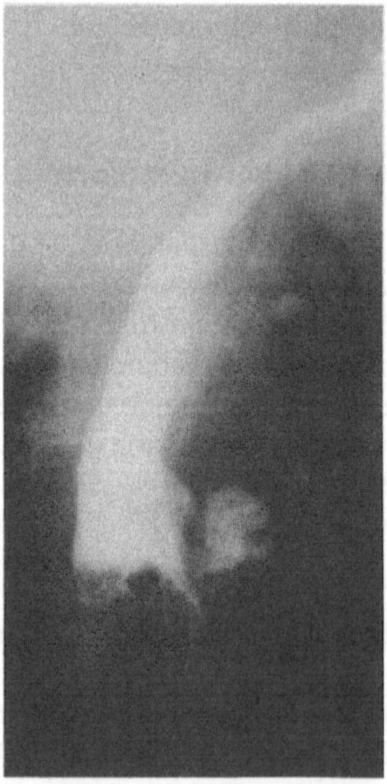

Abb. 1. Röntgenbild: Ösophagusbreischluck, Kontrastmittelübertritt ins Mediastinum

gussphinkter stellten sich normoton mit ausreichender schluckreflektorischer Erschlaffung dar.
Nach der 3. Bougierungsbehandlung kam es zu einer Ösophagusperforation. Im Gastrographinschluck zeigte sich ein Kontrastmittelübertritt ins Mediastinum (Abb. 1). Die Bougierungsmaßnahmen mußten unterbrochen werden; die Patientin wurde wegen der beginnenden Mediastinitis eine Woche lang intensivmedizinisch betreut. Die Entzündung heilte komplikationslos aus. Durch diese Unterbrechung waren 11 Tage lang keine endoskopischen Maßnahmen durchgeführt worden. Danach zeigte sich erneut eine für das Gerät nur sehr schwer passierbare, langstreckige, blutig-tingierte Stenose in 20 cm Höhe im Ösophagus. Ab Korpusmitte fand sich eine weitere röhrenförmige Stenose, die eine Passage ins Antrum unmöglich machte. Es gelang dann erneut in mehreren Sitzungen eine Aufbougierung der Ösophagusstenose auf 11 mm. Noch immer bestand in diesem Bereich eine hypervulnerable Schleimhaut, die auf Berührung sofort blutete. Die Ulzerationen im Kardiabereich hatten sich dagegen deutlich gebessert (reepithelialisiert). Im Korpusabschnitt war es jedoch zu einer kompletten Obstruktion gekommen, die selbst das Legen einer Duodenalernährungssonde unmöglich machte (Abb. 2).

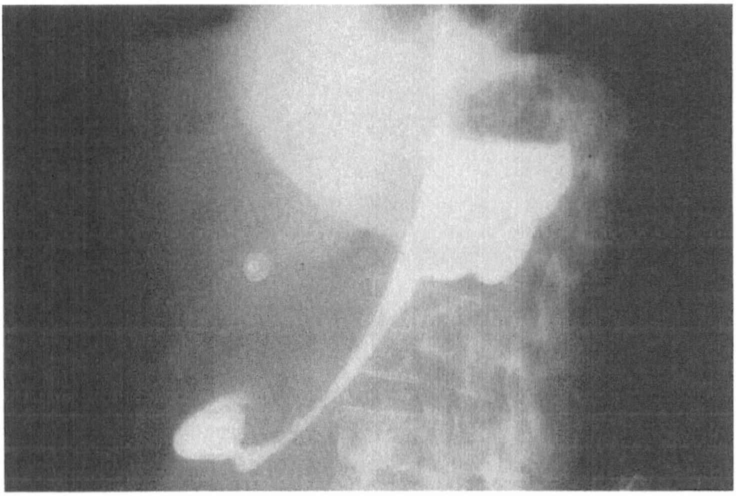

Abb. 2. Röntgenbild: Magen-Darm Passage, komplette Magenkorpusobstruktion

Wegen der kompletten Magenstenose wurde eine Magenresektion nach Billroth II mit Anlage einer End-zu-Seit-Gastrojejunostomie und einer End-zu-End-Jejunostomie nach Roux durchgeführt. Diesen Eingriff überstand die Patientin komplikationslos. 14 Tage nach der Operation wurde mit erneuten Bougierungsbehandlungen bei wieder mäßiggradiger Ösophagusstenose begonnen. Eine Woche später mußte die Patientin wegen eines Bridenileus im Jejunumbereich

relaparotomiert werden. Im weiteren Verlauf wurde mit wöchentlichen Bougierungsmaßnahmen eine Ösophaguspassage aufrecht erhalten.
3 Monate nach dem Ereignis (Sept. 1988) wurde die Patientin aus der stationären Behandlung entlassen. Sie konnte zu diesem Zeitpunkt passierte Kost essen. Weitere Bougierungsbehandlungen wurden ambulant durchgeführt, zunächst 2mal wöchentlich, später wöchentlich, 14tägig und schließlich in monatlichen Abständen.
Bei der Kontrolluntersuchung ein Jahr später war die Patientin komplett beschwerdefrei; es mußten jedoch immer noch Bougierungsbehandlungen durchgeführt werden. Im Januar 1990 zeigte sich endoskopisch keine Engstellung mehr; im Bereich des ösophagogastralen Übergangs imponierte jedoch eine Zylinderzellmetaplasie (Abb. 3). Dieser Befund wurde – auch histologisch – als sekundärer Barrett-Ösophagus nach Laugenverätzung interpretiert.

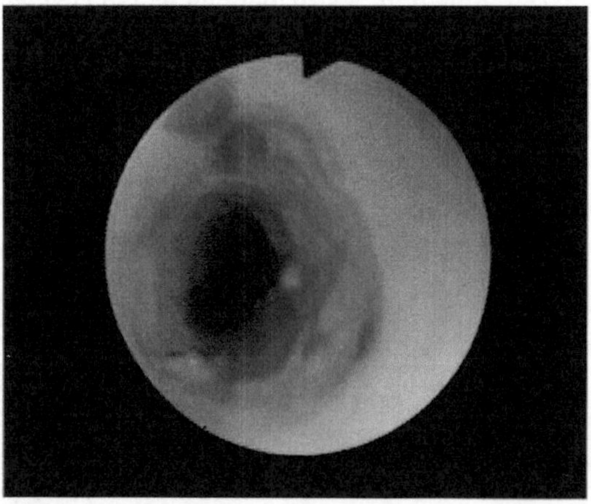

Abb. 3. Endoskopie: sekundärer Barrett-Ösophagus

1/2 Jahr später (Aug. 1990) fand sich unverändert der Barrett-Ösophagus mit Magenschleimhautinseln im Ösophagus. Eine bougierungsbedürftige Engstellung zeigte sich nicht mehr. Die Patientin war weiterhin komplett beschwerdefrei. Bei der erneuten Untersuchung der Speiseröhrenmotilität mittels Ösophagusmanometrie (Methodik vergleiche unter [24]) zeigte sich ein deutlicher pathologischer Befund. Im Gegensatz zu einer gesunden Speiseröhre, bei der sich normotone, propulsiv von oral nach aboral verlaufende peristaltische Wellen unter gleichzeitiger schluckreflektorischer Erschlaffung des unteren Ösophagussphinkters finden (Abb. 4), zeigten sich hier ausgeprägte Veränderungen im Sinne einer sekundären Motilitätsstörung (Abb. 5). Anstelle der propulsiven Peristaltik waren aperistaltische, simultan verlaufende Schluckwellen mit deutlich erniedrigter Schluckamplitude (maximal 20 mmHg) getreten. Der Ruhedruck des unteren Ösophagussphinkters war auf einen kaum meßbaren Wert abgefallen; demzufolge war auch keine schluckreflektorische Erschlaffung

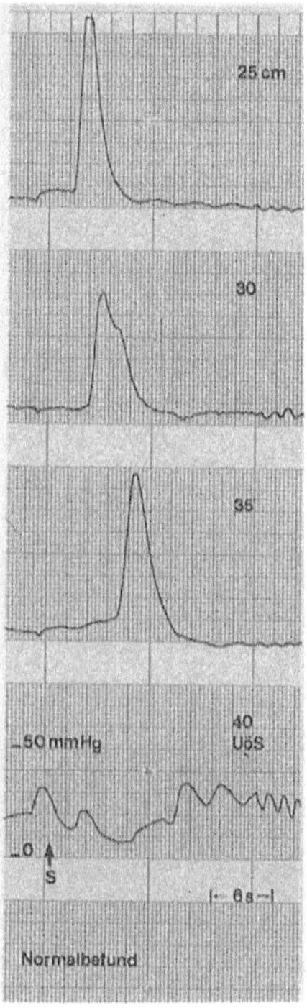

Abb. 4. Manometrie: Ösophagus, Normalbefund

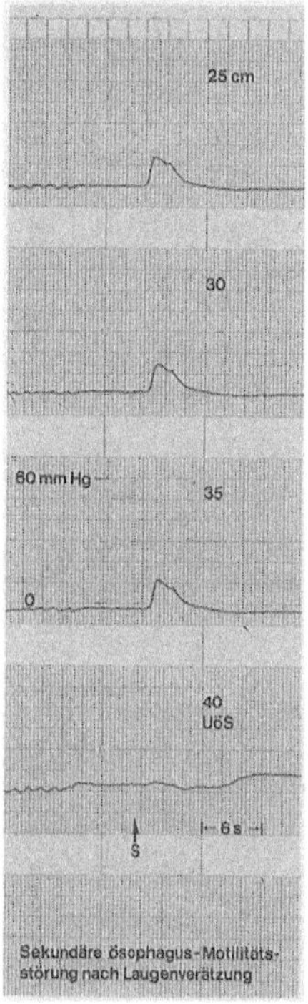

Abb. 5. Manometrie: Ösophagus, sekundäre Motilitätsstörung, aperistaltische, simultan verlaufende Schluckwellen mit deutlich erniedrigter Amplitude in der tubulären Speiseröhre und atonem unterem Ösophagussphinkter (UÖS)

mehr nachzuweisen. Im oberen Ösophagussphinkter (OÖS) zeigte sich dagegen ein Normalbefund mit normotonem Ruhedruck und ausreichender schluckreflektorischer Erschlaffung.

DISKUSSION UND DIFFERENTIALDIAGNOSEN

Bisher sind nur wenige Übersichtsarbeiten erschienen, die sich mit Laugenverätzungen des Gastrointestinaltraktes beschäftigen [4, 11, 14, 18, 20]. Darüber hinaus liegen zahlreiche Fallberichte von Laugenverätzungen vor. Vor allem die Zahl der Laugenverätzungen bei kleinen Kindern scheint nach wie vor hoch zu sein [5, 9, 12, 19, 23]. Kinder sind v.a. deshalb gefährdet, weil alkalische Haushaltsreiniger offen zugänglich in Küchenschränken aufbewahrt werden. Die Zahl der in suizidaler Absicht eingenommenen Laugen scheint dagegen eher rückläufig zu sein [6, 15].

In älteren Arbeiten wird immer wieder betont, daß Laugenverätzungen des Gastrointestinaltraktes v.a. den Ösophagus betreffen, während der Magen hauptsächlich durch Säureeinwirkung geschädigt wird [1, 27]. Nach neueren Untersuchungen kann diese Lokalisation der Ätzschäden nicht mehr aufrechterhalten werden. Auch im Fall dieser Patientin war es zu einer ausgedehnten Magenschädigung gekommen. Allerdings scheint es Prädilektionsstellen zu geben, die sich nach den anatomischen Verhältnissen richten. So zeigen sich die schwersten Ösophagusverätzungen im Bereich der physiologischen Engen [25]. Häufig ist auch die distale Ösophagushälfte besonders stark geschädigt. Hier spielt der reflektorische Kardiaspasmus eine ursächliche Rolle [17].

Erstmaßnahmen am Notfallort bei Laugenverätzung des Gastrointestinaltraktes

- ***Sicherung der Vitalfunktionen:***
  1. *Atmung:*
  - Lagerung mit mäßig erhöhtem Oberkörper,
  - lokale Gabe von Kortikosteroiden (Auxilosonspray),
  - O_2-Gabe per Nasensonde,
  - bei Entstehung eines Stridors: *frühzeitige* endotracheale Intubation und Beatmung;
  2. *Kreislauf:*
  - Lagerung mit angehobenen Beinen,
  - venöser Zugang, Volumenzufuhr.

- ***Spülbehandlung:***
  - sofortige Beendigung der Ätzmittelingestion,
  - *frühestmöglicher* Beginn einer lokalen Spülbehandlung mit Flüssigkeiten (Wasser, Fruchtsaft, Tee) zur Verdünnung.

- ***Analgesie:***
  - Opiate (z.B. 5–10 mg Morphium),
  - Sedativa (z.B. 2,5–5 mg Midazolam),
  - evtl. Narkose mit Ketamin (1–2 mg/kg KG) oder Thiopental (3–5 mg/kg KG).

Nach erfolgreicher Therapie am Notfallort sollte der Patient dann in eine Klinik mit sofortiger Endoskopiemöglichkeit eingeliefert werden. Die frühzeitige Endoskopie (möglichst noch innerhalb der ersten 24 h) ist sinnvoll, um das Ausmaß des Schadens abschätzen zu können. Gleichzeitig kann unter Sicht eine vorsichtige Spülung des Ösophagus und des Magens sowie das anschließende Legen eines Magenschlauchs versucht werden. Die frühzeitige Gabe von Glukokortikoiden als Strikturprophylaxe hat sich bei höhergradigen Ösophagusverätzungen nicht bewährt [2]; da Kortikoide zusätzlich die Perforationsgefahr erhöhen, kann man sie zum gegenwärtigen Zeitpunkt nicht empfehlen.
Der weitere Verlauf der Behandlung wird nach wie vor kontrovers diskutiert. Bei Patienten mit sehr tiefen und ausgedehnten Verätzungen des Ösophagus wird auch in neueren Studien die Frühoperation mit Gastrektomie und transab-

domineller Ösophagusresektion ohne Thorakotomie empfohlen [20]. Dies soll v.a. der Perforation in die Trachea mit nachfolgender Infektion vorbeugen. Eine hohe primäre Operationsletalität von 10–20% erlaubt die Suche nach anderen Therapieverfahren [17]. Bereits in den 70er Jahren wurden erste Versuche unternommen, den Ösophagus mittels eines nasogastrischen Silikonschlauchs („Stent") zu schienen [16]. In einer neueren Untersuchung aus den Niederlanden wird über die erfolgreiche Anwendung eines solchen Tubus bei 11 Kindern mit schweren Ösophagusverätzungen berichtet [26]. Dieser Tubus diente durchschnittlich 5 Wochen lang als intraluminaler Stent und konnte bei allen Patienten die Ausbildung von Strikturen verhindern. Für eine Wertung dieser Methode ist aber die bisher dokumentierte Fallzahl noch zu klein. Auch über eine erfolgreiche Langzeitbougierungsbehandlung gibt es erst wenige Berichte [7]. Gerade im beschriebenen Fall wäre sicherlich spätestens die Perforation Anlaß gewesen, einen chirurgischen Eingriff vorzunehmen. Wir konnten jedoch zeigen, daß selbst eine Ösophagusperforation mit Mediastinitis unter konservativer Therapie problemlos ausheilen kann.

Gewöhnlich vernarben die Magenläsionen schneller als die Ösophagusläsionen [20]. Dies war auch bei der von uns behandelten Patientin so. Da es zu einer weitgehenden Reepithelialisierung der Ulzerationen im Kardiabereich gekommen war, konnte eine Magenresektion nach Billroth II durchgeführt werden. Man sollte mit der Operation des Magens bei Antrumstrikturen etwa 2 Monate nach dem Ereignis warten. Dann sind die proximalen Magenläsionen häufig so weit abgeheilt, daß eine Magenteilresektion ohne die Risiken der totalen Gastrektomie durchgeführt werden kann.

Nach Laugenverätzungen müssen Früh- und Spätkomplikationen bedacht werden, die Einfluß auf die Dauerbehandlung haben können.

Komplikationen nach Laugenverätzung: Differentialdiagnosen

Frühkomplikationen:	• Striktur • Blutung • Perforation • Mediastinitis
Spätkomplikationen:	• Stenose • Fistel • Motilitätsstörungen • Barrett - Ösophagus • Karzinom (2–16%)

Im Vordergrund steht die operative Behandlung mit Ösophagusresektion und Bildung eines Ersatzösophagus durch Koloninterponat [5, 17]. Die Entfernung des Ösophagus soll v.a. der Ausbildung von tracheoösophagealen oder ösophagoaortalen Fisteln vorbeugen. Außerdem gibt es verschiedene Berichte, die nachweisen konnten, daß auf dem Boden einer Laugenverätzung des Ösophagus nach vielen Jahren ein Karzinom entstanden ist [3, 14]. Dieses Risiko wird mit 2–16% angegeben [17]. Auch bei der oben diskutierten Patientin ist inzwischen

ein Barrett-Ösophagus entstanden. Es wird also regelmäßiger endoskopischer Nachkontrollen bedürfen, um hier die mögliche Entstehung eines Barrett-Karzinoms rechtzeitig zu entdecken.
Zur Zeit sind bei der Patientin keine pathologischen Ösophagusengen endoskopisch nachweisbar. Außerdem besteht seit knapp 2 Jahren Beschwerdefreiheit. Trotzdem zeigt sich manometrisch eine deutliche Funktionsstörung des Ösophagus. Wenngleich bei der Patientin Messungen der Ösophagusmotilität vor der akzidentellen Laugenverätzung nicht vorliegen, so ist doch mit großer Wahrscheinlichkeit davon auszugehen, daß die Motilitätsstörung sekundär nach der Verätzung aufgetreten ist. Die simultan aperistaltisch auftretenden hypotonen Schluckwellen sprechen dabei für eine tiefe Schädigung der Ösophaguswand unter Mitbeteiligung der intramuralen Nervenplexus, insbesondere auch im Bereich des unteren Ösophagussphinkters, dessen Ruhedruck kaum noch meßbar ist. Dies ist sicher auf den Einfluß der schädigenden Noxe zurückzuführen.
In der Literatur sind ähnliche Motilitätsstörungen mit Aperistaltik oder tertiären Kontraktionen der Speiseröhre nach Laugenverätzung beschrieben worden [10, 13]. Auch als Folge einer Langzeitsklerosierungsbehandlung wegen Ösophagusvarizen finden sich vergleichbare Störungen [8, 21]. Ebenso sind aus Untersuchungen bei verschiedenen Kollagenoseformen, bei denen eine Affektion der Lamina muscularis propria vorliegt, gleichartige Motilitätsstörungen bekannt [22]. Daß die von uns behandelte Patientin trotz des pathologischen Manometriebefundes keinerlei Beschwerden wie Dysphagie oder Odynophagie angibt, mag damit zusammenhängen, daß der Schluckakt derzeit allein durch die Schwerkraft aufrechterhalten wird: Die Speisen und Getränke „fallen" von oben nach unten durch den jetzt offenen unteren Ösophagussphinkter. Dabei ist der offensichtlich fehlende Verschlußmechanismus der Speiseröhre zum Magen auch ein Faktor, der die Entstehung des Barrett-Ösophagus durch den kontinuierlichen Reflux beeinflußt hat.

Literatur

1. Allen RE, Thoshinksy MJ, Stallone RJ, Hunt TK (1970) Corrosive injuries of the stomach. Arch Surg 100: 409–413
2. Anderson KD, Rouse TM, Randoph JG (1990) A controlled trial of cortocosteroids in children with corrosive injury of the esophagus. N Engl J Med 323: 637–640
3. Appelquist P, Salmo M (1980) Lye corrosion carcinoma of the esophagus: a reviw of 63 cases. Cancer 45: 2655–2658
4. Bertschat FL (1986) Die gastrointestinale Verätzung in der Intensivmedizin. Verdauungskrankheiten 4: 185–190
5. Brinkmann J (1990) Ein Kind hat etwas geschluckt und spuckt Blut. Notfallmedizin 16: 186–190
6. Daunderer M (1988) Akute Intoxikationen, 4. Aufl. MMv Medizin Verlag, München
7. Desnos J, Dubin J, Darsonval V (1978) Résultats à long terme de la dilatation par la méthode des sondes-bougies, des sténoses après oesophagite caustique. Ann Otol Laryngol 5: 401–409
8. Feußner H, Thein HG, Koussouvis P, Paquet KJ, El Aggon A (1984) Manometrische Untersuchung des Ösophagussphinkters nach Langzeit-

Ösophaguswandsklerosierung. In: Paquet KG, Denck H, Zöckler CE (Hrsg). Die Ösophagusvarizenblutung. Diagnose und Therapie, 1. Aufl. TM-Verlag, München
9. Gaudreaut P, Parent M, Mc Guigan MA, Chicoine L, Lovejoy FH (1983) Predictability of esophageal injury from signs and symptoms: A study of caustic ingestion in 378 children. Pediatrics 71: 767–770
10. Hill JL, Norberg HP, Smith MD, Young MA, Reyes HM (1976) Clinical technique and success of the esophageal stent to prevent corrosive strictures. J Pediatr Surg 11: 443–450
11. Knoll MR, Müller MK, Singer MV (1992) Diagnostik der Ösophagusverätzungen, Dtsch Med Wochenschr 117: 141–144
12. Kynaston JA, Patrick MK, Shepherd RW, Raivadera PV, Cleghorn GF (1989) The hazards of automatic-dishwasher detergent. Med J Aust 151: 5–7
13. Mills, LJ, Estrera AS, Platt MR (1979) Avoidance of esophageal stricture following severe caustic burns by the use of an intraluminal stent. Ann Thorac Surg 28: 60–65
14. Moore WR (1986) Caustic ingestions. Pathophysiology, diagnosis and treatment. Clin Pediatr (Phila) 25: 192–196
15. Ray JF, Myers WO, Lawton BR, Lee FY, Wenzel FJ, Sautter RD (1974) The natural history of liquid lye ingestion. Arch Surg 109: 436–439
16. Reyes HM, Lin C-Y, Schlunk FF, Replogle RL (1974) Experimental treatment of corrosive esophageal burns. J Pediatr Surg 9: 317–327
17. Röher HD (1976) Verätzungen und Ösophagusersatz. Therapiewoche 26: 276–282
18. Rossi R, Deller A, Pfenninger E (1987) Präklinische Diagnostik und Erstversorgung bei Säuren- und Laugenverätzungen. Notfallmedizin 13: 995–1003
19. Rothstein FC (1986) Caustic injuries to the esophagus in children. Pediatr Clin North Am 33: 665–674
20. Sarfati E, Gossot D, Assens P, Celerier M (1987) Management of caustic ingestion in adults. Br J Surg 74: 146–148
21. Sauerbruch T, Wirsching R, Holl J, Weinzierl M, Leisner B, Paumgartner G (1984) Ergebnisse funktioneller Untersuchungen der Speiseröhre nach Sklerosierungsbehandlung. In: Paquet KH, Denck H, Zöckler CE (Hrsg) Die Ösophagusvarizenblutung. Diagnose und Therapie, 1. Aufl. TM-Verlag, München
22. Stacher E (1972) Esophageal motor abnormalities in patients with connective tissue diseases. In: Siewert JR, Hölscher AH (eds) Diseases of the esophagus, Springer, Berlin Heidelberg New York
23. Stannigel H (1989) Laugenverätzung mit tödlichen Spätfolgen bei einem Kleinkind. Notfallmedizin 15: 326–334
24. Weber J, Riemann JF (1988) Manometrie der Speiseröhre. Arzt und Krankenhaus 2: 57–60
25. Widmer F (1982) Die Säure- und Laugenverätzung von Ösophagus, Magen und Darm. Schweiz Med Wochenschr 112: 742–750
26. Wijburg FA, Heymanns HSA, Urbanus NAM (1989) Caustic esophageal lesions in childhood: Prevention of stricture formation. J Pediatr Surg 24: 171–173
27. Zargar SA, Kochar R, Nagi B, Mehta S, Mehta SK (1989) Ingestion of corrosive acids. Gastroenterology 97: 702–707

Erstveröffentlichung: Adamek HE, Weber J, Benz C, Riemann JF (1991) Laugenverätzung des Ösophagus. Verlauf unter Langzeitbeobachtung. Dtsch Med Wochenschr 116: 1664–1669.

Der Nußknackerösophagus – Sonderform des nicht kardial bedingten Thoraxschmerzes

C. BENZ

Der Nußknackerösophagus oder hyperkontraktile Ösophagus zählt neben dem Ösophagusspasmus, der Achalasie und den sog. unspezifischen Ösophagusmotilitätsstörungen zu den primären Motilitätsstörungen der Speiseröhre. Die genauen Ursachen dieser Störungen sind bis heute weitgehend ungeklärt. Leitsymptome können neben der Dysphagie und Odynophagie insbesondere – unabhängig vom bewußt eingeleiteten Schluckakt – Angina-pectoris-artige Thoraxschmerzen sein. So sollte nach Ausschluß einer koronaren Herzerkrankung unbedingt differentialdiagnostisch an eine ösophageale Genese der Beschwerden gedacht und nach Ausschluß organischer Ursachen eine Ösophagusmanometrie veranlaßt werden.

FALLBEISPIEL

Die stationäre Aufnahme des 76jährigen Patienten erfolgte wegen seit 2 Jahren bestehender zunehmender Dysphagie und schluck- und belastungsunabhängig auftretendem retrosternalen Druckgefühls. Eine koronare Herzerkrankung war nichtinvasiv ausgeschlossen worden. Die weitere Anamnese war bis auf eine Gewichtsabnahme von 4 kg in den letzten 2 Jahren unauffällig.
Die körperliche Untersuchung des in gutem Allgemeinzustand befindlichen Patienten erbrachte keinen relevanten pathologischen Befund.
Laborchemisch lagen sämtliche Laborparameter im Rahmen eines breiten Laborscreenings bis auf eine beschleunigte BKS von 24/55 mm nach Westergren im Normbereich.
Bei den weiterführenden Untersuchungen waren Ruhe-EGK und Röntgenuntersuchung des Thorax ebenso unauffällig wie die Oberbauchsonographie. Die Ösophagogastroduodenoskopie zeigte kein organisches Passagehindernis oder sonstige pathologische Veränderungen.
Im daraufhin durchgeführten Ösophagusbreischluck fanden sich bei offenbar glatter Passage des Kontrastmittels in den Magen als Ausdruck einer Hypermotilität der Speiseröhre sehr kräftige, perlschnurartig verlaufende Kontraktionswellen (Abb. 1).
Die weiterführende Untersuchung, die letztendlich die Diagnose sicherte, war die Ösophagusmanometrie. Abbildung 2 zeigt den pathologischen Befund im Vergleich zu einem Normalbefund: Beim normalen Schluckakt findet sich eine

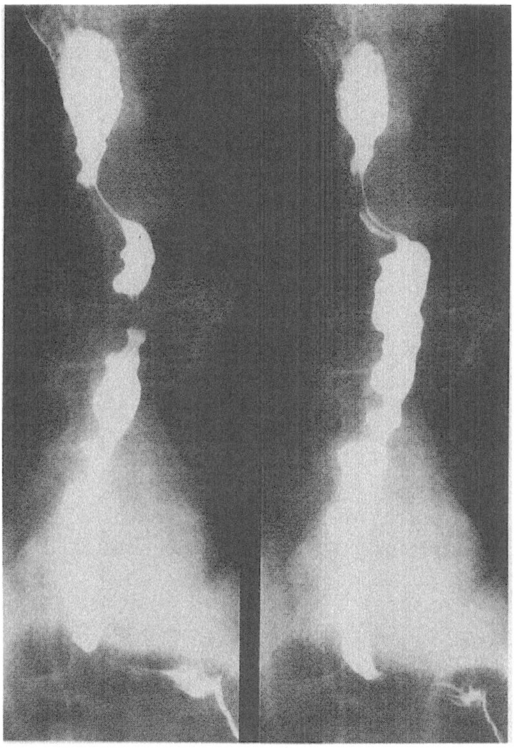

Abb. 1. Ösophagusbreischluck bei Nußknackerösophagus: kräftige, perlschnurartig verlaufende Kontraktionswellen

propulsiv von oral nach aboral verlaufende bis 80 mm Hg normotone Schluckwelle bei gleichzeitig fast vollständiger Erschlaffung des mit 30 mm Hg Ruhedruck normotonen unteren Ösophagussphinkters (UÖS). Im Gegensatz dazu verläuft bei dem vorgestellten Patienten die Kontraktionswelle zwar auch propulsiv von oral nach aboral, aber mit deutlich überhöhter und verlängerter Kontraktionsamplitude, im vorliegenden Fall bis ca. 250 mm Hg. Die Verhältnisse im UÖS sind regelrecht.

DIAGNOSE

Nußknackerösophagus.

THERAPIE UND VERLAUF

Der Patient wurde daraufhin mit 10 mg Nifedipin sublingual vor jeder Mahlzeit behandelt. Die sublinguale Gabe erfolgt wegen der schnellen Anflutungsphase,

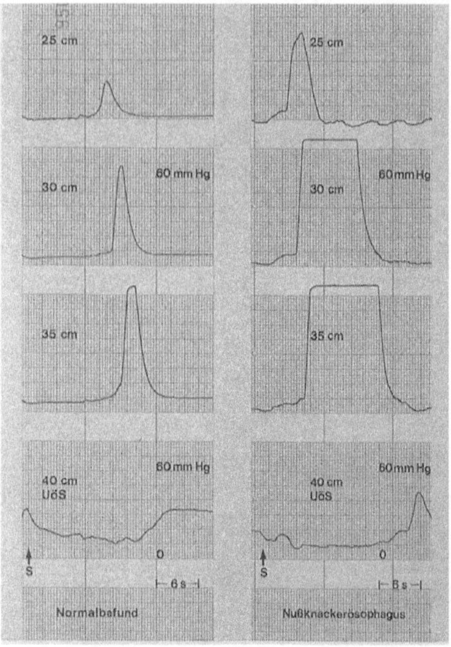

Abb. 2. Manometrischer Befund bei Nußknackerösophagus (*rechte Bildhälfte*) im Vergleich zu einem Normalbefund (*linke Bildhälfte*). Höhenangaben ab Zahnreihe. *S* Beginn des Schluckaktes, *UÖS* unterer Ösophagussphinkter

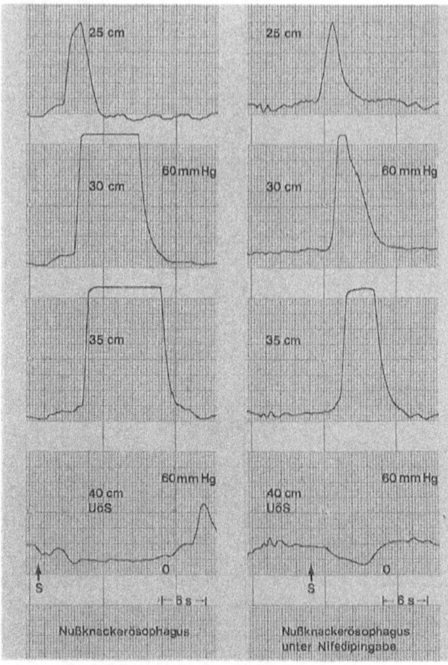

Abb. 3. Manometrischer Befund bei Nußknackerösophagus unter Nifedipingabe (*rechte Bildhälfte*) im Vergleich zum Ausgangsbefund (*linke Bildhälfte*). Höhenangaben ab Zahnreihe. *S* Beginn des Schluckaktes, *UÖS* unterer Ösophagussphinkter

das Wirkungsmaximum wird dadurch sehr rasch erreicht. Die Beschwerden besserten sich deutlich. Auch in der Ösophagusmanometrie zeigte sich eine deutliche Befundbesserung (Abb. 3). Im Vergleich zum Ausgangsbefund kam es unter der Therapie mit Nifedipin zu einer Abnahme der vormals überhöhten Kontraktionsamplitude und v. a. zu einer Verkürzung der Kontraktionsdauer.

DISKUSSION UND DIFFERENTIALDIAGNOSEN

Bei der Abklärung nicht kardial bedingter Thoraxschmerzen sind – insbesondere bei gleichzeitigem Vorliegen ösophagealer Symptome wie Dys- oder Odynophagie – nach Ausschluß organischer Ursachen primäre Ösophagusmotilitätsstörungen diagnostisch bedeutsam [4, 5, 6]. Dabei spielen neben dem sog. Nußknackerösophagus die Achalasie, der Ösophagusspasmus und sog. unspezifische Motilitätsstörungen die entscheidende differentialdiagnostische Rolle neben den sehr viel selteneren sekundären Ösophagusmotilitätsstörungen.

Differentialdiagnose ösophagealer Funktionsstörungen als mögliche Ursache des nicht kardial bedingten Thoraxschmerzes

Primäre Ösophagusmotilitätsstörungen:

- Nußknackerösophagus
- Ösophagusspasmus,
- Achalasie,
- unspezifische Störungen.

Sekundäre Ösophagusmotilitätsstörungen bei:

- Refluxerkrankung (?),
- Systemerkrankungen (z.B. Sklerodermie),
- Stoffwechselerkrankungen (z.B. Diabetes mellitus).

Eine genaue Diagnose ist nur durch Funktionsuntersuchungen der Speiseröhre möglich, wobei mit der Ösophagusmanometrie die einzelnen primären Funktionsstörungen nicht nur eindeutig differenzierbar sind, sondern auch eine quantitative Erfassung von Kontraktions- und Erschlaffungsabläufen möglich ist. Die Untersuchung gilt daher als „golden standard".
Bei dem besprochenen Patienten konnte so die Diagnose des Nußknackerösophagus gestellt werden. Die Erstbeschreibung dieser Motilitätsstörung geht auf Benjamin et al. [1] zurück und zeigte bereits damals den Zusammenhang mit dem nichtkardialen Thoraxschmerz. Die Häufigkeit des Nußknackerösophagus in diesen Fällen schwankt in der Literatur dabei zwischen 3 und 46% [1, 4, 6, 8, 14]. Diese große Schwankungsbreite ist einerseits damit erklärbar, daß z.T. uneinheitliche Kriterien zur Definition dieser Funktionsstörung angelegt werden. Andererseits werden verschiedene Verfahren angewandt (stationäre Manometrie und 24-h-Langzeitmanometrie); naturgemäß werden durch die stationäre Ösophagusmanometrie (Untersuchungsdauer ca. $^1/_2$ h), selbst bei Verwendung sog. pharmakologischer Provokationstests [2], Motilitätsstörungen nicht immer erfaßt. Die diagnostische Ausbeute ist bei der 24-h-Langzeitmanometrie wesentlich höher (8, 9, 12, 15].
Eine wichtige Differentialdiagnose bei der Abklärung des nichtkardialen Thoraxschmerzes ist neben dem Nußknackerösophagus der Ösophagusspasmus, der insgesamt jedoch seltener beobachtet wird [1, 2, 5, 6]. Bei der Manometrie finden sich hypertone simultan verlaufende Schluckwellen ohne Propulsion sowie tertiäre Kontraktionswellen bei unauffälligem UÖS.
Bei der Achalasie stehen die ösophagealen Symptome wie Dysphagie klinisch ganz im Vordergrund [10], so daß bereits meist anamnestisch eine entsprechende diagnostische Bahnung erfolgt. Pathognomonische Befunde in der Manometrie sind eine fehlende schluckreflektorische Erschlaffung des UÖS und eine Hyper- (vigorous A.) bis Aperistaltik der tubulären Speiseröhre.
Der Wert der sog. unspezifischen Motilitätsstörungen in der Diagnostik des nichtkardialen Thoraxschmerzes ist umstritten. Manometrisch zeigt sich ein von der Norm abweichender Befund, der keiner der 3 bisher genannten Motilitäts-

muster zugeordnet werden kann. Diese Funktionsstörungen finden sich relativ häufig, ohne daß jedoch eine zeitliche Korrelation zu den Beschwerden hergestellt werden kann [3, 6]. Möglicherweise haben diese Störungen einen besonderen Stellenwert bei der Pathogenese der Refluxerkrankung.

Sekundäre Motilitätsstörungen der Speiseröhre im Rahmen einer übergeordneten Grunderkrankung äußern sich nur in Einzelfällen mono- oder oligosymptomatisch in Verbindung mit thorakalen Beschwerden [1]. Auch hier sind ösophageale Symptome meistens vorhanden, und bereits die Grunderkrankung läßt an eine mögliche Mitbeteiligung der Speiseröhre denken.

Besondere differentialdiagnostische Beachtung bei der Abklärung nichtkardialer Thoraxschmerzen verdienen somit neben dem Nußknackerösophagus insbesondere der Ösophagusspasmus und fraglich unspezifische Motilitätsstörungen im Rahmen einer Refluxerkrankung der Speiseröhre. Andere Funktionsstörungen fallen klinisch eher durch ihre ösophagealen Symptome auf.

Die Therapie richtet sich naturgemäß nach der zugrunde liegenden Motilitätsstörung. Pharmakologisch steht neben Nitraten und Kalziumantagonisten eine Reihe prokinetischer Substanzen zur Verfügung [7, 11, 13], die insbesondere bei hypotonen unspezifischen und bei sekundären Motilitätsstörungen zum Einsatz kommen. Therapie der Wahl bei der Achalasie ist die pneumatische Dilatation des UÖS.

Literatur

1. Benjamin SB, Gerhardt DC, Castell DO (1979) High amplitude, peristaltic esophageal contrations associated with chest pain and/or dysphagia. Gastroenterology 77: 478–483
2. Benjamin SB, Richter JE, Cordova CM, Knuff TE, Castell DO (1983) Prospective manometric evaluation with pharmacologic provocation of patients with suspected esophageal motilitity dysfunction. Gastroenterology 84: 893–901
3. Benz C, Weber J, Schlauch D, Riemann JF (1991) Ösophagusmotilitätsstörungen bei unklarem Thoraxschmerz. Med Klin 86: 290–3
4. Bielefeldt K, Berges W (1990) Ösophageale Funktionsstörungen als Ursache thorakaler Schmerzen. Leber Magen Darm 2: 61–70
5. Brand DL, Martin D, Pope CE (1977) Esophageal manometrics in patients with angina-like chest pain. Dig Dis 22: 300–304
6. Chobanian SJ, Benjamin SB, Curtis DJ, Cattau EL (1986) Systematic esophageal evaluation of patients with noncardiac chest pain. Arch Intern Med 146: 1505–08
7. Janssens J, Vantrappen G (1986) Die Behandlung primärer Motilitätsstörungen des Ösophagus. Z Gastroenterol 24: 35–39
8. Janssens J, Vantrappen G, Ghillebert G (1986) 24-h recording of esophageal pressure and pH in patients with noncardiac chest pain. Gastroenterology 90: 1978–84
9. Lam HGT, Dekker W, Kan G, Breedijk M, Smout AJPM (1992) Acute noncardiac chest pain in a coronary care unit. Gastroenterology 102: 453–460
10. Moser G, Vacurin-Granser GV, Schneider CH et al. (1991) High incidence of esophageal motor disorders in consecutive patients with globus sensation. Gastroenterology 101: 1512–1521
11. Müller-Lissner S, Klauser A (1989) Was ist gesichert in der Therapie gastrointestinaler Erkrankungen mit motilitätswirksamen Pharmaka? Internist (Berlin) 30: 797–804

12. Peters L, Maas L, Petty D, Dalton C, Penner D, Wu W, Castell D, Richter J (1988) Spontaneous noncardiac chest pain. Evaluation by 24-hour ambulatory esophageal motility and pH monitoring. Gastroenterology 94: 878–86
13. Richter JE, Dalton CB, Bradley LA, Castell DO (1987) Oral nifedipine in the treatment of noncardiac chest pain in patients with nutcracker esophagus. Gastroenterology 93: 21–8
14. Schofield PM, Whorwell PJ, Brooks NH, Bennett DH, Jones PE (1989) Oesophageal function in patients with angina pectoris: a comparison of patients with normal coronary angiograms and patients with coronary artery disease. Digestion 42: 70–78
15. Soffer EE, Scalabrini P, Wingate DL (1989) Spontaneous noncardiac chest pain: value of ambulatory esophageal pH and motility monitoring. Dig Dis Sci 34: 1651–55

MAGEN

Polypose des Magens

C. GINSBACH

Xanthome der Magenschleimhaut sind gelblich gefärbte, scharf begrenzte Herde, die durch Lipidablagerungen zustande kommen. Man unterscheidet eine makuläre und eine noduläre Form, je nachdem, ob sich die Herde im Schleimhautniveau befinden oder ob sie sich ins Lumen vorwölben. Sie kommen solitär und multipel vor. Synonym werden die Bezeichnungen Lipid- oder Lipoidinseln, Xanthelasmen, Pseudoxanthome oder Cholesteatome gebraucht [10].
Mikroskopisch findet man im Bereich der Lamina propria mucosae Gruppen von Makrophagen mit schaumigem Zytoplasma, die sog. Schaumzellen, die sich bei der PAS-Reaktion lediglich ganz schwach, bei der Sudanschwarzfärbung zum Nachweis von Lipiden jedoch stark anfärben.
Extrem selten ist eine Polypose durch das massierte Auftreten dieser Magenschleimhautxanthome. Eine typische klinische Symptomatik mit Leitsymptomen existiert nicht.

FALLBEISPIEL

Anamnese

Ein 55jähriger Patient, bei dem vor 3 Jahren angeblich endoskopisch Kolonpolypen festgestellt, aber aus unbekannten Gründen weder biopsiert noch abgetragen wurden, wurde gezielt zur endoskopischen Dickdarmpolypektomie eingewiesen. Subjektiv klagte der Mann über seit vielen Jahren bestehende, unregelmäßig auftretende Oberbauchbeschwerden sowie Stuhlunregelmäßigkeiten mit Obstipation und Diarrhö im Wechsel. Zur weiteren Vorgeschichte gab der Patient an: mit 17 Jahren Appendektomie, 1945 Hepatitis, 1960 und 1965 Spontanabgang von Nierensteinen, 1984 Netzhauteinrisse beidseits bei starker Myopie, es wurde eine Laser- und Kryotherapie durchgeführt. 1983 endoskopische Diagnose von Kolonpolypen.
Hausärztlich verordnete Medikamenteinnahme: Tromcardin forte.

Körperliche Untersuchung

Unauffällige Befunde, insbesondere keine Hautxanthome.

Labor

BKS 2/4 mm nach Westergren, Cholesterin 226 mg/dl, Triglyceride 130 mg/dl. Lipidelektrophorese im Normbereich. Weitere Routinelaborwerte unauffällig.

Oberbauchsonographie

Normalbefunde an Leber, Gallenblase, Gallengängen und Bauchspeicheldrüse.

Proktoskopie

Analfissur bei 11 h in Knie-Ellbogen-Lage.

Koloskopie

Bis zum terminalen Ileum kein Nachweis von umschriebenen Polypen; diskrete polypoide Falten im Bereich des Colon ascendens (histologisch kein Nachweis beginnender Adenome).

Ösophagogastroduodenoskopie

Multiple, teils flache, teils vorgewölbte polypöse Prozesse von gelblicher Farbe mit leicht feinzottiger Oberfläche (Abb. 1 und 2). Die Polypen nehmen die gesamte Magenvorderwand im Korpusbereich ein; das Antrum ist frei. Bulbus duodeni und postbulbäres Duodenum sind unauffällig.

Histologie der Magenpolypen

Im Bereich der Lamina propria mucosae finden sich große Verbände von Makrophagen mit schaumigem Zytoplasma. In der PAS-Färbung lediglich sehr schwache Reaktion, bei der Sudanschwarzfärbung zum Nachweis von Lipiden stark positive Reaktion (Abb. 3). Es handelt sich dabei um Lipidinseln in der Magenschleimhaut. Gleicher Befund in allen biopsierten Polypen.

DIAGNOSE

Polypose des Magens durch multiple Xanthome.

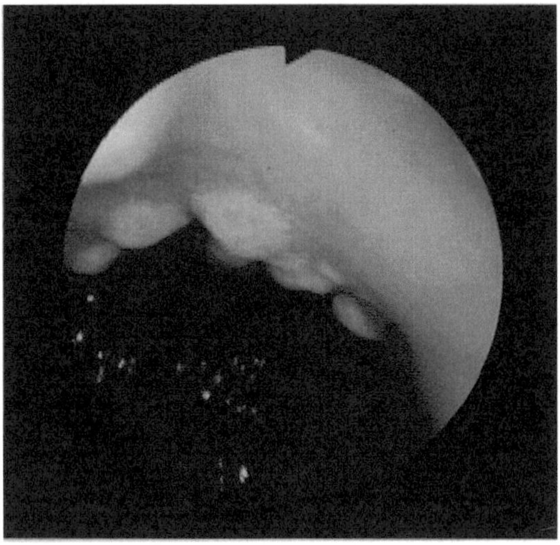

Abb. 1: Endoskopischer Aspekt multipler gelblicher Polypen im Bereich der Vorderwand des Magenkorpus

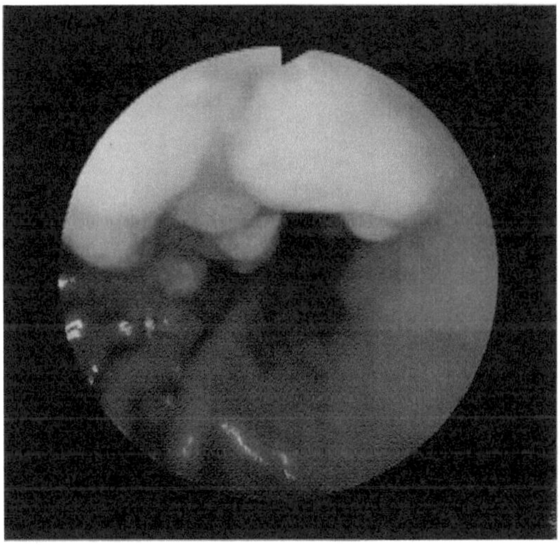

Abb. 2: Detailausschnitt

Therapie

Keine. Endoskopische Verlaufsbeobachtung angezeigt, da weitere Entwicklung bisher nicht bekannt.

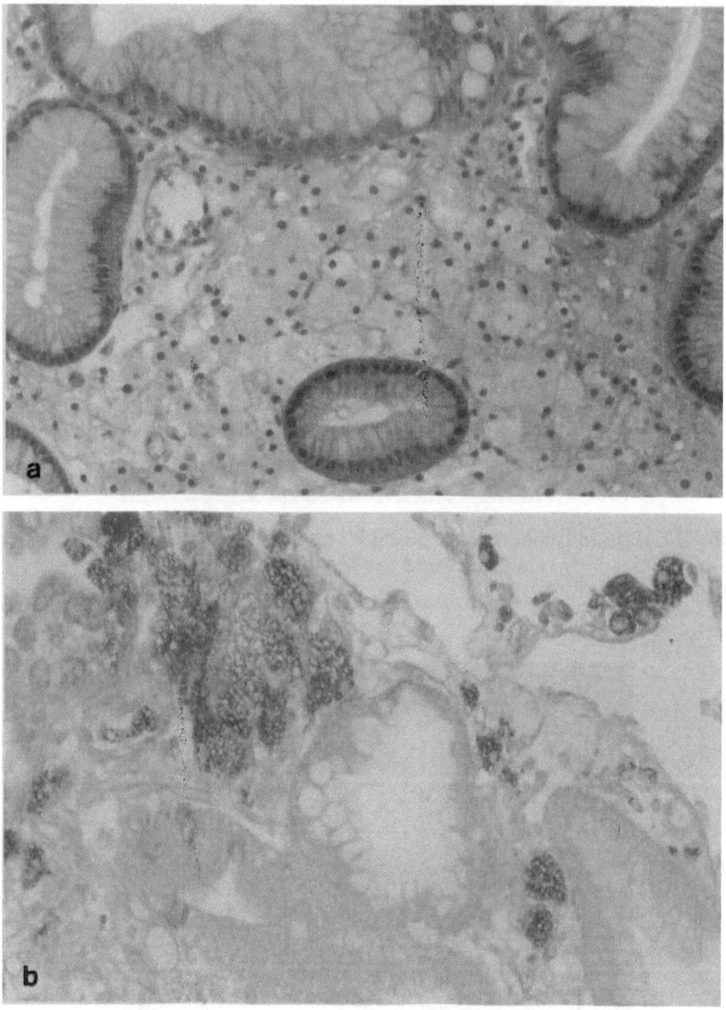

Abb. 3 a, b. Polypöse Xanthome der Magenschleimhaut. **a** Typische Schaumzellen in der Tunica propria mucosae in der *Mitte*, an den *Rändern* unauffällige Foveolae gastricae (PAS-Färbung); Vergr. 200 : 1. **b** Schaumzellen der Tunica propria mucosae; Sudanschwarz-positiv (Sudanschwarzfärbung); Vergr. 150 : 1

DISKUSSION UND DIFFERENTIALDIAGNOSE

Die Häufigkeit der Magenschleimhautxanthome wird in der Literatur sehr unterschiedlich angegeben. Während Feyrter [3] eine Frequenz von 1,9 % bei 1300 Sektionen fand, berichteten Kimura et al. [6] über eine Häufigkeit von 58 % bei 193 Sektionen unter Atombombenopfern. Neueren Untersuchungen zufolge muß man wohl von einer Häufigkeit von ca. 2 % im europäischen Raum ausgehen [9]. Bei der Endoskopie des Magens wurde bisher eine Häufigkeit von 0,4–0,8 % angegeben [1, 5, 9, 12, 13].

Die Auffassung über die Ätiologie und Pathogenese der Magenschleimhautxanthome hat sich im Laufe der Jahre gewandelt. Während man früher Hypercholesterinämien anschuldigte, zeigen neuere Untersuchungen zahlreicher Autoren, daß zwischen dem Serumlipidspiegel und dem Auftreten von Xanthomen der Magenschleimhaut keine Korrelation besteht [3, 6, 13]. Auch bei unserem Patienten waren die Serumlipidspiegel im Normbereich.

Heute werden v. a. lokal-entzündliche Prozesse sowie der gallige Reflux in den Magen als Ursache diskutiert. Es soll dabei zu einer fokalen Resorption von Cholesterol in die veränderte Magenschleimhaut kommen [4, 9]. Gestützt wird diese Hypothese durch Untersuchungen von magenoperierten Patienten. Domellof et al. [2] fanden eine stetige erhebliche Zunahme der Häufigkeit von Magenschleimhautxanthomen Jahre nach Magenresektion wegen einer benignen Ulkuskrankheit. Nach Billroth-I-Resektion fanden sich nach 1–3 Jahren bei 1,8 % der Patienten Xanthome, nach 10 Jahren bereits bei 37,5 % und nach 11–23 Jahren bei 43 %. Nach Billroth-II-Resektionen zeigten sich nach 1–3 Jahren bei 6,3 % der Patienten Magenxanthome, nach 5 Jahren bereits bei 35,5 % und nach 20 Jahren bei 43,9 %.

Die Differentialdiagnostik der Magenpolyposen schließt v. a. die Polypose hyperplasiogener Magenpolypen ein, deren klinische Wertigkeit ganz anders zu beurteilen ist:

- Drüsenkörperzysten,
- hyperplasiogene Polypose,
- Adenomatosis ventriculi,
- juvenile Polypose,
- Polypose durch multiple Xanthome.

Daneben spielen die Drüsenkörperzystenpolypose, die juvenile Polypose sowie die in seltenen Fällen vorkommende Adenomatosis ventriculi eine Rolle [11]. Bereits makroskopisch ist gegenüber der Polypose durch multiple Xanthome in der Regel eine Abgrenzung möglich.

Insgesamt ist den Xanthomen der Magenschleimhaut offensichtlich keine eigenständige klinische Bedeutung beizumessen. Sie sind lediglich als Hinweis auf abgelaufene oder noch andauernde entzündliche Veränderungen zu werten. Während hyperplasiogene Polypose nach Adenomatosis ventriculi besonderer Aufmerksamkeit bedürfen, sind die anderen Polyposen nur von sekundärer Bedeutung. Ob die polypöse Form solcher Xanthomatosen eine andere Wertigkeit besitzt, muß weiteren Beobachtungen vorbehalten bleiben. Eine Nachuntersuchung dieses Patienten nach 1 und nach 2 Jahren hat bisher weder klinische noch endoskopisch-bioptische Veränderungen gezeigt.

Literatur

1. Aste H, Cheli R, Nicolo G, Santi L (1978) Gastric xanthelasma. Acta Endosc 8: 1–4
2. Domellof L, Eriksson S, Helander HF, Janunger KG (1977) Lipid islands in the gastric mucosa after resection for benign ulcer disease. Gastroenterology 72: 14–18

3. Feyrter F (1929) Herdförmige Lipoidablagerungen in der Schleimhaut des Magens. Virchows Arch [A] 273: 736–741
4. Heilmann K (1973) Lipid islands in the gastric mucosa. Beitr Pathol 149: 411–419
5. Kameya S, Nakamura S, Mizutani K et al. (1963) Xanthoma in the stomach. Gastrointest Endosc 5: 37–41
6. Kimura K, Hiramoto T, Buncher CR (1969) Gastric xanthelasma. Arch Pathol Lab Med 87: 110–117
7. Kunze KC, Baum RA, Nasrallah SM (1987) Gastric xanthoma. Gastrointest Endosc 2: 114–115
8. Mast A, Elewant A, Mortier G et al. (1976) Gastric xanthoma. Am J Gastroenterol 65: 311–317
9. Remmele W, Meyer R, Gnauck H, Bettendorf U, Kanzler G (1978) Lipidinseln der Magenschleimhaut. Leber Magen Darm 8: 191–197
10. Rösch W (1974) Das Pseudoxanthom (Cholesteatom) des Magens. Z Gastroenterol 12: 606–607
11. Seifert E, Gail K, Weismüller J (1983) Gastric Polypectomy. Longterm results (Survey of 23 centres in Germany). Endoscopy 15: 8–11
12. Terruzzi V, Minoli G, Butti GC, Rossini A (1980) Gastric lipid islands in the gastric stump and in non-operated stomach. Endoscopy 12: 58–62
13. Zimmermann W, Andratschke C, Leidl E, Pavel A, Breitkopf R (1977) Hyperlipidämie und Xanthomatose des Magens. Aktuel Gastrol 6: 551–553

Erstveröffentlichung: Ginsbach C, Wegener K, Riemann JF (1988) Polypose des Magens durch multiple Xanthome. Leber Magen Darm 2: 100–103.

Teerstuhl als klinische Erstmanifestation eines Magenneurinoms

J. WEBER

Benigne Magentumoren sind im Vergleich zu den malignen Neoplasien selten; das Verhältnis wird mit 0,5–1% angegeben [2]. Das Neurinom als häufigster nichtepithelialer benigner Magentumor macht davon 10–30% aus [9, 14]. Obwohl es keine Rarität darstellt, tritt es klinisch selten in Erscheinung. Ein Teil bleibt zeitlebens symptomlos und wird zufällig bei Obduktionen angetroffen. Ein anderer Teil verursacht uncharakteristische abdominelle Beschwerden oder wird aber durch seine Komplikationen symptomatisch. Diese Komplikationen sind im Regelfall dann auch Spätsymptome. In Abhängigkeit von der Größe und Lokalisation des Tumors kommt es zu Passagestörungen. In bis zu 40% der Fälle ist jedoch die gastrointestinale Blutung mit Melaena und Hämatemesis das Leitsymptom [11].

FALLBEISPIEL

Stationäre Aufnahme einer 84jährigen Frau wegen seit 14 Tagen anhaltendem Teerstuhl. Die Patientin gab weder Schmerzen noch Gewichtsverlust an. Als wesentliche Grunderkrankungen lagen eine koronare Herzerkrankung mit dekompensierter Herzinsuffizienz, ein Hypertonus und ein insulinpflichtiger Diabetes mellitus vor. Bei der körperlichen Untersuchung zeigten sich deutliche Beinödeme, eine leichte Ruhedyspnoe und eine Lippenzyanose. RR 170/90 mmHg, Herzfrequenz 120/min. Das Abdomen war palpatorisch und auskultatorisch unauffällig. Rektal-digital fand sich Teerstuhl. Labormäßig fiel ein Blutzucker von 406 mg/ml auf; das Hämoglobin betrug 9 g/dl.
Bei der Notfallendoskopie sahen wir einen etwa 4 cm großen, pilzförmig ins Lumen ragenden Tumor minorseitig im oberen Korpusdrittel (Abb. 1). Bei glatter, gut abhebbarer Schleimhaut war die Kuppe dieses Tumors zentral exulzeriert mit Gefäßstumpf und Blutkoagel. Makroskopisch entsprach dieser Tumor dem typischen Bild eines submukösen Magenprozesses. Im Rahmen der Notfallendoskopie wurden noch Biopsien mittels Knopflochtechnik entnommen; eine endoskopische Butstillung wurde zu diesem Zeitpunkt nicht durchgeführt.
Radiologisch wurde die glatte, relativ scharf begrenzte, ovaläre Raumforderung mit zentralem Breidepot bestätigt (Abb. 2).
Eine endosonographische Untersuchung wurde damals nicht durchgeführt.

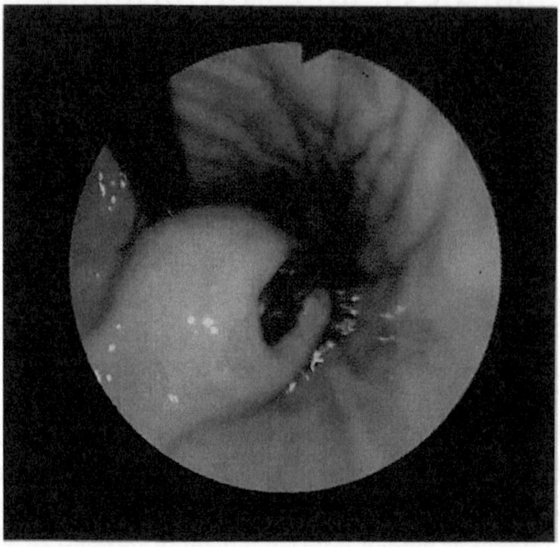

Abb. 1. Endoskopischer Befund eines submukösen Magentumors mit Kuppenulzeration

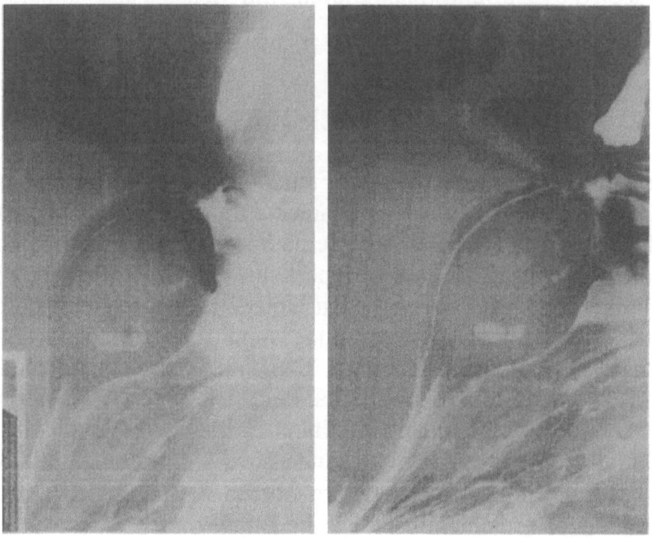

Abb. 2. Typischer radiologischer Befund eines submukösen Magentumors mit glattem Füllungsdefekt und zentraler Ulkusnische

DIAGNOSE

Submuköser Magentumor mit oberflächlicher Exulzeration und Blutung. Die histologische Aufarbeitung ergab ein Neurinom.

THERAPIE UND VERLAUF

Aufgrund des mäßigen Allgemeinzustandes und der ablehnenden Haltung der Patientin einem operativen Eingriff gegenüber wurde eine endoskopische Laserabtragung des Tumors vorgenommen. In einer ersten endoskopischen Sitzung wurde zunächst die Oberfläche verschorft; in 2 weiteren Sitzungen konnte der Tumor breitflächig vaporisiert und abgetragen werden (Abb. 3). Intermittierend

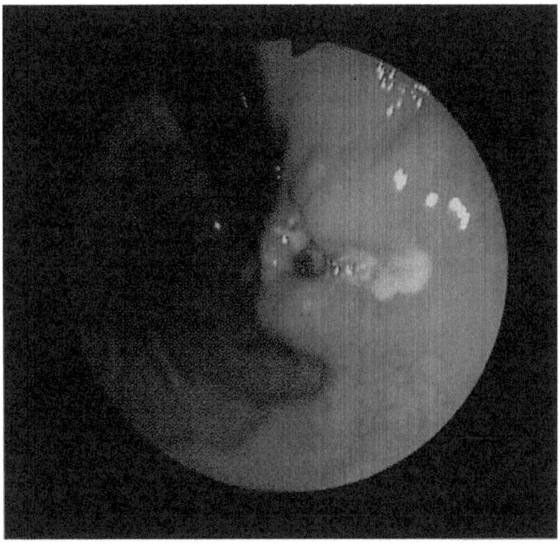

Abb. 3. Zustand nach Laservaporisation mit Reduktion der Tumormasse und zentraler thermischer Ulzeration

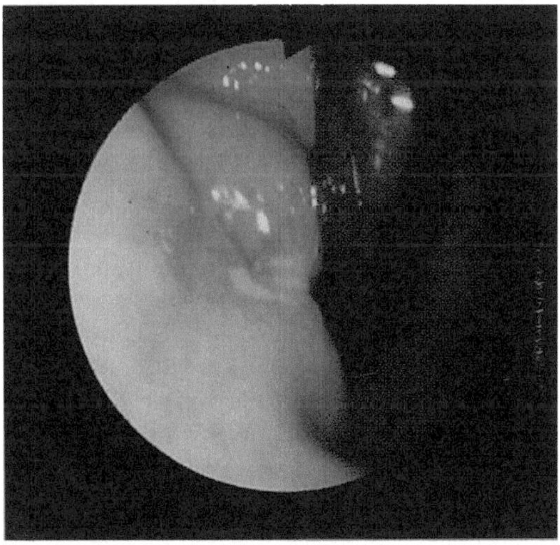

Abb. 4. Kontrolluntersuchung mit teilweise narbiger Abheilung nach 3 Monaten

auftretende leichte Sickerblutungen ließen sich ebenfalls mit Laserkoagulation beherrschen. 14 Tage nach der letzten Laseranwendung zeigte sich im Bereich des ehemaligen submukösen Tumors eine noch gering kolbig aufgetriebene Schleimhaut mit zentraler thermischer Ulzeration. Unter einer Sucralfatmedikation vernarbte dieses Geschwür innerhalb von 3 Monaten fast vollständig (Abb. 4). Eine endoskopische Kontrolluntersuchung nach 1 Jahr zeigte eine unauffällige Schleimhautnarbe; histologisch ergab sich in den Biopsien kein Hinweis für verbliebene Tumorreste. Die Patientin verstarb 2 1/2 Jahre später an Herzversagen; eine Rezidivblutung war nicht mehr aufgetreten.

DISKUSSION UND DIFFERENTIALDIAGNOSEN

Etwa 50 % der gutartigen Magentumoren sind nichtepithelialen Ursprungs [12]:

- Leiomyom,
- Neurinom,
- Neurofibrom,
- Fibrom,
- Lipom,
- Hämangiom,
- Lymphangiom,
- Mesenchymom.

Die Klassifikation nichtepithelialer Tumoren des Magens geht auf Elster zurück, wobei nichtepithelial bedeutet, daß entweder die Submukosa mit den vaskulären und nervalen Strukturen oder die glatte Muskulatur der Muscularis propria das Muttergewebe darstellen [13]. Diese Magentumoren lassen sich von den epithelialen, polypösen Magenprozessen röntgenologisch und endoskopisch meist gut unterscheiden. Charakteristisches Merkmal dieser Tumoren ist, daß sie von einer normalen Mukosa überzogen sind und somit die Oberfläche völlig glatt erscheint. Dementsprechend kann bei der Endoskopie die normale Schleimhaut über dem Tumor frei abgehoben werden. Typisch ist weiter die zentrale Exulzeration. Radiologisch imponieren diese Tumoren als glatter, scharf begrenzter, runder oder ovalärer Füllungsdefekt. Bei Exulzeration findet sich ein Kuppenulkus, das im Verlaufe einer peristaltischen Welle als wandernde Ulkusnische für mesenchymale Tumoren als pathognomisch gilt [3, 14] (Abb. 2). Eine Artrespektive Dignitätsdiagnose kann der Endoskopiker jedoch nur in den seltensten Fällen stellen, und auch die Abgrenzung zu einer Kompression des Magens von außen her erweist sich im Einzelfall als schwierig. Durch die endosonographische Untersuchung läßt sich heute eindeutig der submuköse Tumor von der extraluminalen Impression des Magens unterscheiden [5]. Auch kann die Wandschicht als Ursprungsort des Tumors identifiziert und damit z. B. die Diagnose eines Leiomymoms mit großer Wahrscheinlichkeit gestellt werden. Eine spezifische Echogenität weisen diese Tumoren mit Ausnahme des Leiomyoms und

des Lipoms jedoch nicht auf, so daß die histologische Differentialdiagnose öfters offen bleiben muß [15]. Neben der sog. Knopflochbiopsie kann in dieser Situation die endoskopische Guillotine-Nadelbiopsie repräsentatives Gewebe zur histologischen Aufarbeitung erbringen [6, 13].
Neurinome nehmen ihren Ursprung von den nervösen Geflechten der Magenwand. Dabei wird ein submuköser, intramuraler und subseröser Sitz unterschieden. Magenneurinome sitzen bevorzugt im Korpus (50 %), gefolgt vom Antrum mit 32 %. Im Fundus findet man sie in 17 % der Fälle. Etwa die Hälfte mißt weniger als 5 cm im Durchmesser (48 %), während 40 % zwischen 5 und 10 cm groß sind. 11 % sind größer als 10 cm im Durchmesser zum Zeitpunkt der Diagnosestellung [4].
Neurogene Tumoren bieten, wie die übrigen submukösen Magentumoren, ein vielfältiges klinisches Bild. Nach der Symptomatik werden Neurinome in 3 Gruppen eingeteilt:

- symptomlose Formen, die zufällig entdeckt werden,
- Tumoren mit uncharakterischen abdominellen Beschwerden,
- durch Komplikationen symptomatische Geschwülste.

Nach einer Zusammenstellung von Bruneton (n = 112) stehen dabei die akute gastrointestinale Blutung bzw. die Anämie an erster Stelle [4]:

- gastrointestinale Blutung/Anämie 63%,
- uncharakterische Oberbauchbeschwerden 42%,
- Erbrechen/Passagehindernis 7%,
- Gewichsverlust 9%,
- palpabler Tumor 9%.

Bei ausgeprägter Vaskularisation des Tumors kann es durch die oberflächliche Gefäßarrosion zu lebensbedrohlichen intestinalen Blutungen mit Hämatemesis und Melaena kommen. In Abhängigkeit von der Tumorgröße treten Verdrängungserscheinungen oder Passagestörungen auf. Daneben wird in der Literatur eine maligne Entartung in bis zu 10 % der Fälle angegeben [7]. Tumoren bis zu 5 cm Größe sind jedoch in der Regel gutartig, wobei das invasive Wachstum normalerweise kein eindeutiges Zeichen für Malignität ist, da eine innige Verflechtung der neurogenen Strukturen mit der Organmuskulatur besteht [1]. Alleinverbindliches Kriterium ist deshalb für viele Therapeuten nur der Nachweis von Metastasen. Aufgrund der möglichen Komplikationen und der malignen Entartung gilt die operative Therapie als Methode der Wahl. Dabei gilt der Grundsatz von Grözinger u. Benz [8], den kleinstmöglichen Eingriff mit der größtmöglichen Radikalität durchzuführen. Im Normalfall ist dies die Exzision; doch wird sich eine Teilresektion nicht immer vermeiden lassen. Die Prognose des operierten Magenneurinoms ist gut; Rezidive sind in der Literatur nicht beschrieben. Eine endoskopische Polypektomie kann nur für kleinere Tumoren empfohlen werden; eine Ektomie um jeden Preis sollte wegen der Perforationsgefahr vermieden werden [13]. Im Einzelfall kann jedoch eine endoskopische Laserabtragung des Tumors vorgenommen werden, wie in unserem Beispiel gezeigt wurde. Auch wenn der Tumor, im Gegensatz zu unserem Beispiel, nicht vollständig abgetragen werden sollte, können die möglichen Komplikationen, wie Blutung oder Passagestörung, durch die Lasertherapie beseitigt werden.

Literatur

1. Baumann RP, Kammer G (1967) Zur Frage der Malignität gastrointestinaler Neurinome. Schweiz Med Wochenschr 97: 1382–1389
2. Böttger TD, Schröder D, Ungeheuer E (1986) Operative Therapie benigner Magentumoren. Dtsch Ärztebl 83: 683–685
3. Braunbehrens B (1943) Das Neurinom des Magens. Fortschr Röntgenstr 68: 291–296
4. Bruneton JN, Drouillard J, Roux P, Ettore F, Lecomte P (1983) Neurogenic tumors of the stomach. Fortschr Röntgenstr 139: 192–198
5. Caletti G, Zani L, Bolondi L, Brocchi E, Rollo V, Barbara L (1989) Endoscopic ultrasonography in the diagnosis of gastric submucosal tumor. Gastrointest Endosc 35: 413–418
6. Caletti G, Brocchi E, Ferrari A, Bonora G, Santini D, Mazzoleni G, Barbara L (1991) Guillotine needle biopsy as a supplement to endosonography in the diagnosis of gastric summucosal tumors. Endoscopy 23: 251–254
7. Canney DL (1948) Neurogenic tumors of the stomach. Br J Surg 36: 139–147
8. Grözinger KH, Benz K (1963) Über Neurinome des Magens. Langenbecks Arch Chir 303: 140–169
9. Jelinek R, Zeitlhofer J (1967) Neurome des Magens. Zentralbl Chir 92: 193–201
10. Lechner HJ, Höfer D (1978) Das Magenneurinom. Leber Magen Darm 8: 157–159
11. Palmer ED (1951) Neurogenic tumors of the stomach. Medicine (Baltimor) 30: 81–181
12. Poll M (1982) Gastro-Duodenoskopie. Edition Medizin, Weinheim, S 68–69
13. Seifert E (1983) Polypöse Prozesse des Magens. Leber Magen Darm 5: 206–211
14. Stallkamp B, Bauchknecht KJ, Häring R (1981) Gutartige Tumoren des oberen Gastrointestinaltraktes. Langenbecks Arch Chir 353: 279–290
15. Yasuda K, Nakajima M, Yoshida S, Kiyota K, Kawai K (1989) The diagnosis of submucosal tumors of the stomach by endoscopic ultrasonography. Gastrointest Endosc 35: 10–15

Erstveröffentlichung: Weber J, Neuhauser S, Kohler B, Riemann JF (1987); Endoskopische Abtragung eines Magenneurinoms. Med Klinik 82: 719–720.

Unterschenkelödeme – Leitsymptom eines enteralen Eiweißverlustsyndroms

J. Schulz

Eiweißmangelödeme lassen häufig primär an ein renales Eiweißverlustsyndrom denken, wenn eine Mangelernährung klinisch und anamnestisch ausgeschlossen ist. Wenn kein Eiweiß im Urin gefunden wird, muß das Augenmerk u.a. auf die Gruppe der enteralen Eiweißverlustsyndrome gerichtet werden. Am Beispiel einer Patientin mit einem seltenen enteralen Eiweißverlustsyndrom sollen die charakteristischen endoskopischen und histologischen Befunde vorgestellt werden. Es folgen einige differentialdiagnostische Überlegungen zum Eiweißverlustsyndrom.

FALLBEISPIEL

Die 44jährige Patientin wurde vom Hausarzt wegen seit 4 Monaten bestehender Beinödeme eingewiesen. Im Laufe eines Jahres hatte sie rund 10 kg an Gewicht zugenommen, obwohl sie, wie auch vorher, eine normale Mischkost gegessen hatte. Oberbauchbeschwerden bzw. Übelkeit und Erbrechen waren nicht aufgetreten. Außer einem oralen Kontrazeptivum nahm sie keine Medikamente ein. Stuhlgang und Miktion waren normal. Aus der Vorgeschichte war eine Neurodermitis bekannt (ohne eindeutig nachgewiesenen Nahrungsmittelunverträglichkeiten), 1982 hatte die Patientin während der 2. Schwangerschaft vermutlich an einer EPH-Gestose gelitten.
Bei der körperlichen Untersuchung zeigten sich diskrete Unterschenkelödeme beidseits. Der übrige Untersuchungsbefund war unauffällig (Körpergewicht 75,2 kg, Körpergröße 1,68 m, Blutdruck 120/80 mm Hg, Puls 72 min). Normalbefunde ergaben ferner die Elektrokardiographie, das Röntgenbild des Thorax sowie eine Sonographie der Oberbauchorgane. Die Konzentrationen von Gesamteiweiß (5,2 g/dl) und Albumin (2,7 g/d) im Serum waren erniedrigt. Im Normbereich lagen die übrigen Eiweißfraktionen, Elektrolyte, Retentionswerte, Leberwerte, Kreatinkinase, Blutzucker, Schilddrüsenwerte, Gerinnungswerte und ein großes Blutbild. Unauffällig waren ferner die Biuretreaktion, das Urinsediment, die Untersuchung des Urins auf Hydroxyindolessigsäure sowie des Stuhls auf Chymotrypsin.
Nachdem damit ein renales Eiweißverlustsyndrom weitgehend ausgeschlossen wurde und anamnestische Angaben bezüglich einer Mangelernährung fehlten,

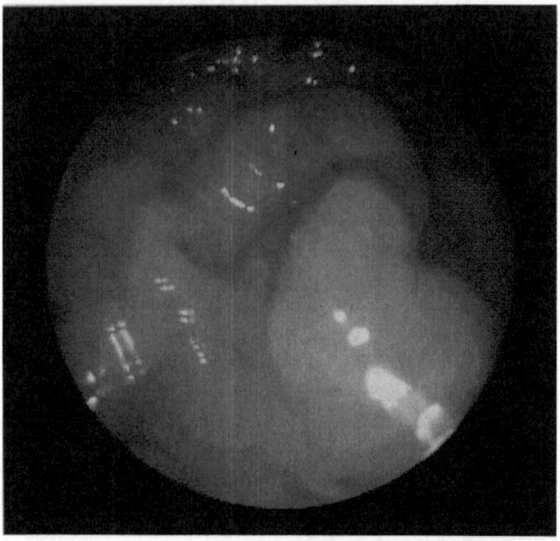

Abb. 1. Gastroskopisches Bild bei der 44jährigen Patientin mit M. Ménétrier: deutlich vergröbertes Faltenrelief, das auch nach Luftinsufflation nicht verstreicht

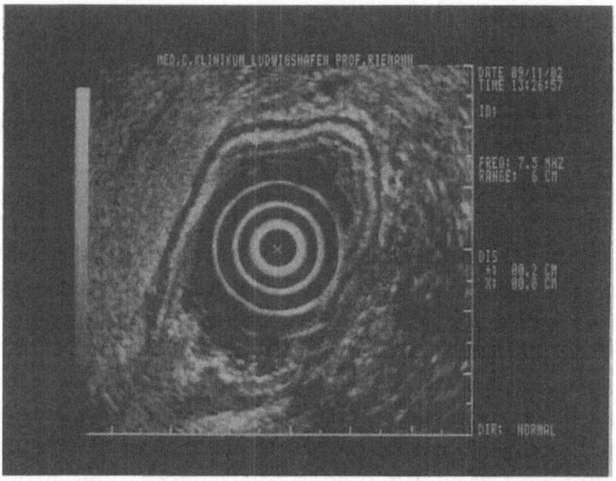

Abb. 2. Endosonographischer Befund der Riesenfalten im Magenkorpus. Die beiden ersten Schichten, die der Mukosa entsprechen, sind verdickt

konzentrierte sich die weitere Diagnostik auf die Gruppe der enteralen Eiweißverlustsyndrome.

Bei der Gastroskopie zeigte sich das Faltenrelief des Magens deutlich vergröbert; es verstrich auch nach Luftinsufflation nicht (Abb. 1). Die samtartig wirkende Schleimhaut wies zudem eine knötchenförmige Struktur auf und war mit zähem Schleim bedeckt. Ein Test auf Helicobacter pylori (Ureasetest) verlief negativ.

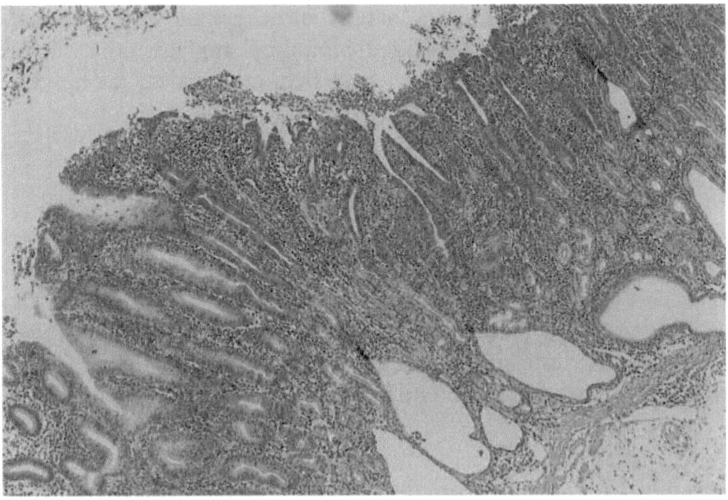

Abb. 3. Histologischer Befund der Gewebeprobe aus der Korpusschleimhaut: Elongation der Foveolae, die sich teils geschlängelt, teils erweitert darstellen. HE-Färbung; Vergr. 10:1

Endosonographisch konnten ebenfalls vergröberte Falten nachgewiesen werden, die typischerweise eine Verdickung der beiden ersten Schichten (entsprechend der Mukosa) zeigten (Abb. 2). Die Faltendicke betrug 8–10 mm. Hinweise auf einen differentialdiagnostisch auszuschließenden infiltrierenden Prozeß waren nicht zu erkennen.

Die mikroskopische Untersuchung der Korpusschleimhaut, die durch Schlingenbiopsie in einer zweiten gestroskopischen Sitzung gewonnen wurde, ergab eine Elongation der Foveolae, die sich teils geschlängelt, teils erweitert darstellten (Abb. 3). In den basalen Abschnitten der Lamina epithelialis fielen zystisch erweiterte Drüsen mit entzündlichen Infiltraten auf. Charakteristisch für einen M. Ménétrier waren Ausläufer der hypertrophen Muscularis mucosae in die Mukosa hinein.

Eine Untersuchung des Dünndarms nach Sellink zum Ausschluß einer entzündlichen Darmerkrankung sowie ein H_2-Atemtest zum Ausschluß einer Laktoseintoleranz, die ergänzend vorgenommen wurden, blieben unauffällig.

DIAGNOSE

Morbus Ménétrier.

THERAPIE UND VERLAUF

Die Patientin wurde 1 Jahr lang mit 2mal 150 mg Ranitidin pro Tag behandelt. Bei der Kontrolluntersuchung hatte sie keine Beschwerden; die Beinödeme waren nach Beginn der Behandlung bereits zurückgegangen und seither nicht mehr aufgetreten. Die Serumeiweiß- und -albuminwerte lagen im Normbereich. Endoskopisch und endosonographisch fand sich unverändert das beschriebene vergröberte Faltenrelief.

DISKUSSION UND DIFFERENTIALDIAGNOSEN

Ausgangspunkt für die differentialdiagnostischen Überlegungen waren im beschriebenen Fall Eiweißmangelödeme, die als einziges Symptom die Patientin zum Arzt führten. Nach Ausschluß einer Mangelernährung sowie renaler Eiweißverluste konzentrierte sich das Augenmerk auf ein enterales Eiweißverlustsyndrom mit den folgenden Differentialdiagnosen:

1) Erkrankungen des intestinalen Lymphsystems, seien sie idiophatisch, seien sie sekundär bedingt durch Entzündungen oder Neoplasien,
2) entzündliche Veränderungen oder Ulzerationen der gastrointestinalen Schleimhäute durch Bakterien, Parasiten, Würmer, Sprue, Medikamentenreaktionen und Kollagenosen oder
3) Erkrankungen mit erhöhter Gefäßdurchlässigkeit, wie Allergien und das Karzinoidsyndrom [14].

Bereits die Gastroskopie ergab makroskopisch den für einen M. Ménétrier typischen Befund mit Riesenfalten, die nach Luftinsufflation persistieren und ihre Breite von mindestens 1 cm beibehielten. Differentialdiagnostisch sind bei diesem makroskopischen Befund folgende Erkrankungen zu erwägen [13]:

- foveoläre Hyperplasie, (Helicobacter-pylori-Besiedlung, M. Ménétrier, multiple chronische Erosionen),
- glanduläre Hyperplasie (Zollinger-Ellision-Syndrom),
- benigne lymphatische Hyperplasien,
- Polyposis ventriculi (z.B. Peutz-Jeghers-Syndrom, Cronkhite-Canada-Syndrom),
- Malignome (Lymphom, szirrhöses Magenkarzinom),
- Granulome (M. Crohn, Tuberkulose, Lues).

Beweisend für den M. Ménétrier war der histologische Befund einer Gewebsprobe, die durch Schlingenbiopsie entnommen wurde, um die gesamte Schleimhautdicke zu erfassen. Charakteristisch ist die foveoläre Hyperplasie mit – im Extremfall – einem Umbau der Drüsen zu schleimbildenden Krypten. Mitunter sind entzündliche Infiltrate zu erkennen. Vor einer Biopsie aus Riesenfalten im Fundusbereich sollten Fundusvarizen, die den Riesenfalten makroskopisch ähneln, ausgeschlossen werden (z.B. durch eine endoskopische Doppleruntersuchung oder Endosonographie).

Die Endosonographie ließ keinen infiltrierenden Prozeß, d.h. kein Karzinom oder Lymphom im Magenbereich erkennen. Sie zeigte eine für den M. Ménétrier typische Mukosaverdickung. Verzichtet wurde auf eine quantitative Bestimmung der enteralen Eiweißausscheidung mit dem sog. Gordon-Test, der recht aufwendig ist. Die röntgenologische Darstellung der Magen-Darm-Passage sowie eine Säuresekretionsanalyse erbringen keine zusätzlichen Ergebnisse für die Diagnose.

Erschwerend in der Diagnosefindung war im vorliegenden Fall der monosymptomatische Verlauf. Aufgrund des gastralen Eiweißverlustes können beim M. Ménétrier neben Beinödemen in fortgeschrittenen Fällen Aszites und Pleuraergüsse auftreten. Uncharakteristische Oberbauchbeschwerden, wie epigastrischer Druck, Völlegefühl, prä- und postprandiale Schmerzen sowie Übelkeit mit gelegentlichem Schleimerbrechen, weisen häufig bereits klinisch auf eine gastrale Ursache der Erkrankung hin.

Auch klinisch-chemisch wurden lediglich eine Hypoproteinämie und Hypalbuminämie nachgewiesen. Prinzipiell können alle Eiweißfraktionen in gleicher Weise von dem Eiweißverlust betroffen sein; je nach Halbwertszeit der Proteine können jedoch Verschiebungen im Eiweißmuster auftreten. Durch eine Hypogammaglobulinämie kann es zu einer erhöhten Infektanfälligkeit kommen. Durch Exsudation von Transportproteinen treten beim M. Menetrier hypochrome hyposiderinämische Anämien und Hypokalzämien auf. Weitere Komplikationen sind arterielle sowie venöse Verschlüsse – wohl aufgrund eines Antithrombin-III-Mangels im Rahmen der Hypoproteinämie, der die Gerinnungsbereitschaft erhöht. Gastrointestinale Blutungen sind auf arteriovenöse Malformationen im Bereich der Riesenfalten zurückzuführen [1, 12].

Ätiologie und Pathogenese der insgesamt seltenen Erkrankung, die der französische Pathologe und Mikrobiologe Pierre Ménétrier 1888 erstmals beschrieben hat [9], sind unklar. Assoziationen zum Zytomegalievirus und zu einer Besiedlung des Magens mit Helicobacter pylori, die ebenfalls zum endoskopischen Bild einer Riesenfaltengastritis führen kann, sind zwar beschrieben worden, ätiologisch aber nicht gesichert [2, 5, 8]. In einigen Fällen wurde über eine familiäre Häufung berichtet; die genetische Komponente scheint jedoch keine größere Rolle zu spielen [7]. Pathogenetisch führt eine vermehrte Schleimproduktion bei Hyperplasie der Drüsenzellen und morphologisch beschriebenen Abnormitäten der Lymphgefäße zum Eiweißverlust [6, 10], der wiederum die klinische Symptomatik eines je nach Grad der Hypoproteinämie unterschiedlich ausgeprägten Hydrops bedingt.

Unter Langzeitgabe von H_2-Rezeptorblockern, die als Therapie der Wahl beim M. Ménétrier den enteralen Eiweißverlust signifikant vermindern [4, 11], normalisierten sich bei der hier besprochenen Patientin die Konzentrationen von Gesamteiweiß und Albumin im Serum, obwohl die pathomorphologischen Veränderungen bei einer Kontrollgastroskopie nach einem Jahr weiterhin erkennbar waren. Während der einjährigen Beobachtungszeit konnte auf eine parenterale Eiweißsubstitution sowie auf eine ergänzende symptomatische Therapie mit Diuretika, Eisen- und Kalziumpräparaten verzichtet werden.

Eine Gastrektomie sollte lediglich bei therapieresistenter Hypoproteinämie durchgeführt werden [15]. Auch bei einem Erfolg mit H_2-Blockertherapie oder bei einer spontanen Remission [3] sind jährliche gastroskopische Kontrolluntersuchungen erforderlich, um eine maligne Entartung frühzeitig zu erkennen, da der M. Ménétrier als Präkanzerose angesehen werden muß.

Literatur

1. Celik C, Ettinger D, Satchidanand S (1984) Massive bleeding in hypertrophic gastropathy. (Ménétrier's disease) due to arteriovenous malformation. J Med 15: 65–73
2. Chaloupka JC, Gay BB, Caplan D (1990) Campylobacter gastritis simulating Ménétrier's disease by upper gestrointestinal radiography. Pediatr Radiol 20: 200–201
3. Chouraqui JP, Roy CC, Brochu P, Gregoire H, Morin CL, Weber AM (1981) Ménétrier's disease in children. Report of a patient and review of sixteen other cases. Gastroenterology 80: 1042–1047
4. Florent C, Vidon N, Giraueaux V, Maurel M, Bisalli A, Bernier JJ (1985) Effect of pentagastrin and cimetidine on gastric protein loss in exsudative gastropathies. Gastroenterol Clin Biol 9: 27–30
5. Herz R, Lombardi E, Wipping F, Stolte M (1990) Helicobacter pylori assoziierte Riesenfaltengastritis mit gastralem Eiweißverlust (Imitation des Morbus Ménétrier). In: Schmitt W, Ottenjann R (Hrsg) Der seltene gastroenterologische Fall, Bd 3. Demeter, Gräfelfing, S 24–29
6. Kristensen M, Nilsson T (1985) Mucus secretion in hypertrophic, hypersecretory, protein-losing gastropathy. Am J Gastroenterol 80: 77–81
7. Larsen B, Tarp U, Kristensen E (1987) Familial giant hypertrophic gastritis (Ménétrier's disease). Gut 28: 1517–1521
8. Lepore J, Smith FB, Bonanno CA (1988) Campylobacter-like organisms in a patient with Ménétrier's disease. Lancet I: 466
9. Ménétrier P (1888) Des polydenomes gastriques et de rapport avec le cancer de l'èstomac. Arch Physiol Norm Pathol 20: 32 ff.
10. Miura S, Asakura H, Tsuchiya M (1981) Lymphatic abnormalities in protein-losing gastropathy, especially in Ménétrier's disease. Angiology 32: 345–354
11. Nitsche R, Siegel EG, Creutzfeldt W (1989) Long-term treatment of Ménétrier's disease with ranitidine Z Gastroenterol 27: 686–689
12. Polga JP, Spencer RP (1982) Ménétrier's disease with occlusion of splenic and brachial arteries. Clin Nucl Med 7: 526–527
13. Seifert E (1984) Riesenfalten des Magens. In Demling L (Hrsg) Klinische Gastroenterologie, Bd 1, Thieme, Stuttgart, S 342–348
14. Strohmeyer G (1984) Exsudative Gastroenteropathie mit Eiweißverlust. In Demling L (Hrsg) Klinische Gestroenterologie, Bd 1, Thieme, Stuttgart, S 515–523
15. Sundt TM, Comton CC, Malt RA (1988) Ménétrier's disease. A trivalent gastropathy. Ann Surg 208 :694–701

Erstveröffentlichung: Schulz J, Kohler B, Wegener K, Riemann JF (1992) Morbus Ménétrier – als seltene Ursache eines Eiweißmangelsyndroms. Dtsch Med Wochenschr 117: 531–534

Magenwandperforation – letale Komplikation nach Ösophagusvarizensklerosierung

D. Schlauch

Die Erstblutung aus Ösophagusvarizen hat nach älteren Untersuchungen eine hohe Letalität von 30–50% [6, 14]. Da Patienten mit bekannten Ösophagusvarizen und oberer gastrointestinaler Blutung in 10–30% der Fälle nicht aus den Varizen bluten, ist eine sofortige Endoskopie obligat [21, 24, 27]. Patienten mit Ösophagusvarizen haben häufig weitere potientielle Blutungsquellen wie Fundusvarizen (15%), hypertensive Gastropathie (50–80%), Duodenalvarizen (2%) und Ulcera duodeni (10%) [21]. Methode der Wahl bei der Behandlung der akuten Varizenblutung ist die endoskopische Sklerotherapie. Die Sklerosierung führt in 90% der Fälle zur Blutstillung [21, 27]. Alternative Verfahren sind Ballonkompression, medikamentöse Therapie mit Vasopressin oder -analoga, Gummibandligatur [24]. Operative Verfahren wie Sperroperation und Shunt werden in der akuten Blutung nur in Ausnahmefällen eingesetzt. Die Akutsklerosierung führt häufiger zur Hämostase als die medikamentöse Therapie und die Ballonkompression. Die Shuntoperation und Transsektion setzen das Rezidiviblutungsrisiko deutlich herab, verbessern jedoch nicht die Überlebensrate [21, 24, 27]. Nach initial erfolgreicher Blutstillung sollten die Varizen durch wiederholte Sklerosierungen möglichst rasch beseitigt werden, um der Gefahr der Rezidivblutung aus noch perfundierten Varizen vorzubeugen [14, 28].

Bei der Sklerosierungstherapie kommt es in bis zu 30% der Fälle zu schwerwiegenderen Komplikationen [11, 17] (Tabelle 1). An Komplikationen sind beschrieben worden: Ulzera [1, 4, 5, 11, 17, 20, 25], Stenosen [5, 10, 17, 20], Perforationen (v.a. bei Verwendung starrer Endoskope [11]), Blutungen aus

Tabelle 1. Differentialdiagnose der Komplikationen bei Varizensklerosierung

Komplikationen	Häufigkeit [%]	Klinik	Literatur
Motilitätsstörungen (?)	11–35	Dysphagie, Odynophagie	[1, 5, 17, 20]
Bakteriämie	6–32	Fieber	[1, 17, 20]
Pleuraergüsse und pulmonale Komplikationen	6–27	Dyspnoe	[1, 3, 5, 17]
Ösophagusstenose	3–11	Dysphagie	[5, 11, 17, 20]
Ösophagusruptur/-perforation	1– 6	Schmerzen	[11, 29]
Sklerosierungsulkusblutung	14	Hämatemesis, Teerstuhl	[3]
Pfortaderthrombose	3– 4	Varizen/Aszites	[1, 3]
Letale Komplikationen	7–10		[1, 3, 20, 29]

Ulzera [4], pulmonale Komplikationen [1, 5, 9, 12], Pleuraergüsse [5, 10, 12, 17], Pfortaderthrombosen [1, 8, 13], bakterielle Peritonitis [3, 26], Perikarditis [12], Fieber [10, 19, 20], Abszesse [2], Gangrän von Fingern [15].
Erwünschter Effekt der Sklerosierung sind Thrombose und perivenöse Fibrose. Oberflächliche Mukosanekrosen treten immer auf. Tiefe und extensive Nekrosen sind Grund für die meisten schwerwiegenden Nebenwirkungen [6, 7, 18].
Im folgenden soll über eine letal verlaufende Komplikation nach einer Sklerosierungstherapie berichtet werden.

FALLBEISPIEL

Eine 42jährige Patientin wurde zum Staging eines Ösophaguskarzinoms stationär eingewiesen. 3 Monate zuvor war sie im hepatischen Koma, ausgelöst durch eine Ösophagusvarizenblutung, in einem auswärtigen Krankenhaus aufgenommen worden. Die Varizen wurden endoskopisch mit Polidocanol in mehreren Sitzungen sklerosiert. Das Bilirubin lag damals bei 3,5 mg/100 ml, die Cholinesterase bei 2180 U/l, der Quick-Wert bei 39%, in der Elektrophorese bestand eine auf 42% verminderte Albuminfraktion und eine auf 35% erhöhte Gammaglobulinfraktion bei noch normalem Gesamteiweiß. Sonographisch war deutlich Aszites nachweisbar. Ursache der Leberzirrhose war ein übermäßiger Alkoholkonsum. Im Rahmen der Gastroskopie wurde 30 cm ab Zahnreihe eine flache Erhabenheit festgestellt, bei der es sich histologisch um ein mäßig differenziertes verhornendes Plattenepithelkarzinom handelte.
Die Patientin befand sich bei der jetzigen stationären Aufnahme in deutlich reduziertem Allgemein- und Ernährungszustand (171 cm, 49 kg). Bei der körperlichen Untersuchung fanden sich diskreter Sklerenikterus, Unterschenkelödeme beidseits, Spider naevi an der oberen Thoraxapertur.
Pathologische Laborwerte waren: Bilirubin mit 1,8 mg/100 ml, Cholinesterase mit 2450 U/l, γ-GT 40 U/l, GOT mit 20 U/l, Quick-Wert mit 78%, Albumin mit 52%, γ-Globulin mit 31% bei normalem Gesamteiweiß.
Im Ultraschall zeigte sich mäßiger Aszites im gesamten Abdomen. Bei der Gastroskopie fand sich ein flaches Sklerosierungsulkus. Noch perfundierte, zweitgradige Varizen wurden mit 17 ml 1%igem Polidocanol paravarikös sklerosiert; während der Sklerosierung kam es zu einer Varizenblutung, die durch paravasale Injektionen gestillt werden konnte. Der vorbeschriebene Ösophagustumor wurde biopsiert. Die Histologie bestätigte den außerhalb erhobenen Befund eines mäßig differenzierten Plattenepithelkarzinoms. Endosonographisch handelte es sich um ein Stadium T2 NO Mx. Zur besseren Abheilung des Sklerosierungsulkus wurde Sucralfat verordnet. Zur Komaprophylaxe wurde Laktulose gegeben.
Bei der Kontrollgastroskopie 5 Tage nach der Sklerosierung fanden sich 3 kleine Sklerosierungsulzera und 1- bis 2gradige noch perfundierte (dopplerpositive) Varizenstränge, die mit 18 ml 1%igem Polidocanol paravasal sklerosiert wurden. Bei der Sklerosierung wurde sorgfältig darauf geachtet, daß nicht in die Nähe oder direkt in die Ulzera injiziert wurde. Unter der Sklerosierung kam es wiederum zu einer mäßigen Varizenblutung, die ebenfalls gestillt werden konnte.

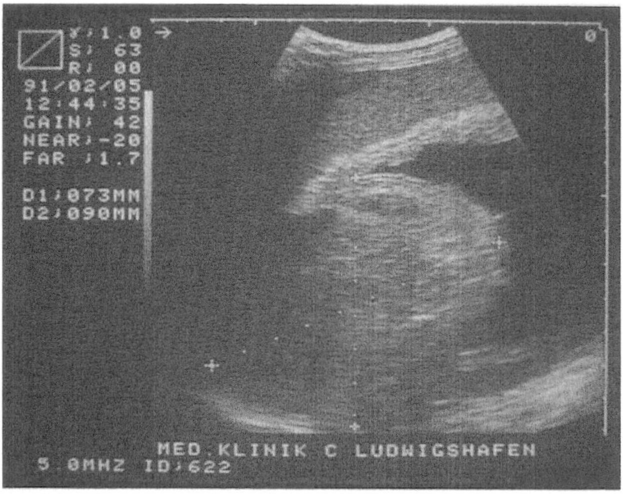

Abb. 1. Ultraschallbild (5 MHz) der Raumforderung in der Magenkardia

Drei Tage später fiel ein Hb-Abfall ohne Teerstuhl auf. Sonographisch sah man eine Raumforderung im Magen (Abb. 1). Endoskopisch war in der Inversion eine große, glatt begrenzte rötlich unterlaufene Raumforderung an der Kardia zu sehen. Mit der Dopplersonde ließen sich über dieser Raumforderung keine Flußsignale ableiten. Endosonographisch fand man an der Kardia einen 9 cm großen submukösen Prozeß mit echoreichen und echoarmen Arealen. Klinisch und sonographisch kam es zu einer Zunahme des Aszites. Bei der Probepunktion aspirierte man eine blutige Flüssigkeit mit einem Hb von 2,2 g %, so daß der Verdacht auf eine Einblutung in die Bauchhöhle geäußert wurde. Aufgrund der fortgeschrittenen Leberzirrhose und des Ösophaguskarzinoms wurde auf eine Operation verzichtet. Auf einer Abdomenübersichtsaufnahme war zunächst keine freie Luft zu erkennen. Sechs Tage später war jedoch radiologisch freie Luft nachweisbar.

DIAGNOSE

Magenwandperforation nach Ösophagusvarizensklerosierung.

THERAPIE UND VERLAUF

Zwei Tage nach der Kardiaeinblutung kam es zu einem Fieberanstieg. In den Blutkulturen wurde Staphylococcus aureus angezüchtet. Unter hochdosierter antibiotischer Therapie entfieberte die Patientin prompt. Sie wurde auftransfundiert und komplett parenteral ernährt. In der Folge kam es zu keinem weiteren Hb-Abfall oder Fieberanstieg mehr. Dennoch entwickelte sich ein zunehmendes Leberversagen; die Patientin trübte ein und verstarb 7 Tage später.
Bei der Sektion zeigten sich ausgedehnte Nekrosen am ösophagokardialen Übergang. Histologisch fanden sich ausgedehnte entzündliche Infiltrate der

Lamina muscularis mucosae und der Submucosa sowie der tieferen Wandanteile der Lamina muscularis propria. Im Perforationsbereich fanden sich ausgedehnte Blutungen und entzündliche Abräumreaktionen.

DISKUSSION UND DIFFERENTIALDIAGNOSEN

Drei Tage nach den von uns durchgeführten Sklerosierungen kam es zu einem Hb-Abfall. Wir dachten differentialdiagnostisch in erster Linie an eine Blutung aus den Varizen oder aus einem Sklerosierungsulcus. Der endoskopische Befund eines submukösen Tumors war für uns überraschend. Da dieser Befund bei den zuvor durchgeführten Gastroskopien noch nicht vorhanden war, kam differentialdiagnostisch nur eine Einblutung in die Wand in Betracht.

An der Tatsache, daß es sich bei der Perforation und Einblutung in die Kardiawand und dann in die freie Bauchhöhle um eine Komplikation der vorangegangenen Sklerosierungen gehandelt hat, besteht aufgrund des klinischen Verlaufs und des pathologischen Befunds kein Zweifel. Durch ausgedehnte Nekrosen am ösophagokardialen Übergang kam es zu einer Wühlblutung entlang des Hiatus oesophageus und Einblutung in die Kardiawand mit nachfolgender Perforation in die freie Bauchhöhle. Bei histologischen Untersuchungen der Speiseröhre nach Sklerosierung erkennt man in den ersten 2 h ein submuköses Ödem mit Hämorrhagien. Danach entwickeln sich Nekrosen mit phlegmonöser Entzündung bis zur Muscularis propria. Anschließend kommt es zur Bildung von Fibrosen in der Submukosa, z. T. auch in der Muscularis propria [6, 7, 18]. Aus diesem Ablauf läßt sich ableiten, daß kleinere Sklerosierungsulzera nicht als Komplikation, sondern als Begleitphänomen einer Sklerosierungstherapie anzusehen sind. Lediglich penetrierende oder perforierende Ulzera sind als Komplikationen zu werten. Sklerosierungsulzera heilen in der Regel spontan ab; auch eine gedeckte Perforation wird konservativ behandelt. Möglicherweise kann die Abheilung von Sklerosierungsulzera durch die Gabe von Sucralfat oder Omeprazol unterstützt werden [25]. Der weitere Verlauf kann jedoch kompliziert werden durch Blutungen oder die Entwicklung einer Striktur [25]. Bei tiefen oder ausgedehnten Sklerosierungsulzera sollte die Abheilung abgewartet werden, bevor die Sklerosierungstherapie fortgesetzt wird. Bei kleineren Ulzera kann die Sklerosierung fortgeführt werden, eine Injektion in die Ulzera sollte jedoch vermieden werden [7]. Bei einer Blutung sollte die Indikation zu einer Komaprophylaxe großzügig gestellt werden. Bei einem Leberkoma in der Vorgeschichte, einer beginnenden Enzephalopathie oder einer stark eingeschränkten Leberfunktion sollten vorbeugende Maßnahmen wie Gabe von Laktulose oder Neomycin ergriffen werden.

Während der von uns durchgeführten Sklerosierungen traten Varizenblutungen auf. Unserer Meinung nach hatten diese Blutungen keinen Einfluß auf den weiteren Verlauf, da sie gestillt werden konnten und trotz dieser Blutungen keine größere Menge an Sklerosierungsmittel erforderlich wurde. Der Krankheitsverlauf wurde entscheidend durch die Perforation und Einblutung in die Bauchhöhle verschlechtert. Aufgrund des gleichzeitig bestehenden Ösophaguskarzinoms, der fortgeschrittenen Lebererkrankung und des schlechten Allgemeinzustands der

Patientin hatten wir uns in Absprache mit unserem chirurgischen Konsiliarius für eine konservative Therapie der Perforation entschieden.
Die empfohlenen Injektionsvolumina bei Sklerosierungstherapien richten sich nach der verwendeten Substanz. Es wurden früher generell höhere Volumina pro Einstich und Sitzung verabreicht. Dies führte einerseits zwar zur schnelleren Obliteration der Varizen, andererseits jedoch auch zu einer höheren Komplikationsrate und zu schwerwiegenderen Komplikationen [6, 21]. So wurde auch bei einer Untersuchung der Auswirkungen der Sklerotherapie mit Polidocanol auf den pulmonalen Gasaustauch eine signifikante dosisabhängige Verschlechterung des arteriellen O2-Partialdrucks bei Injektionsvolumina von mehr als 20 ml gefunden [9]. Aufgrund dieser Erfahrungen halten wir uns an die Dosisempfehlung von 15 – 20 ml pro Sitzung [21]. Bei der hier besprochenen Patientin hatten wir in 2 Sitzungen 18 bzw. 17 ml 1 %iges Polidocanol injiziert. Neben dem Injektionsvolumen beeinflussen Art und Konzentration des verwendeten Sklerosierungsmittels Sklerosierungserfolg und Komplikationsrate. So wirken zwar höher konzentrierte Sklerosierungsmittel besser, sind jedoch auch komplikationsträchtiger [21].
Blutungen aus Sklerosierungsulzera sind eine geläufige Komplikation [3, 5, 16, 17, 23, 28, 29]. Unseres Wissens sind Blutungen in die Bauchhöhle nach Sklerosierungen nicht beschrieben worden. Der vorgestellte Fall zeigt, daß auch schon nach Verabreichung relativ geringer Mengen von Sklerosierungsmittel mit schweren Komplikationen gerechnet werden muß.

Literatur

1. Barsoum MS, Mooro H, Bolous FI, Ramzy AF, Rizk MA Allah, Mahmoud FI (1982) The complication of injection sclerotherapy of bleeding oesophageal varices. Br J Surg 69: 79–81
2. Barthel JS, Sprouse RF, Dix JD, Sunderrajan EV (1987) Fatal candida esophageal abscess and sepsis complicating variceal sclerosis. Gastrointest Endosc 33: 107–110
3. Burroughs AK, Hamilton G, Phillips A, Mezzanotte G, McIntyre N, Hobbs K (1989) A comparison of sclerotherapy with staple transection of the esophagus for the emergency control of bleeding from esophageal varices. N Engl J Med 321: 857–862
4. Elewaut A, de Man M, Vos M de, Barbier F (1988) Endoscopic Sclerotherapy: The value of balloon tamponade and the importance of desinfection. Endoscopy 20: 48–51
5. El-Zayadi E, El-Din S, Kabil S (1988) Endoscopic sclerotherapy versus medical treatment for bleeding esophageal varices in patients with schistosomal liver disease. Gastrointest Endosc 34: 314–317
6. Hamm B, Altenähr E (1982) Morphologische Befunde am distalen Ösophagus nach Sklerosierung blutender Varizen. Dtsch Med Wochenschr 107: 293–298
7. Helpap B, Hansen H (1983) Vergleichende histologische Untersuchungen nach Ösophagusvarizensklerosierungen mit unterschiedlichen Substanzen. Leber Magen Darm 13: 215–222
8. Hunter GC, Steinkirchner T, Burbige JF, Guernsey JM, Putnam CW (1988) Venous Complications of sclerotherapy for esophageal varices. Am J Surg 156: 497–501
9. Hüppe D, Tromm A, Gillissen A, Lütze R, Schwegler U, May B (1990) Einfluß von Ösophagusvarizensklerosierungen mit Polidocanol auf den Gasaustausch und die Lungenfunktion bei Patienten mit Leberzirrhose. Intensivmedizin 27: 233–237

10. Iso Y, Kitano S, Iwanaga T, Koyanagi N, Sugimachi D (1988) A prospective randomized study comparing the effects of large and small volumes of sclerosant 5 % ethanolamine oleate injected into oesophageal varices. Endoscopy 20: 285–288
11. Kahn D, Jones B, Bornman PC, Terblanche J (1989) Incidence and management of complications after injection sclerotherapy: a ten-year prospective evaluation. Surgery 105: 160–165
12. Knauer CM, Fogel MR (1987) Pericarditis: Complication of esophageal sclerotherapy. Gastroenterology 93: 287–290
13. Korula J, Yellin A, Kanel GC, Nichols P (1991) Portal vein thrombosis complicating endoscopic variceal sclerotherapy. Dig Dis Sci 36: 1164–1167
14. Meier R, Gyr K (1990) Die medikamentöse Therapie der akuten Ösophagusvarizenblutung mit vasoaktiven Substanzen (Somatostatin und Octreotide). Z Gastroenterol [Suppl. 2] 28: 36–40
15. Ng WD, Chan YT (1988) Digital gangrene complicating intraoperative injection sclerotherapy. Gastrointest Endosc (letter) 34: 151–153
16. Paoluzi P, Pietroiusti A, Ferrari S, Cappa M, Pagnanelli A (1988) Absolute alcohol in esophageal vein sclerosis. Gastrointest Endosc 34: 400–402
17. Planas R, Boix J, Broggi M, Cabré E, Gomes-Vieria M, Morillas R, Armengol M, de León R, Humbert P, Salvá J, Gassull M (1991) Portocaval shunt versus endoscopic sclerotherapy in the elective treatment of variceal hemorrhage. Gastroenterology 100: 1078–1086
18. Pushpanathan C, Idikio H (1986) Pathological findings in the esophagus after endoscopic sclerotherapy for variceal bleeding. Am J Gastroenterol 81: 9–13
19. Sarin SK, Nanda R, Sachdev G (1987) Relative efficacy and safety of absolute alcohol and 50 % alcohol as variceal sclerosants. Gastrointest Endosc 33: 362–365
20. Sarin SK, Sachdev G, Chari S, Anand BS, Broor SL (1987) Intravariceal versus paravariceal sclerotherapy: a prospective, controlled, randomised trial. Gut 28: 657–662
21. Sauerbruch T (1991) Sklerosierungstherapie von Ösophagusvarizen. In: Ottenjann R, Classen M (Hrsg) Gastroenterologische Endoskopie, 2. Aufl., Enke, Stuttgart, S 499–505
22. Sauerbruch T, Weinzierl M, Ansari H, Paumgartner G (1987) Injection sclerotherapy of osophageal variceal haemorrhage. A prospective long-term follow-up study. Endoscopy 19: 181–184
23. Sauerbruch T, Wotzka R, Köpcke W, Härlin M, Heldwein W, Bayerdörfer E, Sander R, Ansari H, Starz I, Paumgartner G (1988) Prophylactic sclerotherapy before the first episode of variceal hemorrhage in patients with cirrhosis. N Engl J Med 319: 8–15
24. Stiegmann GV, Goff JS, Michaletz-Onody PA, Korula J, Lieberman D, Saeed ZA, Reveille RM, Sun JH, Lowenstein SR (1992) Endoscopic sclerotherapy as compared with endoscopic ligation for bleeding esophageal varices. N Engl J Med 326: 1527–1532
25. Tabibian N, Smith JL, Graham DY (1989) Sclerotherapy-associated esophageal ulcers: Lessons from a double-blind, randomized comparison of sucralfate suspension versus placebo. Gastrointest Endosc 35: 312–315
26. Tam F, Chow H, Prindiville T, Cornish C, Haulk T, Trudeau W, Hoeprich P (1990) Bacterial peritonitis following esophageal injection sclerotherapy for variceal hemorrhage. Gastrointest Endosc 36: 131–133
27. Terblanche J, Burroughs AK, Hobbs KE (1989) Controversies in the management of bleeding esophageal varices. N Engl J Med 320: 1393–1398
28. Terblanche J, Burroughs AK, Hobbs KE (1989) Controversies in the management of bleeding esophageal varices. N Engl J Med 320: 1469–1475
29. The Copenhagen esophageal varices sclerotherapy project (1984): Sclerotherapy after first variceal hemorrhage in cirrhosis. N Engl J Med 311: 1594–1600

Erstveröffentlichung: Schlauch D, Kohler B, Riemann JF (1992) Einblutung in die Kardia mit Perforation in die freie Bauchhöhle nach Ösophagusvarizensklerosierung. Med Klinik 87: 441–443.

Der Magenwandabszeß als endoskopisch imponierender submuköser Tumor

C. Benz

Phlegmonöse und auch lokalisierte abszedierende Entzündungen der Magenwand sind eine Rarität [4]. Ihre Diagnose ist meist ein intraoperativer oder in jüngster Zeit auch ein endoskopischer bzw. sonographischer Zufallsbefund [12]. Der Verlauf wird bestimmt von der Ausdehnung der Entzündung, vom Zeitpunkt der Diagnosestellung und von den dann noch vorhandenen therapeutischen Möglichkeiten, die bisher bis auf eine Ausnahme operativer Natur waren. Die Prognose ist heute besser als in der Vergangenheit. Anhand eines eigenen Falles mit ungewöhnlichem und überraschendem Ausgang werden diagnostische und differentialdiagnostische Überlegungen sowie Pathogenese und möglicher Wandel in der Therapie bei diesem sehr seltenen Befund erörtert.

FALLBEISPIEL

Die stationäre Aufnahme der 70jährigen Patientin erfolgte wegen erstmals seit einer Woche bestehenden, nahrungsunabhängig auftretenden krampfartigen Schmerzen im Epigastrium mit rezidivierendem Erbrechen. Fieber wäre nicht aufgetreten. Die weitere Anamnese war bis auf eine Appendektomie im 37. Lebensjahr und eine seit 10 Jahren bestehende arterielle Hypertonie leer.

Die adipöse Patientin (Körpergewicht 74,5 kg, Körpergröße 1,61 m) befand sich bei der Aufnahme in gutem Allgemeinzustand. Bis auf einen diskreten Druckschmerz im Epigastrium ohne Abwehrspannung, eine auf 37,9 °C erhöhte Körpertemperatur und ein nicht vitiumtypisches Systolikum über der Herzspitze ohne Fortleitung war die übrige körperliche Untersuchung unauffällig.

Laborchemisch war die BKS auf 44/72 mm nach Westergren erhöht, und im Blutbild bestand eine Leukozytose von 15600/µl mit leichter Linksverschiebung im Differentialblutbild bei sonst unauffälligen Verhältnissen. Sämtliche übrigen Parameter im Rahmen eines breiten Laborscreenings lagen im Normbereich.

Bei den weiterführenden Untersuchungen waren Ruhe-EKG und Röntgenuntersuchung des Thorax unauffällig.

In der Oberbauchsonographie fand sich eine ca. 3 cm im Längsdurchmesser messende ovaläre echoarme bis echoleere Formation unklarer Dignität, die der Magenhinterwand zugeordnet werden konnte (Abb. 1).

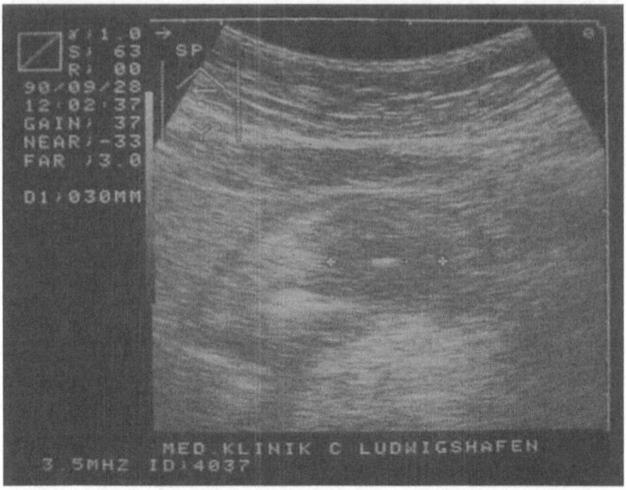

Abb. 1. Sonographie des Oberbauches: echoarme bis echofreie Raumforderung im Bereich der Magenhinterwand

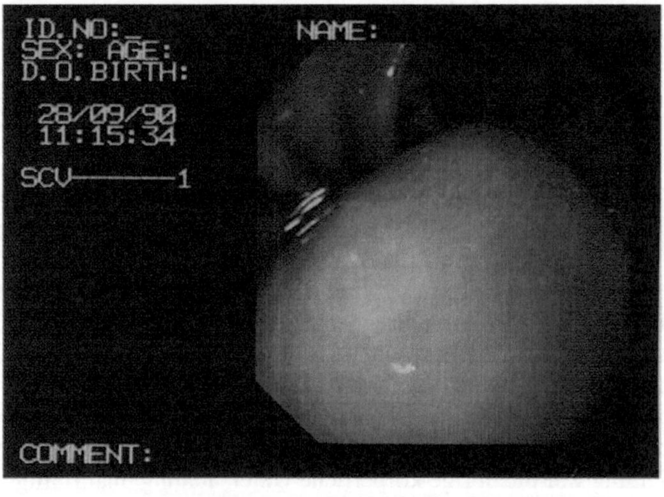

Abb. 2. Endoskopischer Blick in Inversion auf die Angulusfalte: submukös imponierende Raumforderung

Bei der Ösophagogastroduodenoskopie imponierte an der Angulusfalte kleinkurvaturseitig dorsal eine submuköse Raumforderung (Abb. 2). Nach Punktion mit der Biopsiezange entleerte sich aus diesem Prozeß gelblich-eitriges Sekret, welches anschließend mittels Kontrastmittelkatheter problemlos aspiriert werden konnte (Abb. 3). Mikrobiologisch fand sich in dem gewonnenen Aspirat neben massenhaft Granulozyten eine Mischflora aus vergrünenden Streptokokken, Bacteroides, Fusobakterien und Neisserien.

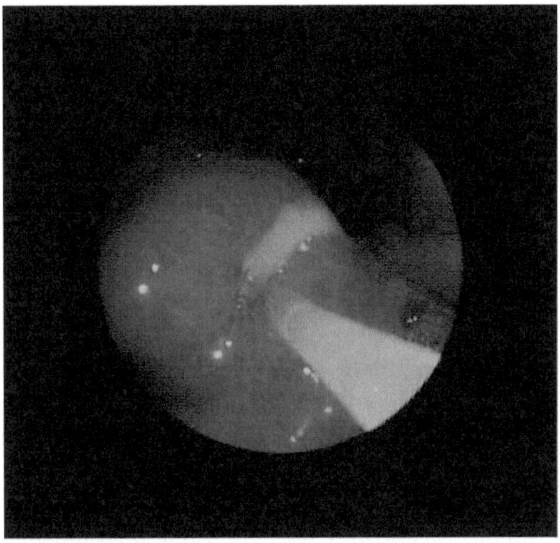

Abb. 3. Aspiration eitrigen Sekrets mittels Kontrastmittelkatheter aus der in Abb. 2 dargestellten submukösen Raumforderung der Angulusfalte

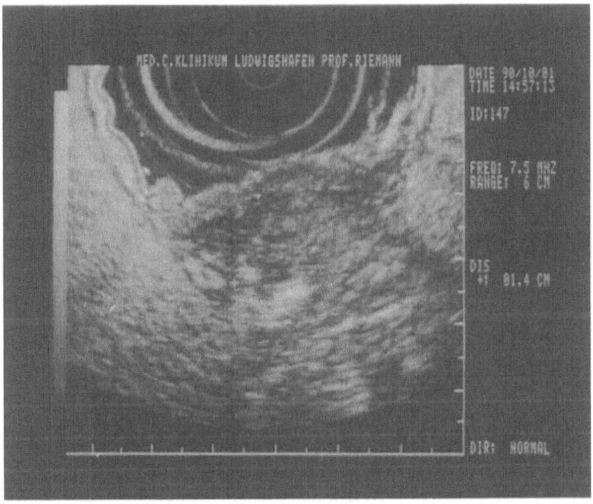

Abb. 4. Endosonographisches Bild des Magenwandabszesses mit Zerstörung der Lamina muscularis propria (echoarme Bänder am rechten und linken Bildrand). Eindeutige Abgrenzung zum Pankreas

Zur weiteren Abklärung erfolgte eine endoskopische Ultraschalluntersuchung; hier konnte eine echoarme bis echofreie 5 cm große Formation dargestellt werden, die von der Submukosa des Magens ausging. Das endosonographisch unauffällige Pankreas konnte von diesem Prozeß abgegrenzt werden (Abb. 4).

DIAGNOSE

Magenwandabszeß.

THERAPIE UND VERLAUF

Die Suche nach weiteren Abszessen bzw. möglichen Streuherden mittels Computertomogramm verlief ergebnislos. Auch bei der ERCP konnte ein Anschluß des Abszesses an das Pankreasgangsystem ausgeschlossen werden. Schließlich zeigte die transthorakale Echokardiographie bis auf eine leichte Aortenklappensklerose und eine Mitralringverkalkung unauffällige Verhältnisse, insbesondere keine Klappenvegetationen. Mehrfach entnommene Blutkulturen waren steril. Somit konnte anhand der durchgeführten Untersuchungen von einem solitären Magenwandabszeß unklarer Ursache ausgegangen werden.
Aufgrund der geringen Größe und der nur blanden klinischen Symptomatik entschlossen wir uns zu einem konservativen Therapieversuch. Der Magenwandabszeß wurde in insgesamt 4 Sitzungen endoskopisch jeweils mehrfach mit physiologischer Kochsalzlösung gespült; es erfolgten eine volle parenterale Ernährung und eine testgerechte antibiotische Abdeckung. Biopsien aus der Abszeßhöhle bestätigten auch feingeweblich den entzündlichen Prozeß; ein malignes Wachstum konnte nicht nachgewiesen werden. Schließlich war, wie sich auch endosonographisch zeigte, die Abszeßhöhle vollständig gereinigt. Bei der Abschlußkontrolle 14 Tage nach Erstdiagnose konnte kein Abszeß mehr nachgewiesen werden. Die Patientin konnte auf orale Kost umgestellt werden; Leukozytose und erhöhte BKS waren rückläufig.
Zwei Tage vor der geplanten Entlassung erfolgte wegen plötzlich aufgetretener Schmerzen im linken Bein bei fehlenden Pulsen die Verlegung in die Chirurgische Klinik des Hauses unter dem dringenden Verdacht auf einen akuten arteriellen Gefäßverschluß. Bei der Becken-Bein-Angiographie fand sich eine arterielle Verschlußkrankheit vom Beckentyp. In Anbetracht des erst kurze Zeit zurückliegenden floriden entzündlichen Prozesses der Magenwand wurde auf die Anlage eines aortobifemoralen Bypasses verzichtet und eine Embolektomie durchgeführt. Schließlich mußte wegen rezidivierender Gefäßverschlüsse im Bereich der linken Leiste mehrfach operativ revidiert werden.
Wegen eines Kompartmentsyndromes mußte dann das linke Bein bis oberhalb der Patella amputiert werden. Im weiteren Verlauf entwickelte sich eine Wundheilungsstörung im Bereich der linken Leiste sowie im Amputationsstumpfgebiet. Trotz testgerechter antibiotischer Abdeckung verschlechterte sich der Zustand der Patientin kontinuierlich unter dem klinischen Bilde einer Sepsis, und sie verstarb 2 Monate nach stationärer Aufnahme im septisch-toxischen Kreislaufversagen.
Bei der Obduktion fand sich eine floride ulzeröse Endokarditis der Mitralklappe mit multiplen embolisch-septischen Metastasen im Herz sowie in der rechten Niere, der Leber, der Milz und im Bereich des Lobus frontalis und parietalis links sowie der Oberseite der linken Kleinhirnhemisphäre.

Makroskopisch bestand im Bereich des ehemaligen Abszeßgebietes in der Angulusregion lediglich eine Verdickung der Magenwand; nur histologisch konnten noch Reste des Magenwandabszesses nachgewiesen werden.

DISKUSSION UND DIFFERENTIALDIAGNOSEN

Der Fallbericht schildert Diagnose und Therapie eines Magenwandabszesses bei einer 70jährigen Patientin; in insgesamt 4 Sitzungen erfolgte endoskopisch die mehrmalige Punktion, Aspiration und Spülung mit physiologischer Kochsalzlösung des im Angulusbereich gelegenen Abszesses. Zur Verlaufskontrolle der Abszeßgröße, insbesondere der Ausdehnung innerhalb einzelner Magenwandschichten, sowie zur Frage des Übergriffs auf Nachbarorgane nimmt dabei die Endosonographie eine herausragende Stellung ein. Weder sonographisch noch computertomographisch ließen sich bei der Patientin die topographischen Verhältnisse eindeutig klären. Bei der endoskopisch-endosonographischen Abschlußkontrolle zeigte sich dann ein weitgehend reizloser Befund; nach dem Tod der Patientin war nur noch histologisch an einer Stelle im Magenantrum ein Mikroabszeß nachweisbar.

Magenwandabszesse sind außerordentlich selten. In der bis 1927 zurückverfolgten Literatur finden sich lediglich Mitteilungen über Fallberichte [9, 10, 12, 14, 15], wobei neben lokalisierten Magenwandabszessen hier auch diffuse Formen (phlegmonöse Gastritis) subsummiert werden. Insgesamt – so muß aus der Anzahl der Veröffentlichungen geschlossen werden – nimmt die Häufigkeit bis in die jüngere Zeit hin deutlich ab; die meisten Fallberichte stammen aus der Zeit vor 1960. Männer sollen häufiger betroffen sein als Frauen mit einer Alterspräferenz zwischen dem 30. und 60. Lebensjahr [6].

Symptome und Laborbefunde sind unspezifisch. Neben wechselnden oder allmählich zunehmenden Oberbauchschmerzen, Übelkeit und Erbrechen kann die Symptomatik auch akut auftreten. Ein lokalisierter Druckschmerz oder eine Abwehrspannung bis hin zum akuten Abdomen können vorliegen. Wie bei der besprochenen Patientin finden sich oft allgemeine Entzündungszeichen in Form von Fieber, einer erhöhten BKS und einer Leukozytose. Relativ spezifische Symptome wie eitriges Erbrechen oder das sog. Deininger-Zeichen (Besserung der Beschwerden bei aufrechter Körperhaltung) sind sehr selten [4, 6, 12, 15].

Prinzipiell können Magenwandabszesse an allen Stellen des Magens entstehen; am häufigsten finden sie sich jedoch im Magenantrum, insbesondere präpylorisch. Da sie meist als submuköser Tumor imponieren, muß differentialdiagnostisch zunächst an andere, häufigere Befunde gedacht werden:

Submuköse mesenchymale Tumoren des Magens:

benigne:
- Leiomyom,
- Lipom, Fibrom,
- neurogene Tumoren,
- Hämangiom,
- Karzinoid,
- Glomustumor
- Lymphangiom;

maligne:
- Lymphom,
- Leiomyosarkom,
- Leiomyoblastom.

Von Nachbarorganen ausgehende Tumoren mit Impression der Magenwand:

benigne:
- Pankreaspseudozysten,
- Leberzysten, Milzzysten,
- Gallenblasenhydrops;

maligne:
- Pankreaskarzinom,
- Gallenwegskarzinom,
- Lymphome.

Heterotopien:

- Pankreasheterotopie.

Entzündliche submuköse Läsionen:

- Abszeß.

An erster Stelle kommen alle von Nachbarorganen ausgehenden benignen oder malignen Raumforderungen in Frage, die zu einer Impression der Magenwand führen [3, 9], so z.B. Pankreaspseudozysten und meist auch im Magenantrum gelegenes heterotopes Pankreasgewebe [1, 2]. Innerhalb der Heterotopie können sich Pseudozysten ausbilden, oder eine Infektion mit sekundärer Abszeßbildung kann ablaufen, was jedoch eine absolute Rarität darstellt [8]. Andererseits kann ein primär zystischer Prozeß des Magens vorliegen [13]. Zur Differenzierung ist die Endosonographie hier die Methode der Wahl [7].

Ätiologisch können die verschiedensten Bakterien isoliert werden, so Streptokokken, Staphylokokken, Pneumokokken, E. coli, Proteus, Pseudomonas, wobei am häufigsten Streptokokken nachgewiesen werden [4, 6, 12]. Im vorliegenden Fall fand sich eine Mischflora aus vergrünenden Streptokokken, Bacteroides, Fusobakterien und Neisserien.

Pathogenetisch kann zwischen einer lokalen Entstehung des Abszesses und einer – häufigeren – hämatogenen Streuung in die Magenwand als eines der Zielorgane unterschieden werden. Bei der lokalen Entstehung wird eine vorbe-

stehende umschriebene Schädigung der Magenschleimhaut gefordert, die als Eintrittspforte in die Submukosa dient; zusätzliche Hypo- oder Anazidität des Magens soll dabei die Keiminvasion fördern. Dieser Mechanismus ist eher die Ausnahme. Auch bei Fremdkörperingestionen – selbst scharfer Gegenstände – ist eine Perforation mit Abszeßbildung die Ausnahme [11].
Weitaus häufiger ist die hämatogene Verschleppung von Keimen in die Magenwand; als Streuherde wird u. a. neben Infektionen des Hals-Nasen-Rachen-Raumes und der Haut, Bronchopneumonien und einer Osteomyelitis in neuerer Zeit insbesondere die Endokarditis genannt [10, 12].
Wie es im hier diskutierten Fall zur Magenwandabszedierung gekommen ist, kann nicht definitiv geklärt werden. Bestand zum Zeitpunkt der erfolgreichen endoskopischen Entlastung des Abszesses mit den durchgeführten Untersuchungen kein Anhalt auf weitere Abszedierungen oder einen Streuherd, so war der weitere Verlauf gekennzeichnet durch den akuten arteriellen Verschluß des linken Beines, was letztendlich postoperativ durch eine massive Wundinfektion zum Tod im septischen Schock führte. Überraschenderweise fand sich dann bei der Obduktion eine floride Mitralklappenendokarditis mit multiplen embolisch-septischen Metastasen. Da eine lokale Entstehung von Magenwandabszessen unwahrscheinlicher ist als eine durch hämatogene Streuung, ist wahrscheinlich die klinisch und echokardiographisch nicht diagnostizierte Endokarditis als Ausgangspunkt für eine hämatogene Streuung in die Magenwand und die übrigen Organe anzusehen.
Bezüglich der Therapie des Magenwandabszesses findet sich in der Literatur bisher nur eine Mitteilung über eine erfolgreiche konservativ-endoskopische Behandlung [10]. In allen übrigen veröffentlichten Fallberichten erfolgte eine operative Therapie, wobei interne und externe Drainagen, Magenteilresektionen und Gastrektomien durchgeführt wurden [4, 6, 12, 15]. Das invasiv-operative Vorgehen in einer Großzahl der Fälle ist dadurch erklärbar, daß die meisten Fallberichte vor der Ära der Endoskopie vorliegen [4–6, 14, 15] und eine oftmals akut einsetzende Symptomatik, z.T. unter dem klinischen Bilde eines akuten Abdomens, zum operativen Vorgehen zwang; hierbei wurde in ausnahmslos allen Fällen die Diagnose erst intraoperativ gestellt [12].
Die Prognose ist in erster Linie abhängig von der Ausdehnung der Entzündung. Viele in der Vergangenheit letale Verläufe lagen bei auf den gesamten Magen ausgedehnten phlegmonösen Entzündungen vor (Mortalität bis 90%) [6]. Bei wie im vorliegenden Fall lokalisierten Abszessen und lediglich blander klinischer Symptomatik sowie verbesserten diagnostischen und therapeutischen Möglichkeiten ist die Prognose heute wesentlich besser.

Literatur

1. Armstrong CP, King PM, Dixon M, Macleod B (1981) The clinical significance of heterotopic pancreas in the gastrointestinal tract. Br J Surg 68: 384–387
2. DeBord JR, Majarakis LM, Nyhus LM (1981) An unusual case of heterotopic pancreas in the stomach. Am J Surg 141: 269–273

3. DeLima E, Majoral G, Fallabella F, Rengifo A (1989) Gastric perforation of amoebic liver abscess: report of a case. Trans R Soc Trop Med Hyg 83: 79–80
4. Eley A, Richards HGH (1959) A case of localized gastric abscess. Br J Surg 47: 97–98
5. Gerster CA (1927) Phlegmonous gastrits. Ann Surg 85:668
6. Guzetta C, Southwick HW (1947) Acute phlegmonous gastritis. Surgery 22: 453–457
7. Hashimoto H, Mitsunaga A, Suzuki S, Kurokawa K, Obata H (1989) Evaluation of endoscopic ultrasonography for gastric tumors and presentation of three dimensional display of endoscopic ultrasonography. Surg Endosc 3: 173–181
8. Kaneda M, Yano T, Yamamoto T, et al. (1989) Ectopic pancreas in the stomach presenting as an inflammatory abdominal mass. Am J Gastroenterol 84: 663–666
9. Kukharuk FE, Ianiuk VS (1989) Abscess of gastric wall simulating cancer. Klin Khir 8: 73
10. Lantz PE, Westerman EL, Seifert RW (1989) Gastric wall abscess drained at endoscopy. Gastrointest Endosc 35: 272–273
11. McPherson RC, Karlan M, Williams RD (1957) Foreign body perforation of the intestinal tract. Am J Surg 94: 564–566
12. Murphy JF, Graham DY, Frankel NB, Spjut J (1976) Intramural gastric abscess. Am J Surg 131: 618–621
13. Shireman PK (1987) Intramural cyst of the stomach. Hum Pathol 18: 857–858
14. Stephenson SE, Yasrebi H, Rhatigan R (1969) Acute phlegmasia of the stomach. Am Surg 36: 225
15. Watson WL (1932) Phlegmonous gastritis. Am J Surg 18: 113–122

Erstveröffentlichung: Benz C, Kohler B, Kaufmann V, Riemann JF (1992) Der Magenwandabzeß-Endoskopische Diagnose und Therapiemöglichkeit. Z Gastroenterol 30: 264–267.

DÜNNDARM – DICKDARM

Biliodigestive Fisteln

M. Harloff

Unter biliodigestiven Fisteln versteht man erworbene Fehlverbindungen zwischen Gallesystem und Magen-Darm-Trakt. Die Lokalisation ist unterschiedlich [5].

– cholezystoduodenale Fisteln	70%
– cholezystojejunale Fisteln	3%
– cholezystokolische Fisteln	15%
– cholezystogastrische Fisteln	5%
– choledochoduodenale Fisteln	7%

Die Fisteln entstehen meist spontan. Man vermutet, daß durch Gallensteine eine lokale Schleimhautirritation mit Mikrozirkulationsstörungen hervorgerufen wird, die letztlich zur Wandperforation führt [6, 9]. Eine weitere wichtige Ursache sollen bakterielle Infektionen darstellen [3]. Unterstützt werden solche Überlegungen durch Fallberichte über Gallenblasenperforationen bei Parathyphus ohne Nachweis von Gallenkonkrementen [10]. Die Patienten bleiben in der Regel beschwerdefrei oder haben lediglich blande unspezifische Symptome wie bei einer chronischen Cholezystitis, wenn auch folgende Komplikationen eintreten können [8]:

- aszendierende Cholangitis
- Malabsorptionssyndrom
- Gallensteinileus
- gastrointestinale Blutung
- Karzinomentwicklung

Auch multiple spontane Fistelbildungen sind bekannt [4]. Ein häufig zu beobachtendes Leitsymptom ist *freie Luft* in den Gallengängen (Aerobilie), die sonographisch oder radiologisch problemlos nachweisbar ist. Der folgende Fallbericht zeigt, daß solche Fisteln auch positive Aspekte aufweisen können.

FALLBEISPIEL

Bei einer 83jährigen Patientin wurde in einem auswärtigen Krankenhaus der Verdacht auf einen Gallenblasentumor mit Perforation in den Darm geäußert.

Anamnese

Die Patientin klagte über eine Gewichtsabnahme von 10 kg, verbunden mit Durchfällen, Erbrechen und zunehmender Schwäche innerhalb der letzten 2 Monate. Seit kurzem war ein Altersdiabetes bekannt.

Körperliche Untersuchung

Bei der abgemagerten Frau mit 44,8 kg Körpergewicht und reduziertem Allgemeinzustand war kein wegweisender pathologischer Befund zu erheben.

Labor

Pathologisch war verändert: γ-GT 603 U/l, AP 1050 U/l, SGOT 31 U/l, SGPT 35 U/l, Bilirubin im Serum 1,8 mg/dl, CHE 2433 U/l, CA-19-9 >120 μmol/l, BKS 35/67 mm nach Westergren. Diese Werte blieben bis zum Tode recht konstant.

Sonographie

Es zeigte sich eine zentrale Gallengangserweiterung mit einem auf 17 mm dilatierten und wegen starker Luftüberlagerung nur schlecht einsehbaren Ductus choledochus. Die Gallenblase selbst ließ sich nicht darstellen. Harte intrahepatische Reflexe sprachen für eine Aerobilie. Der vergrößerte Pankreaskopf mit unruhigem Parenchymmuster enthielt liquide Strukturen und der Ductus Wirsungianus war im Bereich des Korpus auf 10 mm dilatiert.

MDP

Hierbei wurde ebenfalls Luft in den Gallenwegen erkannt. Zudem füllte sich über eine kleine präpylorische Läsion ein Teil des biliären Systemes mit Kontrastmittel.

Gastroduodenoskopie

Der Verdacht auf eine cholezystogastrische Fistel konnte erhärtet werden: Über eine reizlose präpylorisch gelegene Öffnung ließ sich das Gallesystem mit Kontrastmittel füllen (Abb. 1).

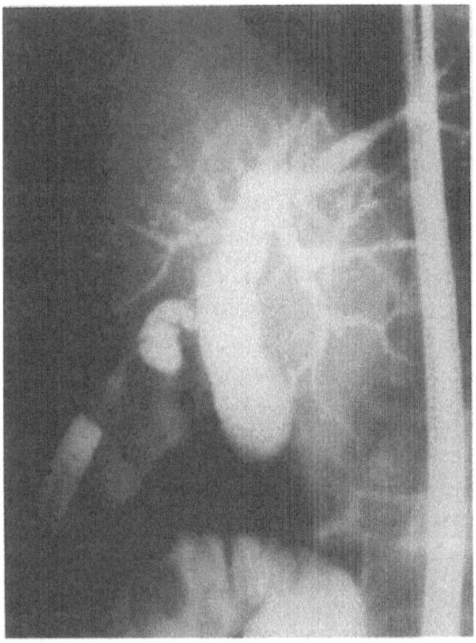

Abb. 1. Radiologischer Nachweis einer cholezystogastrischen Fistel mittels KM-Darstellung. KM-Übertritt in die Gallenblase (Aus: Internist 29: 589–590 [1988])

ERCP

Es wurden eine nekrotische Zerfallshöhle im Pankreaskopf und eine 3 cm lange filiforme Choledochusstenose nachgewiesen. Der Ductus Wirsungianus war nur partiell anfärbbar.

Oberbauch-CT

Der Befund eines zerfallenden Pankreaskopftumors mit einem Durchmesser von 5 cm bestätigte sich. Weitere nennenswerte Informationen wurden nicht erhalten.

DIAGNOSE

Pankreaskopftumor mit prästenotischer Erweiterung des Ductus Wirsungianus und Stenosierung des Ductus choledochus („double duct phenomen"); mäßige Cholestase; spontane cholezystogastrische Fistel.

Verlauf

An eine kurative Operation war nicht zu denken. Ein operativer Palliativeingriff ist in solchen Fällen dank moderner endoskopisch-therapeutischer Methoden heute nur noch ausnahmsweise erforderlich. Bei der Patientin konnte aber auf eine Gallengangsprothese verzichtet werden, da durch die biliodigestive Fistel ein ausreichender Galleabfluß gewährleistet war. Im vorliegenden Fall handelte es sich um eine Verbindung zwischen Gallenblase und Hinterwand des Antrum ventriculi. Vermutlich war eine Gallensteinperforation vorausgegangen, wobei die tumorbedingte Stenosierung des Ductus choledochus wohl erst später eintrat und keine ursächliche Rolle gespielt haben dürfte. Das Ausmaß der Cholestase war bei der Allgemeinsituation unbedenklich. Bis zum Tod nach weiteren 4 Monaten trat keine behandlungsbedürftige Gallestauung auf.

DISKUSSION UND DIFFERENTIALDIAGNOSEN

Wesentliches Leitsymptom war die Aerobilie (Aerocholie). Darunter versteht man Luftblasen in den Gallengängen. Diese sind meist in der Mehrzahl vorhanden, lageverschieblich und bilden bei Umlagerung des Patienten oft „Luftketten", die wie ein irreguläres Band in den Gallengängen imponieren. Zentral in der Leber sind sie am stärksten ausgeprägt [12]. Man kann sie sonographisch oder radiologisch nachweisen. Im Ultraschallbild finden sich breite intrahepatische lageabhängige kräftige Reflexe, die durch die Ausbildung artefizieller Wiederholungsechos trotz des großen Impedanzsprungs zwischen Lebergewebe und lufthaltigen Gallengängen keinen vollkommenen Schallschatten aufweisen [2]. Differentialdiagnostisch ist an eine periportale Bindegewebssklerose, eine sklerosierende Cholangitis oder intrahepatische Gallengangssteine zu denken [11]. Im Zweifelsfall wird die Diagnose durch Umlagerungsversuche erhärtet. Die Ursachen einer Aerobilie sind:

- spontane biliodigestive Fisteln
- operative Fistelung
  - Choledochobulbostomie
  - Choledochoduodenostomie
  - Choledochojejunostomie
- nach operativem Papillenbougierungsversuch
- nach endoskopischer Papillotomie
  - mit Protheseneinlage
  - ohne Protheseneinlage
- traumatische Fistelbildung
- infektiöse Fistelbildung
- Infektion mit Gasbildnern (selten)

Eine Infektion mit Lufteinschlüssen in der Leber ist durch Clostridien möglich [7], der Anschluß eines solchen Abszesses an die Gallenwege mit konsekutiver Aerobilie jedoch eine Rarität. Fast immer liegen spontane oder artifizielle Kurzschlüsse zwischen den Organsystemen vor. Die Aerobilie kennzeichnet regelmäßig einen pathologischen Befund, der jedoch selten einen Krankheitswert besitzt. Klinisch kann die Aerobilie als wertvoller Indikator für die Kompetenz einer Gallengangseröffnung angesehen werden, gleichgültig, ob diese spontan oder artefiziell entstanden ist.

Literatur

1. Allescher HD, Safrany L, Neuhaus H, Feussner H, Classen M (1992) Aerobilia and hypomotility of the sphinctor of Oddi in a patient with chronic intestinal pseudo-obstruction. Gastroenterology 102: 1782
2. Braun B (1983) Biliäres System. In: Braun B (Hrsg) Ultraschalldiagnostik: Lehrbuch und Atlas, Bd 1, 7. Aufl. Ecomed, Landsberg München Zürich
3. Glenn F, Thorbjanarson B (1963) Surgical treatment of acute cholecystitis. Surg Gynecol Obstet 116: 61
4. Glenn F, Reed C, Grafe W (1981) Biliary enteric fistula. Surg Gynecol Obstet 153: 527
5. Hess W (1984) Cholecystitis, Cholelithiasis und ihre Komplikationen. In: Demling L (Hrsg) Klinische Gastroenterologie, Bd 2, 2. Aufl. Thieme, Stuttgart
6. Isch JH (1971) Perforation of the gallbladder. Am J Gastroenterol 55: 451
7. Jantsch H, Barton P, Fugger R, Lechner G, Graninger W, Waneck R, Winkler M (1991) Clin Radiol 43: 397
8. Piedad DH, Wels PB (1972) Spontaneous internal biliary fistula. Ann Surg 175: 75
9. Roslyn J, Busuttil RW (1979) Perforation of the gallbladder. Am J Surg 137: 307
10. Shukla VK, Khandelwal C, Kumar M, Vaidya MP (1983) Enteric perforation of the gallbladder. Postgrad Med J 59: 125
11. Tenbieg W, Harjung H (Hrsg) (1990) Differentialdiagnose in der Abdominalsonographie, 1. Aufl. Hippokrates, Stuttgart
12. Weiss H, Weiss A (Hrsg) (1990) Ultraschallatlas 2, 1. Aufl. VCH, Weinheim

---

Erstveröffentlichung: Harloff M, Schulz J, Roschke W, Riemann JF (1988) Spontane cholezysto-gastrische Fistel. Internist 29: 589–590.

Der endoskopisch nicht entdeckte Tumor – das Duodenalkarzinom

W. Astheimer und B. Zimmer

Die Seltenheit des primären Duodenalkarzinoms ist in der Literatur hinlänglich belegt, seine Prävalenz wurde anhand von Autopsiestudien mit 0,05 % ermittelt [20]. Duodenaltumoren machen 0,1 % aller Malignome und etwa 1 % aller gastrointestinalen Tumoren aus. Bezüglich der Seltenheit werden verschiedene pathogenetische und pathophysiologische Mechanismen diskutiert [5, 12, 20]. Obwohl die flexible Ösophagogastroduodenoskopie (ÖGD) heute so breit angewandt wird und dadurch die makroskopische wie auch histologische Diagnose technisch einfach ist, entzieht sich das primäre Duodenalkarzinom aufgrund seiner nur unspezifischen Symptome über einen langen Zeitraum der primären Diagnostik. Bei Diagnosestellung liegt oft bereits lokale Inoperabilität respektive Metastasierung vor. Mit diesem kasuistischen Beitrag möchten wir darauf hinweisen, daß ein primäres Duodenalkarzinom Ursache für verschiedene unspezifische gastrointestinale Symptome sein kann und nur die rechtzeitige Stellung der Diagnose eine kurative Therapie ermöglicht.

FALLBEISPIEL

Im Juni 1986 wurde eine 61jährige Patientin aufgenommen, die über eine Gewichtsabnahme von 17 kg in den vergangenen 12 Monaten sowie über rezidivierende rechtsseitige Oberbauchschmerzen seit 2–3 Jahren klagte. Der Nachweis von Blut im Stuhl war positiv. Vorerkrankungen: Diabetes mellitus seit 3 Jahren, mehrfache Polypektomien von Kolonpolypen 1984 und 1985, Zustand nach inguinaler Herniotomie beidseits.
Bei Aufnahme bestand eine mikrozytäre, hypochrome *Anämie* (Hämoglobin 12,3 g/dl).

Diagnostik

Sonographisch verdickte Darmschlinge im linken Oberbauch; Magendarmpassage (auswärtige Untersuchung), ÖGD, Dünndarmpassage nach Sellink und Koloskopie ohne pathologischen Befund. Rektoskopie: Hämorrhoiden II. Grades. Abdominelles Computertomogramm: 5 cm großes Konglomerat von Dünndarmschlingen im Bereich des duodenojejunalen Überganges (Abb. 1).

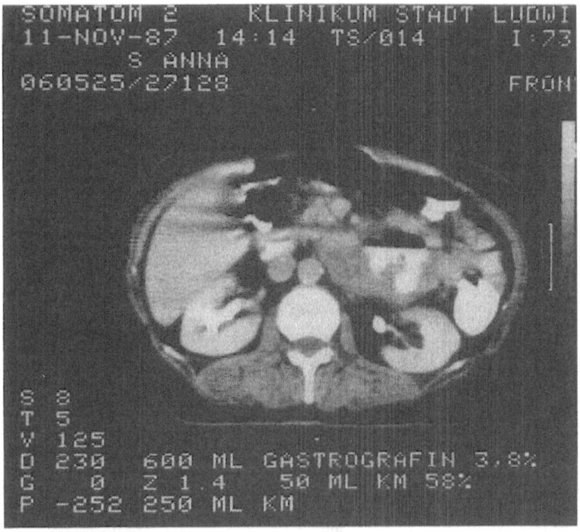

Abb. 1. Abdominelles Computertomogramm: Konglomerattumor des Duodenums

Therapie

Sklerosierung der Hämorrhoiden, orale Eisensubstitution.
Wiederaufnahme im Oktober 1987 aufgrund rezidivierender Teerstühle, abdomineller Schmerzen und weiterer Gewichtsabnahme.

Labor

Hämoglobin 8,2 g/dl, Blutkörperchensenkungsgeschwindigkeit 45/61 mm nach Westergren, Eisen 14 mcg/dl, Ferritin 5 ng/ml.

Diagnostik

ÖGD, Koloskopie, abdominelle Angiographie, Szintigraphie (Tc-markierte Erythrozyten) ohne pathologischen Befund. Rektoskopie: Mariske, keine Hämorrhoiden.

Therapie

Transfusionsbehandlung, Eisensubstitution.
Erneute Aufnahme im November 1987 wegen weiterer Gewichtsabnahme und rezidivierender Emesis.

Labor

Hb 6,7 g/dl.

Diagnostik

Sonographisch Kokarde im linken Oberbauch von 8 · 4 · 5 cm Ausdehnung. ÖGD: nekrotisierender Tumor in Höhe des Treitz-Bandes (Abb. 2).

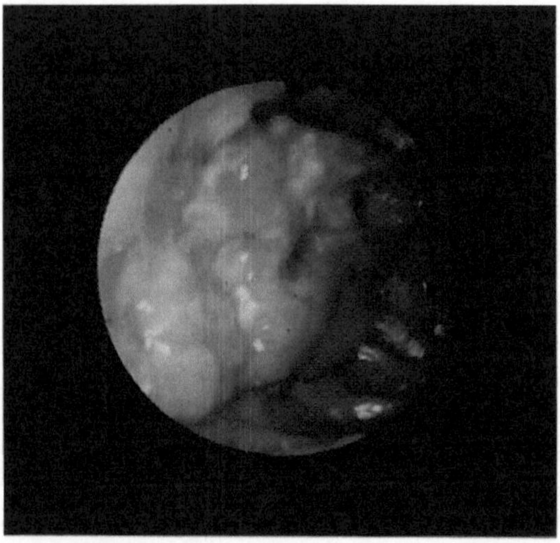

Abb. 2. Endoskopisches Bild eines Duodenalkarzinoms

Histologie

Schlecht differenziertes Adenokarzinom mit tubulären Strukturen.

DIAGNOSE

Adenokarzinom des Duodenum.

THERAPIE UND VERLAUF

Verlegung in die chirurgische Klinik zur explorativen Laparotomie: inoperables Duodenalkarzinom mit beginnender Stenosierung im Bereich des Treitz-Bandes mit Infiltration des Mesenteriums. Anlage einer hohen Duodenojejunostomie nach Roux. Wiederholt stationäre Aufnahmen zur Transfusionsbehandlung. Exitus letalis am 26. 5. 1988.

DISKUSSION UND DIFFERENTIALDIAGNOSEN

Im Dünndarm kommen alle Formen von benignen und malignen Tumoren vor, sie sind allerdings sehr selten: nur 1–2% aller gastrointestinalen Tumoren finden sich im Dünndarm [6]. Duodenaltumoren sind selten, annähernd 40mal seltener als Kolontumoren.

Differentialdiagnose der Tumoren und tumorähnlichen Veränderungen des Duodenums

	Benigne	Maligne
Mesenchymal	Leiomyom Leiomyoblastom	Leiomyosarkom Rhabdomyosarkom Maligne Lymphome
	Nichtchromaffines und gangliozytisches Paragangliom Lipom/Lipomatose Lymphagiom Hämangiom Neurofibrom	Neurofibrosarkom
Epithelial	Adenom	Adenosarkom Adenosquamöses Karzinom Paneth-Zellkarzinom Metastasen
	Benigne oder maligne endokrine Tumoren (Karzinoid u. a.)	
Tumorähnliche Veränderungen	Hamartom (Hyperplasie der Brunner-Drüsen) Xanthofibrogranulom Nichtneoplastische Polypen	

Der Altersgipfel für das Duodenalkarzinom liegt im 5.–7. Lebensjahrzent; beide Geschlechter werden etwa gleich häufig betroffen [1, 2, 5, 6, 8, 18, 22].

Bezüglich des seltenen Auftretens von Duodenalkarzinomen verglichen mit Karzinomen in anderen Abschnitten des Verdauungstrakts gibt es nur Hypothesen:

1) Der Chymus ist im Dünndarm noch sehr flüssig, was zu einer Verdünnung möglicher Kanzerogene führt und den Kontakt zwischen ihnen und der Schleimhaut, verglichen mit dem Kolon, minimiert. Bei hohem Zellturnover gibt es nur eine kurze Kontaktzeit zwischen teilungsfähigen Epithelzellen und Kanzerogenen [5, 12, 20].

2) Verglichen mit dem Kolon ist nicht nur die Konzentration möglicher Kanzerogene geringer, auch die Transitzeit ist im Duodenum wesentlich kürzer, was ebenfalls eine kürzere Kontaktzeit bedingt.
3) Es gibt keine anaerobe Bakterienflora, die Gallensäure dekonjugiert und so in potentielle Kanzerogene umwandelt. Diese These wird unterstützt von der Beobachtung, daß Duodenalkarzinome leichter entstehen, wenn die physiologische Bakterienflora, z. B. beim bakteriellen Überwucherungssyndrom, verändert ist.
4) Im Dünndarm liegt eine hohe lokale Konzentration von IgA vor, welches vom lymphatischen Gewebe sezerniert wird. Es wird vermutet, daß hierdurch das Wachstum von malignen Zellklonen verhindert wird.
5) Aufgrund einer kasuistischen Beobachtung müssen genetische Faktoren bei der Karzinogenese berücksichtigt werden: 2 Brüder entwickelten jeweils im Alter von 20 Jahren ein Duodenalkarzinom [11].
6) Zweittumoren finden sich bei Duodenalkarzinomen in bis zu 20 % der Fälle, was die Vermutung einer immunologischen Inkompetenz nahelegt [4].

Duodenum, Papilla Vateri, Ductus hepatocholedochus und Pankreaskopf bilden topographisch eine kaum trennbare Einheit. Dies erklärt den relativ hohen Anteil von peripapillären Karzinomen in manchen Statistiken [2, 16]. Nicht nur makroskopisch, auch histologisch gelingt die sichere Zuordnung oft nicht.
Das Duodenalkarzinom weist verschiedene Wuchsformen auf: am häufigsten imponiert es als polypoides, blumenkohlartiges Gebilde, welches die gesamte Zirkumferenz des Duodenums umfassen und das Lumen vollständig verlegen kann. Die infiltrativ-ulzeröse Form zeigt sich als flacher harter Knoten, der eine oberflächliche Ulzeration aufweisen kann. Desweiteren kommt noch eine szirrhöse Wuchsform vor, die zu einer Duodenalstenose führen kann. Peripapilläre Karzinome führen frühzeitig zu Verschlußikterus und obstruktiver Pankreatitis [22].
Üblicherweise handelt es sich um ein mäßig gut differenziertes muzinöses Adenokarzinom von papillärer oder glandulärer Wuchsform (87 %) [20]. Selten kommen anaplastische Formen vor (7 %), die sog. „Siegelringzellen" aufweisen können (intrazytoplasmatische Schleimsubstanzen) [2, 3, 20].
Spezifische klinische Symptome des Duodenalkarzinoms gibt es nicht. Die Patienten berichten über uncharakteristische Beschwerden, deren Ursache oft in den Nachbarorganen des Duodenums gesucht wird: Magen, Pankreas, Gallenblase.

Die häufigsten Frühsymptome sind:

- epigastrische Schmerzen,
- Anämie infolge okkulter Blutungen,
- Gewichtsverlust.

Aufgrund dieser Frühsymptome wird die Diagnose allerdings nur sehr selten gestellt.

Bei

- rezidivierendem Erbrechen,
- Ikterus, Pruritus,
- Ileussymptomatik,
- Tumorkachexie,
- palpabler Tumor

ist der Krankheitsverlauf bereits fortgeschritten. Die Art der Spätsymptome richtet sich nach der Lokalisation des Tumors: bei intraluminal obstruierend wachsenden Tumoren kommt es zu rezidivierendem Erbrechen bei funktioneller Magenausgangsstenose sowie zu Ileussymptomatik. Bei peripapillärem Wachstum imponiert der Verschlußikterus (Ikterus, Pruritus, obstruktive Pankreatitis, sekundäre exokrine Pankreasinsuffizienz mit Malabsorption) [5, 7, 8, 13, 16–18, 21].

Bedingt durch das Fehlen richtungsweisender Symptome beträgt die Dauer bis zur Diagnosestellung etwa 20 Wochen, aber auch bis zu 3 Jahren [5, 16, 20, 21]. Demzufolge liegen bei Diagnosestellung in bis zu 50 % der Fälle bereits Metastasen in die regionären Lymphknoten vor (paraaortal) [16]. In $^2/_3$ der Fälle wird die Diagnose erst bei der Laparotomie aus vitaler Indikation (Ileus) gestellt [5].

Die Diagnose eines Duodenalkarzinoms erfolgt heute primär endoskopisch, ergänzt durch radiologische Untersuchungstechniken. Fiberoptisch läßt sich das Duodenum in seiner gesamten Länge einsehen. Außerdem läßt sich hierbei in einem Arbeitsgang eine bioptische Sicherung der Diagnose erzielen (Abb. 2) [18, 21].

Die radiologische Methode der Wahl ist die hypotone Duodenographie, bei der infolge medikamentöser Spasmolyse und CO_2-Insufflation das Schleimhautrelief des Duodenums sehr gut beurteilt werden und die Ausdehnung des Prozesses eingeschätzt werden kann. Komplikationen (Stenosen, Fisteln) stellen sich ebenfalls dar. Die antegrade Kontrastmitteldarstellung des Dünndarmes nach Sellink beginnt erst distal des Treitz-Bandes und trägt damit zur Diagnose des Duodenalkarzinoms nicht bei.

Die abdominelle Sonographie sowie das abdominelle Computertomogramm erlauben eine Aussage zur räumlichen Ausdehnung des Tumors, seiner Infiltration in die Nachbarorgane, über regionäre und Fernmetastasen (Abb. 1). Die endoskopische retrograde Cholangio- und Pankreatikoskopie (ERCP) gibt Hinweise auf die Mitbeteiligung des pankreatikobiliären Systems.

Die Laparoskopie macht eine Aussage über eine mögliche peritoneale Aussaat und kann so präoperativ klären, ob die chirurgische Intervention potentiell kurativ oder nur palliativ sein wird.

Liegen unspezifische Symptome vor, die differentialdiagnostisch auch an ein Malignom im Gastrointestinaltrakt denken lassen, ist es zwingend erforderlich, die Ösophagogastroduodenoskopie so tief wie möglich durchzuführen. Nur so ist in Kombination mit der radiologischen Dünndarmpassage nach Sellink gewährleistet, daß im oberen Gastrointestinaltrakt keine diagnostische Lücke bleibt.

Diagnostik

- Anamnese,
- klinischer Untersuchungsbefund (Palpation),
- (Labor),

- ***tiefe Ösophagogastroduodenoskopie mit Biopsie,***
- hypotone Duodenographie,
- Sonographie, abdominelle Computertomographie,
- endoskopische retrograde Cholangio- und Pankreatikoskopie,
- Laparoskopie,
- selektive Angiographie,
- expolorative Laparotomie,
- „bowel examination",

Bei kurativer Zielsetzung kommt nur ein operatives Vorgehen in Frage, das den Tumor en bloc reseziert und die Lymphdrainagewege miterfaßt. In praxi bedeutet das eine Duodenopankreatektomie nach Whipple [5, 18–21].
Allerdings kommt die kurative Resektion nur in wenigen Fällen in Betracht, da etwa 33–67% aller Duodenalkarzinome zum Zeitpunkt der Diagnose bereits metastasiert haben [5, 16, 19].
Als operative Palliativverfahren kommen Umgehungsanastomosen (z. B. Gastroenterostomie nach Roux) oder definitive Stomata in Betracht.
Aufgrund der Seltenheit des Duodenalkarzinoms gibt es keine Statistiken mit großen Fallzahlen zur Überlebenszeit. Fehr et al. [4] fanden bei 42 Patienten mit Zustand nach totaler Duodenopankreatektomie eine 5-Jahres-Überlebensrate von 30%, wobei Lokalrezidive und Metastasen den Verlauf bestimmten. Rintala et al. beschreiben in ihrer Literaturübersicht eine 5-Jahres-Überlebenszeit von maximal 25% [19].

Literatur

1. Appel W, Uhlenbrock D und Huck K (1984) Diagnostik bei malignen Duodenalwandveränderungen. Dtsch Med Wochenschr 109: 1809–1811
2. Bettendorf U, Klinge O, Morgenroth K, Remmele W (1984) Pathologie, Bd 2. Springer, Berlin Heidelberg New York, S 246–249
3. Doerr W, Seifert G, Uehlinger E (Hrsg) (1976) Spezielle pathologische Anatomie, Bd 2, Teil 2. Springer, Berlin Heidelberg New York, S 297–301
4. Fehr HF, Peter HJ, Woodtli S, Akovbiantz A, Müller C, Doilder A, Aeberhard P, Kessler W, Hammer B, Widgren S, Stalder GA, Deyhle P, Mühlethaler JP (1982) Das primäre Duodenalcarcinom. Schweiz Rundsch Med Prax 71: 911–919
5. Feil W, Schulz F (1985) Dünndarmtumoren – Diagnose, Therapie und Prognose. Langenbecks Arch Chir 365: 25–35
6. Fenoglio-Preiser CM, Lantz PE, Listrom MB, Davis M, Rilke FO (1989) Gastrointestinal pathology, an atlas and text. Raven, New York, pp 345, 527, 359–368
7. Foth B, Tawfik M, Hintze R (1987) Akutes Abdomen mit Raumforderung im Bereich des Oberbauchs: Primäres stenosierendes Duodenalkarzinom mit spontaner Gastrorhexis. Med Klin 82: 693–697

8. Hamm B, Raetzel G, Kroll HU, Jautzke G (1983) Duodenalkarzinom auf der Basis eines villösen Adenoms. Fortschr Röntgenstr 139: 208–210
9. Jefferson G (1916) Duodenal carcinoma. Br J Surg 4: 209–226
10. Jigyasu D, Bedikian AY, Stroehlein JR (1984) Chemotherapy for primary adenocarcinoma of the small bowel. Cancer 53: 23–25
11. Kukleta JFG, Altorfer A, Akovbiantz A (1982) Jugendliches Duodenalcarcinom bei zwei Brüdern. Schweiz Rundsch Med Prax 71: 920–922
12. Lowenfels AB (1973) Why are small-bowel tumours so rare? Lancet, January 6
13. Martin WR, Kohler B, Riemann JF (1991) Diagnostik seltener Blutungsursachen am oberen Gastrointestinaltrakt. Dtsch Med Wochenschr 116: 521–527
14. Neumann R, Common H, Ricken D (1986) Metastastierendes primäres Duodenalcarcinom. Onkologie 9: 255–256
15. Noltenius H (1987) Tumor-Handbuch, Bd 1. Urban & Schwarzenberg, München, S 302–304
16. Otto HF, Sehendra N, Gebbers JO, Werner B, Eichen R (1978) Das Duodenalcarcinom. Chirurg 49: 368–373
17. Platt WR (1945) Thrombosis of the gastric coronar vein with spontaneous rupture of the stomach. Arch Pathol 40: 403–404
18. Reiter J, Kaufmann W, Saeger HD (1981) Primäre Duodenaltumoren. Chirurg 52: 457–461
19. Rintala E, Haapiainen R, Perhoniemi V (1989) Duodenopankreatektomie als Behandlung des primären Duodenalkarzinoms. Zentralbl Chir 114: 919–923
20. Schmidt G, Börsch G, Reitemeyer E, Brandt J, Eickhoff U (1987) Das primäre Duodenalkarzinom: eine kritische Analyse von drei Fällen. Med Klin 82: 485–490
21. Streidle B, Hütter B, Ziegler F (1984) Das primäre Duodenalkarzinom. Fortschr Röntgenstr 140,6: 699–703
22. Wood DA (1967) Atlas of tumor pathology. Saunders, Philadelphia, F 22–65

Erstveröffentlichung: Astheimer W, Zimmer B, Riemann JF (1991) Das primäre Duodenalkarzinom. Dtsch Med Wochenschr 116: 1844–1848.

Das bakterielle Überwucherungssyndrom bei Dünndarmdivertikulose

H. E. Adamek

Die bakterielle Besiedlung des proximalen Dünndarms ist normalerweise gering [5]. Hierfür sorgt v. a. die Darmperistaltik [3], die Bakterien in distalere Darmabschnitte befördert. Eine weitere Schutzfunktion wird durch Magen- und Gallensäuren ausgeübt. Außerdem besteht im Dünndarm eine gesteigerte Immunabwehr durch die Sekretion von Immunglobulinen in das Darmlumen [5]. Insgesamt befinden sich im Dünndarm selten mehr als 10^4 Bakterien/ml Darmflüssigkeit [3]. Hierbei dominieren aerobe, grampositive Keime, die auch physiologischerweise in der Mundflora gefunden werden. In den distaleren Darmabschnitten kommt es zu einem raschen Anstieg der Bakterienzahl mit Überwiegen einer anaeroben Bakterienflora in Regionen mit geringer Darmperistaltik wie dem Kolon.

Physiologie der bakteriellen Darmbesiedlung

Dünndarm:	10^3–10^4/ml Streptokokken, Straphylokken, Diptheroides
Ileum:	10^5–10^8/ml Aerobier u. a. Coli
Dickdarm:	10^9–10^{11}/ml Anaerobier 10^2–10^{10}/ml Aerobier

Jede Erkrankung, die mit einer Störung der Darmperistaltik einhergeht, kann zu einer Stase mit Verringerung des Bakterientransportes führen (Abb. 1). Hierdurch kommt es zu einer verstärkten bakteriellen Besiedlung mit Malabsorption.

FALLBEISPIEL

Anamnese

Die 61jährige Patientin litt seit einer Woche unter Appetitlosigkeit und krampfartigen Oberbauchbeschwerden. Bei der Aufnahmeuntersuchung berichtete sie, in den letzten 7 Monaten 9 kg an Körpergewicht abgenommen zu haben. Außerdem bestanden seit einigen Wochen breiige, zeitweise wäßrige Diarrhöen. Die

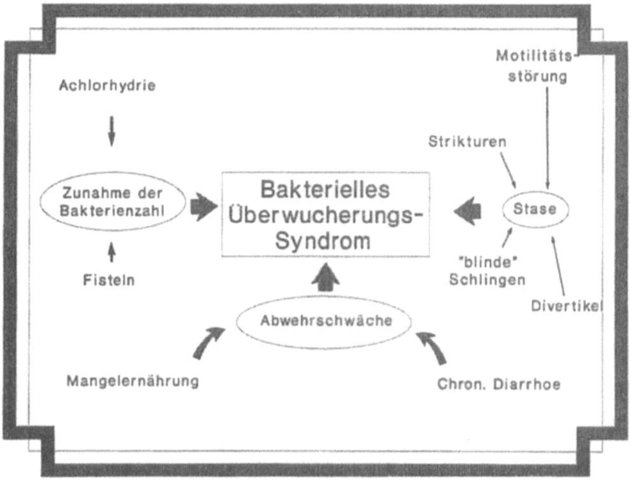

Abb. 1. Schematische Darstellung der Ursachen des bakteriellen Überwucherungs-syndroms

Patientin gab an, seit vielen Jahren intermittierend unter ähnlichen Beschwerden gelitten zu haben. Bei einer früheren Darmuntersuchung seien Sigmadivertikel festgestellt worden. Aus der früheren Anamnese ist ein Pylorospasmus im frühen Kindesalter, eine Nabelbruchoperation mit 6 Jahren und eine Mammaprobeexzision mit 39 Jahren erwähnenswert.

Körperlicher Befund

Die Abdomenuntersuchung ergab einen Druckschmerz im Ober- und Mittelbauch, der Bauch war weich, es ließen sich keine pathologischen Resistenzen tasten. Die Auskultation ergab lebhafte Darmgeräusche. Bei der rektal-digitalen Untersuchung fand sich am tastenden Finger etwas hellbrauner Stuhl, Hinweise für einen Tumor oder Blutungszeichen ergaben sich nicht. Der übrige internistische Untersuchungsbefund war altersentsprechend unauffällig.

Labor

BKS 15/32 mm, Hb 11,0 g/dl, MCH 32,5 pg, Eisen 30 mg/dl, Zink 61 mg/dl, Schillingtest in beiden Phasen pathologisch.

Abdomenultraschall

Bis auf eine Cholezystolithiasis unauffälliger Befund.

Endoskopische Untersuchungen

Bei der Ösophagogastroduodenoskopie fanden sich keine Besonderheiten; die Ileokoloskopie erbrachte einzelne Sigmadivertikel.

H_2-Exhalationstest

Nach Gabe von 50 g Glukose oral zeigte sich ein Anstieg der H_2-Konzentration in der Ausatemluft auf 60 ppm nach 10 min sowie auf 80 ppm nach 20 min, danach erfolgte kein weiterer Anstieg mehr (Abb. 2). Pathologischer H_2-Atemtest im Sinne einer bakteriellen Fehlbesiedlung.

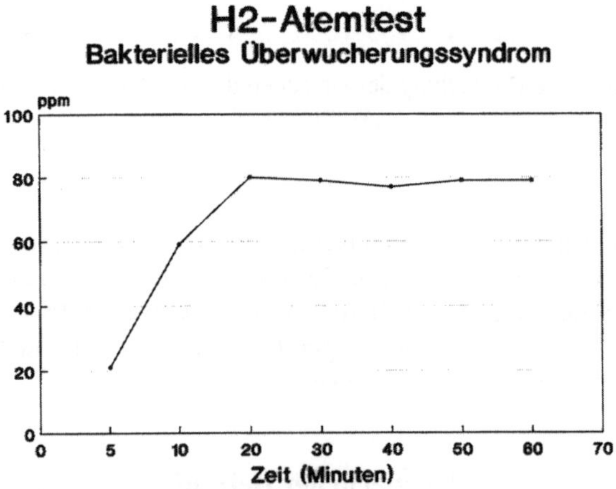

Abb. 2. H_2-Atemtest mit 50 g Glukose oral. Pathologischer Anstieg der Wasserstoffkonzentration in der Ausatemluft im Sinne eines bakteriellen Überwucherungssyndroms

Röntgenuntersuchung des Dünndarms nach Sellink

Großes Divertikel im proximalen Jejunum (Abb. 3).

DIAGNOSE

Bakterielles Überwucherungssyndrom bei Dünndarmdivertikel.

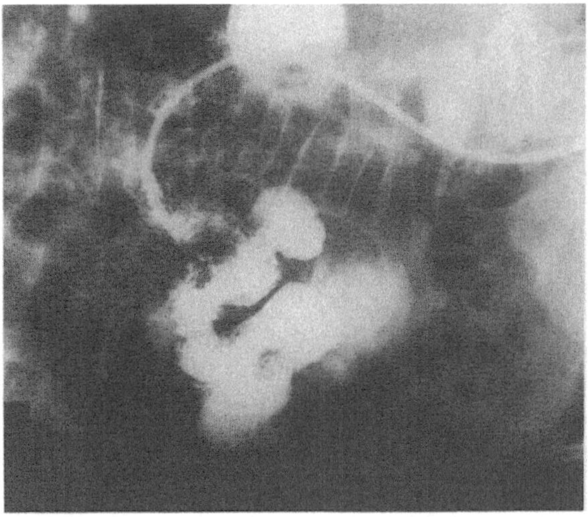

Abb. 3. Röntgenuntersuchung des Dünndarms nach Sellink; großes Jejunaldivertikel

THERAPIE UND VERLAUF

Zunächst erhielt die Patientin eine Antibiose mit 2mal 100 mg Doxycyclin täglich. Nach einer anfänglichen Nulldiät verordneten wir laktosefreie Kost. Außerdem substituierten wir Eisen, Kalzium, Kupfer, Zink und Vitamine. Durch diese Therapie kam es innerhalb von 10 Tagen zu einer kompletten Beschwerdefreiheit. Im Verlauf der nächsten 6 Monate nahm die Patientin 4 kg an Gewicht zu, der Hämoglobinwert stieg auf 12,8 g/dl an. Es traten keine Diarrhöen mehr auf.

DISKUSSION UND DIFFERENTIALDIAGNOSEN

Die Ätiologie des bakteriellen Überwucherungssyndroms umfaßt neben funktionellen Störungen bei Sklerodermie und Diabetes mellitus v.a. anatomische Ursachen [14]. Hierzu zählen neben Dünndarmdivertikeln auch Strikturen bei entzündlichen Darmerkrankungen. Außerdem können postoperative Befunde wie blinde Darmschlingen oder Verwachsungen zu einer Stase mit nachfolgender bakterieller Überwucherung führen.
Darüber hinaus kann auch eine Zunahme der Bakterienzahl durch eine Achlorhydrie oder enterale Fisteln entstehen. Außerdem ist ein bakterielles Überwucherungssyndrom bei Patienten mit Abwehrschwäche durch Mangelernährung oder chronische Diarrhö möglich.

Bakterielles Überwucherungssyndrom

	Ursachen
anatomisch:	• „blinde" Darmschlingen • Dünndarmdivertikel • Strikturen (z.B. bei M. Crohn) • Verwachsungen • Tumoren • Gastrointestinale Fisteln
funktionell:	• Sklerodermie • diabetische Enteropathie • idiopathische Pseudoobstruktion

Die Hauptsymtome des bakteriellen Überwucherungssyndroms bestehen aus einer megaloblastären Anämie, Gewichtsabnahme und Diarrhö [3, 6]. Mit Hilfe des Schilling-Tests kann die verringerte Vitamin-B_{12}-Absorption nachgewiesen werden. Darüber hinaus gibt es weitere, nichtinvasive Funktionsuntersuchungen, die z. T. den Einsatz radioaktiver Isotope (^{14}C-Gallesäureatemtest, ^{14}C-Xyloseatemtest) erfordern. Eine elegante Methode ist der H_2-Exhalationstest mit Glukose zum Nachweis einer Kohlenhydratmalabsorption. Diese Methode basiert auf der Tatsache, daß nichtresorbierbare Kohlenhydrate durch Darmbakterien metabolisiert werden, wobei sie Wasserstoff freisetzen, der nach Diffusion ins Blut über die Lungen abgeatmet wird [1]. Aufgrund seiner Einfachheit und geringen Belastung für den Patienten kann dieser Test als primäres Screeningverfahren bei dem Verdacht auf das Vorliegen eines Bakterienüberwucherungssyndroms eingesetzt werden. Bei korrekter Durchführung hat der H_2-Atemtest eine Sensitivität von 62% und eine Spezifität von 83% [4]. Spezifisch für das Vorliegen eines bakteriellen Überwucherungssyndroms scheint v. a. ein hoher nüchtern H_2-Wert nach 12stündigem Fasten mit signifikantem H_2-Anstieg nach Glukosegabe zu sein [9]. Im Vergleich dazu erreicht die Gewinnung von Dünndarmsekret mit anschließender bakterieller Untersuchung eine Sensitivität von 56% bei einer Spezifität von 100%. Da auch die nuklearmedizinischen Verfahren mit ^{14}C-Glykocholat keine besseren Ergebnisse bringen, scheint der ideale Test für die Diagnose des bakteriellen Überwucherungssyndroms noch nicht gefunden [7]. Der H_2-Atemtest mit Glukose mag als Screeningtest auch wegen seiner geringen Patientenbelastung dienen, eine definitive Diagnose kann jedoch häufig nur durch die mikrobiologische Untersuchung von Dünndarmsekret gestellt werden.

Die Therapie des bakteriellen Überwucherungssyndroms umfaßt v. a. den Ausgleich an Elektrolyten, Spurenelementen und Vitaminen. Darüber hinaus sollten die langkettigen Triglyceride reduziert werden und durch mittelkettige ersetzt werden. Außerdem ist eine Zufuhr von Proteinen erforderlich [3]. Die spezifische Therapie besteht in der Antibiotikagabe.

Bakterielles Überwucherungssyndrom	
	Therapie
Ernährungstherapie:	• Mineralien • Vitamine • Fette, Proteine, Kohlenhydrate
Spezifische Therapie:	• Antibiotika (Tetrazykline, Ampicillin, Metronidazol) • Prokinetika • Antidiarrhoica • Operation

Hier hat sich das Tetrazyklin als Mittel der Wahl erwiesen. Die Gabe von 200 mg täglich für 10–14 Tage ist in den meisten Fällen ausreichend. In Einzelfällen kann auch eine längere Therapie notwendig sein. Erweisen sich die Tetrazykline als ineffektiv, stehen alternativ Chloramphenicol oder Metronidazol zur Verfügung [12]. Sollten auch diese Antibiotika wirkungslos bleiben, ist die Gewinnung von Dünndarmsekret mit gezielter mikrobiologischer Untersuchung notwendig.

Ein weiterer therapeutischer Ansatz ist die Beschleunigung der Peristaltik mit prokinetischen Substanzen wie Prostigmin oder Cisaprid.

Das häufigste Divertikel des Dünndarms ist das Meckel-Divertikel [10]. Übrige Dünndarmdivertikel stellen eine Rarität dar. Die Inzidenz liegt in Autopsiestudien bei ca. 1 % [11]. Häufig sind Duodenaldivertikel mit Divertikeln in anderen Abschnitten des Magen-Darm-Trakts kombiniert. Die meisten Dünndarmdivertikel bleiben asymptomatisch, in wenigen Fällen kommt es zu schwerwiegenden Komplikationen wie Blutung, Divertikulitis, Ileus (Abb. 4) oder bakteriellem Überwucherungssyndrom [2, 13]. Meist handelt es sich bei den Dünndarmdiver-

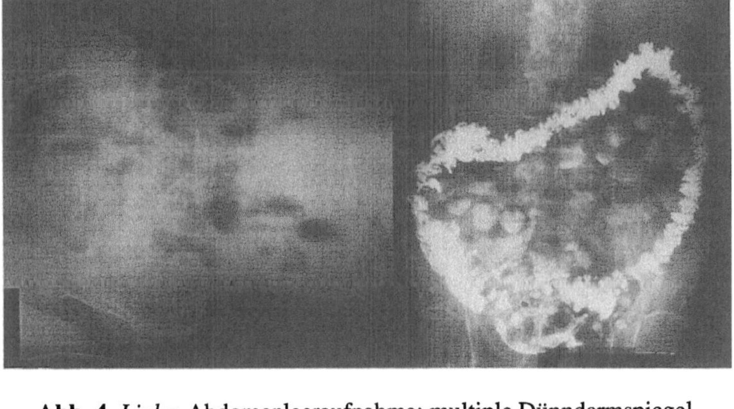

Abb. 4. *Links:* Abdomenleeraufnahme; multiple Dünndarmspiegel. *Rechts:* Kontrastmitteluntersuchung; multiple Dünndarmdivertikel. Diagnose: Dünndarmileus bei Dünndarmdivertikulose

tikeln um sog. Pseudodivertikel [11], die eine Ausstülpung von Mukosa und Submukosa durch eine Lücke in der Muscularis propria darstellen. Einzelne Divertikel können belassen werden, wenn die Komplikationen mittels eines konservativen Vorgehens beherrschbar sind. Bei ausgeprägter, symptomatischer Dünndarmdivertikulose, die häufig das Bild eines Dünndarmileus zeigt (Abb. 4), kann die Resektion befallener Darmabschnitte notwendig werden.

Literatur

1. Armbrecht U, Stockbrügger RW (1989) Anwendungsmöglichkeiten des H_2-Atemtests in der gastroenterologischen Diagnostik. Z Gastroenterol 27: 391–395
2. Balldin G, Johnsson F, Wilen R (1985) Crohn's disease and small bowel diverticulosis in two sisters. Acta Chir Scand 151: 81–84
3. Banwell JG (1981) Small intestinal bacterial overgrowth syndrome. Gastroenterology 80: 834–845
4. Corazza GR, Menozzi MG, Strocchi A et al. (1990) The diagnosis of small bowel bacterial overgrowth. Gastroenterology 98: 302–309
5. Dancygier H (1989) Bakterien und intestinales Immunsystem. Internist 30: 370–381
6. Goldin E, Wengrower D (1990) Diarrhea in hypothyreoidism: Bacterial overgrowth as a possible etiology. J Clin Gastroenterol 12: 98–99
7. Jacyna MR (1991) Small intestinal infections. Current Opinion in Gastroenterology 7: 75–79
8. Kellner H, Westermeier K, Wuttge R, Goebel FD (1988) Divertikulose des Duodenums. Dtsch Med Wochenschr 113: 511–513
9. Kerlin P, Wong L (1988) Breath hydrogen testing in bacterial overgrowth of the small intestine. Gastroenterology 95: 982–988
10. Krawzak H-W, Stremmel W (1987) Ausgeprägte Dünndarmdivertikulose. Seltene Ursache eines Ileus. Verdauungskrankheiten 5: 104–106
11. Mickley V, Reismann B (1989) Häufigkeit und Bedeutung der Pseudodivertikulose des Dünndarmes. Dtsch Med Wochenschr 114: 1237–1241
12. Nazim M, Stamp G, Hodgson HJF (1989) Non-alcoholic steatohepatitis associated with small intestinal diverticulosis and bacterial overgrowth. Hepatogastroenterol 36: 349–351
13. Palder SB, Frey CB (1988) Jejunal diverticulosis, Arch Surg 123: 889–894
14. Shermann P, Lichtman S (1987) Small bowel bacterial overgrowth syndrome. Dig Dis 5: 157–171

Rezidivierende peranale Blutungen seit 22 Jahren

W.-R. Martin

Chronisch rezidivierende gastrointestinale Blutungen aus dem Dünndarm stellen eine diagnostische Herausforderung dar. Besondere Schwierigkeiten bereiten Angiodysplasien, v.a. wenn sie im Dünndarm lokalisiert sind, da diese Region endoskopisch zumindest in der klinischen Routine nicht einzusehen ist und die im Schleimhautniveau liegenden Läsionen mit anderen Methoden einschließlich der explorativen Laparotomie nicht mit ausreichender Sensitivität nachzuweisen sind [7]. Ein weiteres Problem besteht darin, daß bei einem Patienten oft mehrere Läsionen diagnostiziert werden, die als Ursache der Blutungen infrage kommen. Eine wirksame Therapie ist aber nur dann möglich, wenn man die exakte Ursache der Erkrankung kennt [4].

FALLBEISPIEL

Bei einem 38jährigen Mann wurde mit 13 Jahren anläßlich einer Tonsillektomie eine Eisenmangelanämie diagnostiziert. Mit 15 Jahren wurde eine Appendektomie durchgeführt, deren Operationsbericht uns nicht vorlag. Zwischen dem 16. und dem 20. Lebensjahr traten wiederholt starke, schmerzlose peranale Blutungen auf. Der Patient erhielt in dieser Zeit etwa 130 Erythrozytenkonzentrate und erkrankte an einer Hepatitis B.

Wichtige Untersuchungsergebnisse

1968 Explorative Laparotomie mit Appendektomie: *keine Blutungsquelle*;
1969 ÖGD, Koloskopie, Angiographie, KM-Punktion direkt nach einer peranalen Blutung: *kein pathologischer Befund*;
1970 erneute endoskopische Abklärung im Anschluß an eine untere GI-Blutung: *kein pathologischer Befund*;
1972 ÖGD, Koloskopie, Transintestinoskopie, Sellink bei erneuter unterer GI-Blutung: *kein pathologischer Befund*;
1989 ÖGD, Koloskopie, Sellink: *kein pathologischer Befund*;
1990 ÖGD, Koloskopie, Kolonkontrasteinlauf, Sellink, Abdomen-CT, Szintigraphie mit markierten Eigenerythrozyten: *Kolondivertikel und pathologische Aktivitätsmehrbelegung im rechten Mittelbauch.*
Der Hämoccultest war konstant positiv.

Die Blutungsquelle konnte nicht identifiziert werden, obwohl der Gastrointestinaltrakt beim Auftreten der Blutungen in mehreren Kliniken radiologisch und endoskopisch untersucht wurde.
Mit 20 Jahren sistierten die klinisch sichtbaren Blutungen spontan. Es bestand weiterhin eine Eisenmangelanämie mit positivem Hämocculttest. Bis zum 36. Lebensjahr war es möglich, den Hb-Wert mit einer *oralen* Eisensubstitution um 10 g% zu halten, ohne Erythrozytenkonzentrate zu verabreichen.
Danach bemerkte der Patient erneut gelegentlich sichtbare Blutbeimengungen im Stuhl. Der Hb-Wert sank auf bis zu 7,5 g% ab und konnte nur mit einer *parenteralen* Eisensubstitution wieder angehoben werden. Zu diesem Zeitpunkt stellte sich der Patient in unserer Klinik vor.

Körperliche Untersuchung

Blasser Patient in gutem Allgemein- und Ernährungszustand mit Hinweisen auf eine chronisch-obstruktive Lungenerkrankung. Kein Nachweis von Teleangiektasien wie bei Morbus Osler. Keine Zeichen einer vermehrten Blutungsneigung. Keine Leberhautzeichen und kein Aszites, Leber leicht vergrößert. Unauffälliger Lymphknotenstatus. Kein Anhalt für eine Aortenstenose.
Rektal-digital kein Tumor palpabel und kein frisches Blut am Fingerling. Stuhl unter oraler Eisensubstitutionstherapie dunkelbraun ohne Nachweis von Teerstuhl.

Labor

Hb 12,5 g%,
Fe 28 µg/dl
Ferritin 28 ng/ml (Normwert 30–400),
Hämoccultest positiv,
BKS 1/4 mm nach Westergren,
GOT 29 U/l,
GPT 28 U/l.
Die übrigen Routinelaboruntersuchungen waren unauffällig.

Endoskopische und radiologische Untersuchungen

Tiefe ÖGD: Vorspiegeln bis in Höhe des Treitz-Bandes, axiale Hiatushernie mit Refluxösophagitis Grad 1, ansonsten unauffällig.

Koloskopie: reizlose Kolondivertikel, Angiodysplasie im Zökum (nicht aktiv blutend), blutig tingierte Spülflüssigkeit aus dem terminalen Ileum;
terminales Ileum im einsehbaren Bereich unauffällig.

Enteroskopie: bis mittleres Jejunum möglich und in diesem Bereich unauffällig.

Angiographie: Nachweis eines vermehrten submukösen Gefäßgeflechtes und vorzeitige Kontrastierung der venösen Gefäßabschnitte als Hinweis auf 2 Angiodysplasien im Bereich der A. ileocolica und der A. zoeliacalis anterior.
Kein Kontrastmittelübertritt im Sinne einer akuten Blutung nachweisbar.

Nach Rücksprache mit den chirurgischen Kollegen entschlossen wir uns zur explorativen Laparotomie mit intraoperativer Ileojejunoskopie. Präoperativ konnten folgende Erkrankungen am Gastrointestinaltrakt diagnostiziert werden:
1) Refluxösophagitis Grad 1,
2) Kolondivertikel,
3) Angiodysplasien im Zökum und terminalen Ileum.
Als wahrscheinliche Ursache der rezidivierenden Blutungen sahen wir die Angiodysplasien im terminalen Ileum und Zökum an.

Explorative Laparotomie mit intraoperativer Ileojejunoskopie

Nach der Eröffnung der Bauchhöhle wird das sterile Endoskop vom Operateur durch eine Inzision in den Dünndarm eingeführt und der Darm in orale und aborale Richtung zieharmonikaartig über das Gerät gezogen, während der Endoskopiker die Schleimhaut inspiziert [3, 5, 8] (Abb. 1).
Überraschenderweise fand sich 50 cm oberhalb der Bauhin-Klappe eine *Aussackung des Darmes mit beginnender entzündlicher Stenose* des *angrenzenden*

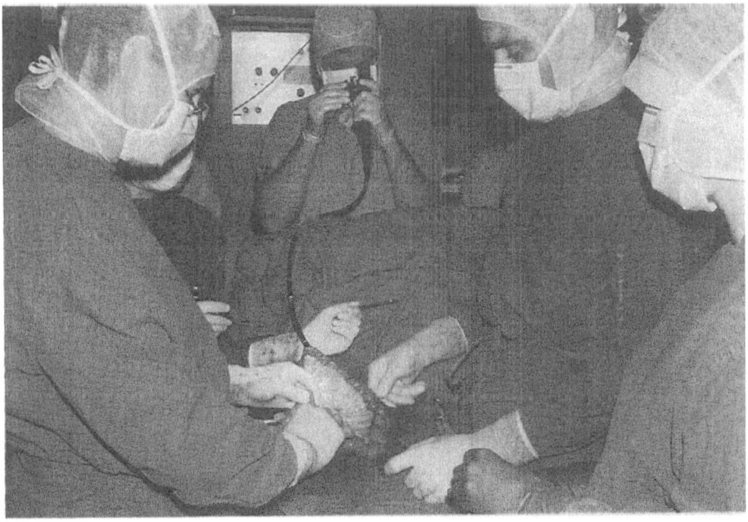

Abb. 1. Intraoperative Ileojejunoskopie

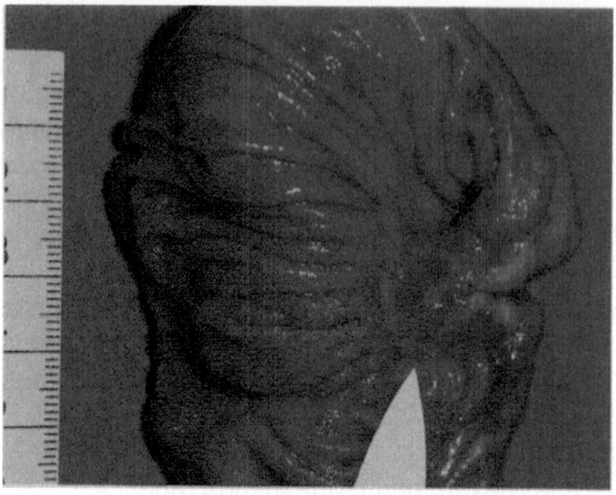

Abb. 2. Op.-Präparat: eröffnetes Ileum mit Ulkus in der Ileumschleimhaut, direkt an den Abgang des Divertikels angrenzend

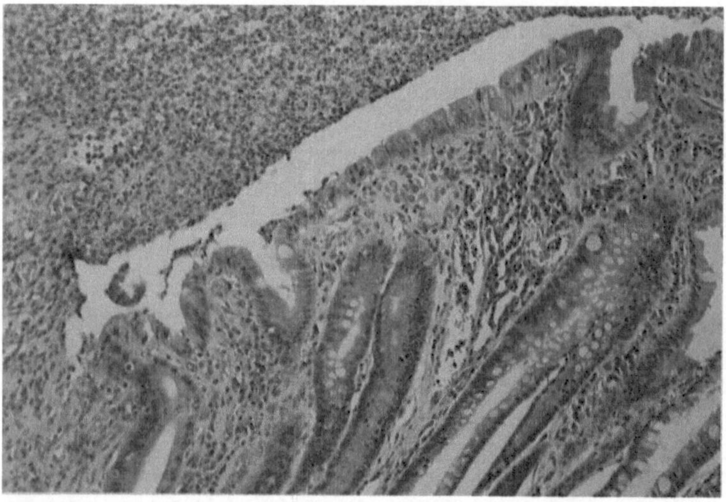

Abb. 3. Histologischer Schnitt: intakte Ileumschleimhaut (*unten*), Ulkus ohne Epithelschicht (*oben*)

Ileums (Abb. 2). In der an das Divertikel angrenzenden Ileumschleimhaut wurde makroskopisch und histologisch ein typisches Ulkus nachgewiesen (Abb. 3). Im Divertikel fand sich histologisch ektope Magenschleimhaut vom Korpustyp (Abb. 4).

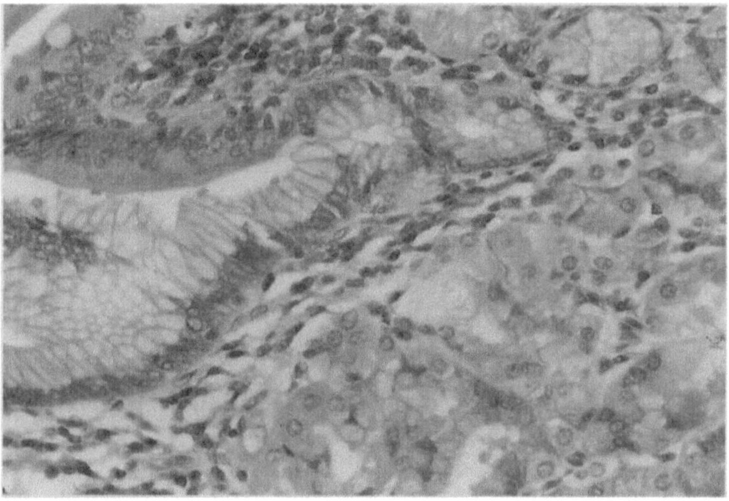

Abb. 4. Histologischer Schnitt: ektope Magenschleimhaut vom Magenkorpustyp

DIAGNOSEN

1) Meckel-Divertikel mit ektoper Magenschleimhaut vom Korpustyp,
2) Ulkus mit beginnender entzündlicher Stenose im Bereich der an das Divertikel angrenzenden Ileumschleimhaut,
3) posttransfusionelle Hepatitis B.

THERAPIE UND VERLAUF

Präoperativ erfolgte koloskopisch eine Verschorfung der Kolonangiodysplasie mit der Elektrohydrothermosonde.
Operativ wurde eine Ileumteilresktion unter Mitnahme der im Ileum lokalisierten Angiodysplasie durchgeführt.
Unter einer oralen Eisensubstitutionstherapie bis zum Auffüllen der Eisenspeicher verschwand die Anämie. Der Hämocculttest wurde negativ.

DISKUSSION UND DIFFERENTIALDIAGNOSEN

Das peranale Absetzen von dunkelrotem oder gar hellrotem Blut weist im Gegensatz zum Teerstuhl auf eine Blutungsquelle unterhalb des Treitz-Bandes hin. Bei einer ganz massiven Blutung aus dem Magen oder Duodenum und rascher Darmpassage kann peranal neben dem Teerstuhl auch rotes Blut gesehen werden, häufig kommt es dann jedoch zusätzlich zu einer Hämatemesis. Da im vorliegenden Fall nie eine Hämatemesis auftrat und bei wiederholten Gastroskopien kurz nach dem Auftreten der rektalen Blutabgänge nie Blut oder Hämatin im oberen Gastrointestinaltrakt beschrieben wurde, konnte von einer Blutungs-

quelle im Dünndarm oder Kolorektum ausgegangen werden. Die perorale Enteroskopie gelang bis ins mittlere Jejunum und zeigte in diesem Bereich keine Läsion [9].
Die häufigsten Blutungsquellen am unteren Gastrointestinaltrakt sind:

- Angiodysplasien im Kolon und Dünndarm,
- Kolondivertikel,
- chronisch entzündliche Darmerkrankungen,
- ischämische Darmnekrosen,
- Neoplasien, v.a. kolorektale Karzinome,
- infektiöse Enteritiden,
- aortoenterische Fisteln (meist sekundär nach Y-Prothese),
- Meckel-Divertikel,
- Dünndarmmetastasen (maligne Melanome, Bronchialkarzinome).

Dabei rücken mit zunehmenden Lebensalter die Divertikelblutungen, Malignome ischämische Läsionen und v.a. die Angiodysplasien in den Vordergrund, wohingegen im Kindesalter Blutungen aus einem Meckel-Divertikel, die Colitis ulcerosa und infektiöse Enteritiden führen.
Aufgrund der langen Anamnese, dem jungen Alter und dem Fehlen von zusätzlichen Beschwerden wie Diarrhöen und abdominellen Schmerzen schieden hier Neoplasien, Metastasen, chronisch-entzündliche Darmerkrankungen, infektiöse Enteritiden und ischämische Darmnekrosen aus.
Aortoenterische Fisteln [4] finden sich ganz überwiegend bei arteriosklerotischen Patienten, die einen aortofemoralen Bypass erhalten haben. Manchmal steht klinisch gar nicht die Blutung im Vordergrund, sondern Fieber unklarer Genese und bakterielle Absiedelungen im übrigen Organismus.
Die *Angiodysplasien* und häufig auch das *Meckel-Divertikel* zeichnen sich dadurch aus, daß neben den Blutungen keine Beschwerden, wie Schmerzen, Diarrhöen oder eine Subileussymptomatik, bestehen. Das Auftreten der Blutungen bereits mit 13 Jahren sprach für das Vorliegen eines Meckel-Divertikels.
Andererseits erschien es sehr unwahrscheinlich, daß bei der Appendektomie, die nach dem Auftreten der Eisenmangelanämie durchgeführt wurde, ein Divertikel übersehen worden war. Außerdem waren koloskopisch und radiologisch 2 Angiodysplasien nachgewiesen worden.
Angiodysplasien [6, 8] stellen die häufigste Blutungsquelle bei alten Menschen mit unerklärten, rezidivierenden unteren gastrointestinalen Blutungen dar. Ihr Nachweis ist schwierig, da die häufig im tiefen Dünndarm liegenden Läsionen routinemäßig endoskopisch nicht zu erreichen sind. Auch bei der Röntgenkontrastuntersuchung nach Sellink stellen sich die im Schleimhautniveau liegenden Angiodysplasien nicht dar. Angiographisch kann lediglich bei einer aktiven Blutung von mindestens 1,5 ml pro min genau zum Zeitpunkt der Untersuchung sicher ein Kontrastmittelübertritt ins Darmlumen gesehen werden. Nur gelegentlich gelingt es, wie im vorliegenden Fall, bei einer zum Zeitpunkt der Angiographie nicht blutenden Angiodysplasie durch die Anwendung einer supraselektiven Untersuchungstechnik mit spezieller Vergrößerung, ein dilatiertes submu-

köses Gefäßnetz und eine vorzeitige Anfärbung des venösen Schenkels darzustellen.

Das *Meckel-Divertikel* [1, 2, 7] ist ein *Relikt des Ductus omphaloentericus*, der beim Embryo den Darm mit dem Dottersack verbindet. Seine Häufigkeit wird in der Literatur mit 2% angegeben. Es geht als fingerartige Ausstülpung der Ileumwand meist 60–90 cm oberhalb der Bauhin-Klappe ab. Die Ausstülpung kann entweder nur wenige Zentimeter lang sein oder sich in Form einer enterokutanen Fistel bis zum Bauchnabel erstrecken. Auch ein kurzes Meckel-Divertikel kann mit einem fibrösen Strang, dem Filum terminale, mit dem Nabel verbunden sein und so zum Strangulationsileus führen. Eine Besonderheit ist das mit ca. 35% sehr häufige Vorkommen *ektoper Schleimhautinseln* in der normalerweise das Divertikel auskleidenden Ileumschleimhaut. Am häufigsten handelt es sich um ektope Magenschleimhaut mit Salzsäure produzierenden Parietalzellen. Diese Zellen reichern Technetiumpertechnat (^{99m}Tc) an, so daß sich ein solches Meckel-Divertikel szintigraphisch sicher nachweisen läßt. Außerdem finden sich in abnehmender Häufigkeit Pankreasgewebe, duodenale oder kolorektale Schleimhaut und Endometrium.

Die *Komplikationen* treten bei etwa 4% der Träger auf und ergeben sich aus der Pathophysiologie. Sie manifestieren sich meist bereits in der Kindheit.

Am häufigsten finden sich gastrointestinale *Blutungen* aus einem Ulkus der Ileumschleimhaut in der Nähe einer Salzsäure oder Pepsin produzierenden ektopen Magenschleimhautinsel.

Daneben können *Darmobstruktionen* durch eine Drehung des Darmes um das Filum terminale oder durch eine Invagination des Divertikels auftreten. Noch seltener ist eine *Entzündung* des Divertikels, die klinisch wie eine Appendizitis imponiert.

Literatur

1. Behrman RE, Vaughan VC, Nelson WE (1987) Textbook of Pediatrics, 13th edn. Saunders, Philadelphia, pp 785–786
2. De Bartolo HM, van Heerden JA (1976) Meckel's diverticulum. Ann Surg 183: 30–33
3. Lau WY (1990) Intraoperative endoscopy-indications and limitations. Endoscopy 3: 286
4. Lenzen R, Hengels KJ, Kniemeyer H-W, Berges W (1989) Die aortoenterische Fistel – eine seltene, aber wichtige Ursache oberer gastrointestinaler Blutungen. Z Gastroenterol 27: 267–271
5. Martin W-R, Kohler B, Riemann J-F (1991) Diagnostik seltener Blutungsursachen am oberen Gastrointestinaltrakt. Dtsch Med Wochenschr 116: 521–527
6. Moore JD, Thomson NW, Appelman HD, Foley D (1976) Arteriovenous malformation of the gastrointestinal tract. Arch Surg 111: 381–388
7. Remmle W, Bettendorf U, Klinge O, Morgenroth K (1984) Pathologie, Bd 2: Verdauungsorgane. Springer, Berlin Heidelberg New York, S 255–258
8. Steele JD, Cardwell RJ, Wagner SM, Merrick HW (1989) Intaoperative endoscopic localisation of jejunal angiodysplasia as a source of massive rectal bleeding. Surg Endosc 3: 56–61
9. Tada M, Shimizu S, Kawai K (1986) A new transnasal sonde type fiberscope as a pan-enteroscope. Endoscopy 18: 121–124

Idiopathische intestinale Pseudoobstruktion mit Kachexie

W. Astheimer

Die intestinale Pseudoobstruktion imponiert klinisch als Krankheitsbild mit Ileussymptomatik, ohne daß eine mechanische Obstruktion nachgewiesen werden könnte. Sie ist insgesamt sehr selten und zeigt keine Häufung für ein Lebensalter oder Geschlecht. Bisher sind etwa 400 Fälle der chronischen, d. h. rezidivierenden, idiopathischen intestinalen Pseudoobstruktion in der Literatur beschrieben worden. Die zugrundeliegende Pathophysiologie ist noch nicht vollständig geklärt, und es gibt noch kein befriedigendes Konzept für das diagnostische Vorgehen und die Therapie [2, 6, 10].
Darüber hinaus werden unter dem Begriff „Pseudoobstruktion" verschiedene Krankheitsbilder subsummiert, die sich klinisch, pathogenetisch und therapeutisch unterscheiden.

FALLBEISPIEL

Wir übernahmen aus einer anderen Klinik eine 48jährige kachektische Patientin, deren abdominelle Erkrankung trotz aufwendiger Diagnostik und explorativer Laparotomie bis dahin nicht geklärt werden konnte. Die Patientin berichtete, noch bis vor 2 Jahren völlig gesund gewesen zu sein; keine Vorerkrankungen, keine Voroperationen, keine Medikamente, insbesondere keine Laxantien, keine Allergie, leere Familienanamnese bezüglich gastrointestinaler Erkrankungen.
Sie leide seit 2 Jahren an postprandial auftretenden krampfartigen Schmerzen, Blähungen, gelegentlich mit Erbrechen, Diarrhöen und starkem Gewichtsverlust. In letzter Zeit hatten ihre Beschwerden sowohl an Häufigkeit als auch an Intensität zugenommen, weshalb sie sich einer stationären Diagnostik unterzog. Auf mehreren Röntgenaufnahmen des Abdomens fiel immer wieder ein ausgeprägter Dünn- und Dickdarmmeteorismus mit Spiegelbildung auf (Abb. 1). Die Ösophagogastroduodenoskopie war ohne richtungsweisenden Befund. Bei der abdominellen Sonographie war die Beurteilbarkeit durch massivsten Meteorismus wiederholt sehr eingeschränkt; es fand sich eine Cholezystolithiasis, wobei die angegebenen Beschwerden der Patientin weder klinisch noch laborchemisch für eine Affektion des biliären Systems hinweisend waren. Bei einer Notfallkoloskopie wegen heftigster abdomineller Schmerzen bei meteoristisch geblähtem Bauch wurden mehrere Liter dünnflüssigen weißlich-gelblichen Darminhalts aus den maximal geblähten Darmschlingen abgesaugt.

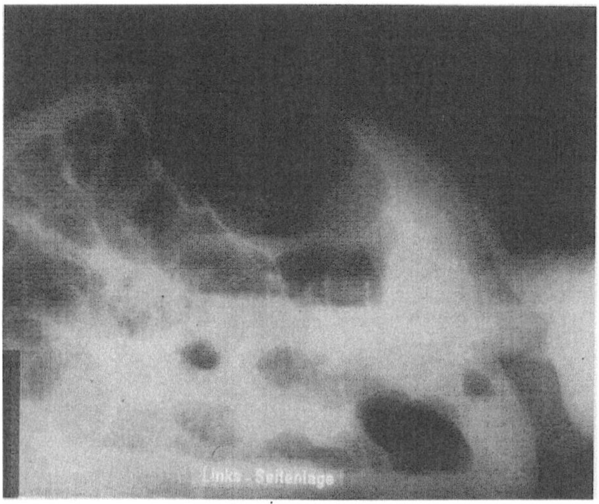

Abb. 1. Röntgenaufnahme des Abdomens mit Dünn- und Dickdarmmeteorismus mit Spiegelbildung.

Die weitere ausgedehnte Diagnostik umfaßte ERC, Laparoskopie, Kavographie, Aortographie mit Zöliakographie und selektiver Mesenterikographie, neurologisch-psychiatrisches Konsil sowie umfangreiche serologische und mikrobiologische Laboruntersuchungen.

Unter der präoperativen Diagnose einer „Adynamie und Distension des gesamten Gastrointestinaltrakts unklarer Genese" wurde die Patientin schließlich laparotomiert und cholezystektomiert. Zwei entnommene Lymphknoten zeigten histologisch unspezifische Entzündungszeichen. Eine Erklärung für die abdominellen Schmerzzustände wurde nicht gefunden. Postoperativ übernahmen wir die schwerkranke kachektische Patientin. Die zu Beginn durchgeführte Ösophagusmanometrie zeigte eine amotile tubuläre Speiseröhre bei unauffälligem unterem Ösophagussphinkter (Abb. 2).

Bei der Ösophagogastroduodenoskopie fand sich ein ausgeprägt aperistaltischer oberer Verdauungstrakt mit Magenentleerungsstörung; duodenale Biopsien wiesen mäßige chronische unspezifische Entzündungszeichen bei ausgeprägter Lymphangiektasie auf. Die Rektoskopie war unauffällig, in der Biopsie kein Hinweis auf Amyloidose. Bei der Kontrollmanometrie nach Gabe von Naloxon zeigte sich wiederum eine völlig amotile tubuläre Speiseröhre bei unauffälligen Sphinkteren. Im H_2-Atemtest fanden sich die typischen Zeichen des bakteriellen Überwucherungssyndroms.

DIAGNOSE

Chronische idiopathische intestinale Pseudoobstruktion.
Bakterielles Überwucherungssyndrom.

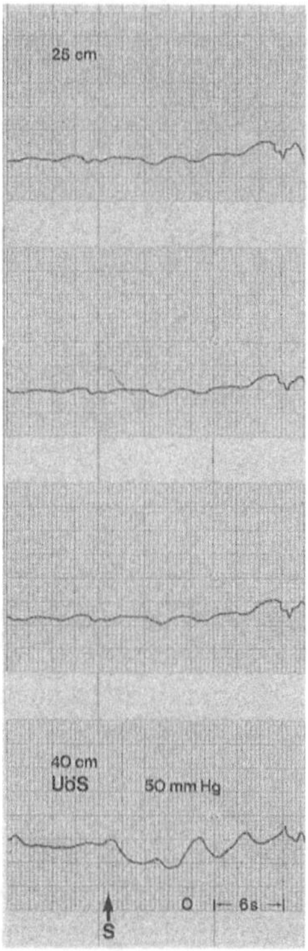

Abb. 2. Ösophagusmanometrie: amotile tubuläre Speiseröhre bei unauffälligem unterem Ösophagussphinkter (*UÖS* unterer Ösophagussphinkter, *S* Schluck Wasser)

THERAPIE UND VERLAUF

Die Patientin wurde zunächst parenteral ernährt. Gleichzeitig begannen wir mit einer intravenösen Antibiotikatherapie (200 mg Tetrazyklin). Die abdominelle Schmerzsymptomatik besserte sich rasch, die Diarrhöen sistierten, und die Patientin wurde langsam auf orale Kost umgestellt. Wir verzeichneten eine Gewichtszunahme und ein Ansteigen des Gesamtproteins im Serum als Zeichen einer verbesserten gastrointestinalen Absorption und entließen die Patientin in deutlich gebessertem Zustand nach Hause.

DISKUSSION UND DIFFERENTIALDIAGNOSEN

Unter dem Begriff der Pseudoobstruktion werden Motilitätsstörungen im gesamten Gastrointestinaltrakt definiert; der Dünndarm ist jedoch bevorzugt betroffen. Man unterscheidet die akute intestinale Pseudoobstruktion, die dem paralytischen Ileus entspricht und in der Regel als Sekundärerkrankung im Rahmen sehr unterschiedlicher Krankheitsbilder auftritt, die nachfolgend aufgeführt sind, von der chronischen intestinalen Pseudoobstruktion, die eine idiopathische Entität darstellt. Daneben gibt es noch Sonderformen, die nur das Kolon betreffen [5–7, 10].

Krankheiten, die zu einer sekundären intestinalen Pseudoobstruktion führen können:

1. Erkrankungen der Darmmuskulatur:
- Kollagenosen:
  • Sklerodermie,
  • Dermatomyositis,
  • Polymyositis,
  • systemischer Lupus erythematodes,
- Amyloidose,
- primäre Muskelerkrankungen:
  • myotonische Dystrophie,
  • progressive Muskeldystrophie;
- Zeroidose,
- Sprue.

2. Endokrine Erkrankungen:
- Myxödem,
- Diabetes mellitus,
- Hypoparathyreoidismus,
- Phäochromozytom.

3. Neurologische Erkrankungen:
- Morbus Parkinson,
- Morbus Hirschsprung,
- Morbus Chagas,
- familiäre autonome Dysfunktion,
- Ganglioneurom im Gastrointestinaltrakt,
- multiple Sklerose,
- Meningitis,
- Guillain-Barré-Syndrom.

4. Pharmakologische Ursachen:
- Phenothiazine,
- trizyklische Antidepressiva,
- Antiparkinsonmedikamente,
- Ganglienblocker,
- Clonidin,
- Pilzvergiftungen (z.B. Amanita).

5. Verschiedene Ursachen:
- jejunaler Bypass,
- Jejunumdivertikulose,
- Psychosen,
- Laxantienkolon,
- paraneoplastisch (z.B. kleinzelliges Bronchialkarzinom),
- Porphyrie,
- aktinische Enteritis,
- Bleivergiftung,
- Sepsis,
- Radiatio.

In der Mehrzahl der Fälle handelt es sich um die sekundäre intestinale Pseudoobstruktion, die aufgrund verschiedener Primärerkrankungen auftreten kann. Die Diagnose einer primären idiopathischen intestinalen Pseudoobstruktion ist nur dann zulässig, wenn zum einen eine mechanische Behinderung der Darmpassage mit Sicherheit ausgeschlossen werden kann und zum anderen keine Primärerkrankung vorliegt, die mit einer sekundären intestinalen Pseudoobstruktion einhergehen kann.
Das klinische Bild der beiden Formen ist identisch; es gilt aber zu berücksichtigen, daß eine primäre chronische intestinale Pseudoobstruktion unter Umständen das Frühsymptom einer sich erst später demaskierenden anderweitigen Grunderkrankung darstellen kann [6].
Bei der Pseudoobstruktion erfolgt eine pathologische Antwort des Verdauungstrakts auf Dehnung der Wand: hier löst die durch Nahrungsaufnahme bewirkte Dehnung der Darmwand keine Steigerung der Peristaltik aus, sondern induziert eine Hypo- bis Atonie der Darmschlingen. Diese pathologische Reaktion beruht auf Läsionen entweder auf muskulärer oder nervaler Ebene. Bei der viszeralen Myopathie kann lichtmikroskopisch eine Atonie und Fibrose der Lamina muscularis propria, elektronenmikroskopisch eine Rarefizierung der kontraktilen Filamente nachgewiesen werden. Bei der viszeralen Neuropathie findet man eine Reduktion der Neuronen im Auerbach-Plexus sowie eosinophile Einschlüsse in den Ganglienzellen. Neben diesen morphologischen Befunden weisen extensive manometrische und elektrophysiologische Studien auch bei intakter Morphologie auf myogene und/oder nervale Funktionsstörungen hin.
Die der chronischen idiopathischen intestinalen Pseudoobstruktion zugrundeliegenden pathophysiologischen Mechanismen sind noch nicht vollständig geklärt, wie auch die physiologische Regulation der gastrointestinalen Transitzeit noch nicht völlig geklärt werden konnte [4, 6, 7, 8, 10, 11].
Diese Kasuistik soll das seltene Krankheitsbild rezidivierender Subileus- und Ileuszustände vorstellen und die Möglichkeiten zu seiner Diagnose und Therapie erläutern.
Nicht selten ist die chronische idiopathische intestinale Pseudoobstruktion Anlaß für ein chirurgisches Vorgehen, was die Situation des Patienten allerdings eher verschlechtert. Die Therapie ist immer – wenn auch nicht immer befriedigend – konservativ.
Die wichtigsten, sich häufig über Jahre erstreckenden Symptome sind: besonders postprandial akut und/oder rezidivierend auftretende krampfartige Oberbauchschmerzen, assoziiert mit Übelkeit/Erbrechen, Meteorismus, Obstipation oder Diarrhoe. Infolge bakterieller Überwucherung des Dünndarmes bei intraintestinaler Stase wird die ausgeprägte Obstipation von Diarrhoen und Steatorrhoe abgelöst, und es kommt zur Malnutrition [1, 2, 6, 12, 13].
Bei der körperlichen Untersuchung fällt ein meteoristisch aufgetriebenes Abdomen mit hypoaktiver, manchmal aber auch gesteigerter Darmperistaltik auf. Das Abdomen ist allenfalls gering druckschmerzhaft. Die Differentialdiagnose zum mechanischen Ileus ist schwierig. Dieser tritt aber, abgesehen von inneren Hernien, Briden oder als Gallensteinileus, nicht rezidivierend auf. Wenn sich in der Anamnese also ähnliche Episoden erfragen lassen, ist ein mechanischer Ileus

unwahrscheinlich. Peritonitische Zeichen wiederum sprechen gegen eine Pseudoobstruktion.
Die Diagnose der chronischen idiopathischen intestinalen Pseudoobstruktion wird per exclusionem gestellt; es gibt keine pathognomonischen Befunde. Die Kombination charakteristischer radiologischer, endoskopischer und manometrischer Befunde weist darauf hin. Eine gezielte Anamnese und Diagnostik bezüglich der Krankheiten, in deren Rahmen sich eine sekundäre intestinale Pseudoobstruktion ausbilden kann, ist sehr wichtig, um etwaige Grunderkrankungen, soweit möglich, kausal therapieren zu können.
Bei der Röntgenaufnahme des Abdomens zeigt sich ein lufthaltiger, dilatierter Gastrointestinaltrakt mit Spiegelbildungen. In der Regel ist der Dünndarm betroffen, Kolon und/oder Magen können jedoch ebenfalls überbläht sein. Eine Magen-Darm-Passage mit einem wasserlöslichen Kontrastmittel schließt einen Stopp als Folge eines mechanischen Verschlusses aus. Bei der Ösophagogastroduodenoskopie können die Abwesenheit peristaltischer Wellen in Ösophagus, Magen und Duodenum sowie galliger Reflux in den Magen als Ausdruck eines hypotonen Pylorus auf eine chronische intestinale Pseudoobstruktion hinweisen.
Der manometrischen Untersuchung des Ösophagus kommt noch die größte diagnostische Wertigkeit der klinischen Untersuchungen zu, obwohl auch sie bei dieser Erkrankung kein uniformes Muster zeigt. Bei myogenen Läsionen zeigt die Manometrie eine amotile tubuläre Speiseröhre bei regelrechter Funtion des unteren Ösophagussphinters, also ein ähnliches Bild wie bei Sklerodermie (s. das hier vorgestellte Fallbeispiel). Bei nervalen Läsionen hingegen lassen sich manometrisch Kontraktionen der tubulären Speiseröhre bei inkompletter oder fehlender Relaxation des unteren Ösophagussphinters demonstrieren, also ein ähnliches Bild wie bei Achalasie [1, 4, 9, 12].
Nachfolgend sind die Untersuchungen zusammengefaßt, die bei Patienten mit rezidivierenden Ileuszuständen indiziert sind (mod. nach [1]):

Diagnostisches Vorgehen bei Patienten mit rezidivierenden Pseudoobstruktionen (mod. nach [1]):

1. Allgemeine Untersuchungen:
- Elektrolyte, Harnstoff, Kreatinin im Serum,
- EKG,
- Röntgenaufnahmen des Thorax sowie des Abdomens,
- Behandlung konkomittierender Erkrankungen, z.B.
  a) Infektion: Pneumonie, Peritonitis, Sepsis,
  b) chronische Krankheiten: chronische Niereninsuffizienz, Herzinsuffizienz, Pankreatitis, maligne Erkrankungen,
- Absetzen etwaiger Medikamente: Pharmaka mit anticholinerger Wirkung, Phenothiazine, trizyklische Antidepressiva, Parkinson-Medikamente, Ganglienblocker.

2. Untersuchungen zum Ausschluß von Erkrankungen, die sekundär eine intestinale Pseudoobstruktion induzieren können:

- Schilddrüsenhormone im peripheren Blut (Hypothyreose),
- ANA (SLE, Sklerodermie),
- Serumglukosetagesprofil (Diabetes mellitus),
- Amylase und Lipase im Serum,
- Gesamtprotein, Albumin und Globuline im Serum,
- 24-h-Sammelurin auf Katecholamine, Metanephrine und Vanillinmandelsäure und Porphyrine (Phäochromozytom, Porphyrie),
- Hämagglutinationstest und Komplementfixationstest auf Chagas-Krankheit (bei entsprechender geographischer Anamnese),
- Rektumbiopsie (Amyloidose),
- Kreatininkinase im Serum und Muskelbiopsie (Myopathien),
- Ösophagogastroduodenoskopie (Sprue), Koloskopie (Pseudomelanosis coli),
- Ösophagusbreischluck, Magen-Darm-Passage mit Spätaufnahmen, Röntgenuntersuchung des Dünndarmes nach Sellink, Kolonkontrasteinlauf.

Es gibt für die chronische idiopathische intestinale Pseudoobstruktion kein wirksames Therapiekonzept. Verschiedene organische und/oder funktionelle pathophysiologische Mechanismen, die noch nicht restlos verstanden werden, bedingen dieses insgesamt doch seltene heterogene Krankheitsbild. Es gibt keine kausale, nur eine symptomatische Therapie: Zur Entlastung des massiv dilatierten Gastrointestinaltraktes wird die Dekompression mittels Magen-/Duodenalsonde sowie durch koloskopische Absaugung von Darminhalt empfohlen [7]. Die Patienten bleiben nüchtern, ihre Flüssigkeits- und Elektrolytverluste in den Darm werden parenteral ausgeglichen, und sie werden komplett parenteral ernährt. Die durch intestinale Stase hervorgerufene bakterielle Überwucherung des Dünndarms wird mit Tetracyclinen behandelt. Bei schweren Krankheitsverläufen bleibt nur die langfristige, evtl. auf ambulanter Basis durchgeführte, parenterale Ernährung [13].
Unter der Vorstellung, daß die gastrointestinale Hypoaktivität durch Blockierung intestinaler Opiatrezeptoren durch Endorphine bedingt sein könnte, wurden Therapieversuche mit Naloxon (oral und parenteral), einem Opiatantagonisten ohne intrinsische Aktivität, durchgeführt. Die Ergebnisse sind eher enttäuschend: wenn überhaupt, ist der Erfolg nur temporär [3, 6]. Dennoch sollte diese Therapiemöglichkeit probatorisch eingesetzt werden. Bei der oben besprochenen Patientin führten wir eine Kontrollmanometrie nach Gabe von Naloxon durch; der unveränderte Befund eines amotilen tubulären Ösophagus zeigt aber, daß in diesem Fall eine Therapie mit Naloxon die Symptomatik der Patientin nicht verbessern würde.
Bei sekundären intestinalen Pseudoobstruktionen kommt der Therapie der Grundkrankheit entscheidende Bedeutung zu, da die intestinale Pseudoobstruktion bis heute nur symptomatisch behandelt werden kann. Eine Indikation für ein chriurgisches Vorgehen, etwa die Resektion von Darmabschnitten, besteht nicht, da in der Regel große Abschnitte des Gastrointestinaltrakts betroffen sind. Im Gegenteil wird durch eine erste Laparotomie oft der Grundstein für weitere

Operationen gelegt, wenn bei Wiederauftreten der Beschwerden an Adhäsionen gedacht wird. Darüber hinaus können die sich eventuell entwickelnden Adhäsionen das Beschwerdebild zusätzlich noch verschlechtern [2, 6, 12, 13].
Wenn in der Anamnese ähnliche Episoden zu erfragen sind, sollte die Diagnose einer chronischen idiopathischen intestinalen Pseudoobstruktion differentialdiagnostisch unbedingt berücksichtigt werden und zu größter Zurückhaltung bezüglich einer chirurgischen Intervention veranlassen.

Literatur

1. Anuras S, Christensen J (1981) Recurrent or chronic intestinal pseudo-obstruction. Clin Gastroenterol 10: 177–190
2. Faulk DL, Anuras S, Christensen J (1978) Chronic intestinal pseudoobstruction. Gastroenterology 74: 922–931
3. Kreek M-J, Schaefer RA, Hahn EF, Fishman J (1983) Naloxone, a specific opioid antagonist, reverses chronic idiopathic constipation. Lancet 1: 261
4. Krishnamurthy S, Schuffler MD, Rohrmann CA, Pope CE (1985) Severe idiopathic constipation is associated with a distinctive abnormality of the colnic myenteric plexus. Gastroenterology 88: 26–34
5. Lewis TD, Daniel EE, Sarna SK, Waterfall WE, Marzio L (1978) Idiopathic intestinal pseudoobstuction. Gastroenterology 74: 107–111
6. Lux G, Schmidt HG, Lederer PC (1986) Aspekte zu den differenten Formen der Pseudoobstruktion des Magen-Darm-Traktes. Leber Magen Darm 5: 316–322
7. Martin WR, Weber J, Riemann JF (1990) Koloskopische Absaugung bei Pseudoobstruktion des Colons. Med Klin 85: 187–190
8. Mayer EA, Elashoff J, Hawkins R, Berquist W, Taylor IL (1988) Gastric emptying of mixed solidliquid meal in patients with intestinal pseudoobstruction. Dig Dis Sci 33: 10–18
9. Schuffler MD, Pope CE (1986) Esophageal motor dysfunction in idiopathic intestinal pseudoobstruction. Gastroenterology 70: 677–682
10. Schuffler MD, Pope CE (1977) Studies of idiopathic intestinal pseudoobstruction. Gastroenterology 73: 339–344
11. Schuffler MD, Leon SH, Krishnamurthy S (1985) Intestinal pseudoobstruction caused by a new form of visceral neuropathy: Palliation by radical small bowell resection. Gastroenterology 89: 1152–1156
12. Stanghellini V, Camilleri M, Malagelade J-R (1987) Chronic idiopathic intestinal pseudo-obstruction: clinical and intestinal manometric findings. Gut 28: 5–12
13. Walter M, Decurtins M, Brenner U, Holzmüller W, Kallenberg A, Müller JM (1986): Primäre idiopathische intestinale Pseudoobstruktion. Med Klin 81: 151–153

Erstveröffentlichung: Astheimer W, Weber J, Riemann JF (1988) Chronische idiopathische Pseudoobstruktion. Med Klinik 83: 601–604.

Der Dickdarmileus als funktionelle Störung

W.-R. Martin

Die Zahl der alten und polymorbiden Patienten im allgemeinen Krankengut nimmt in der inneren Medizin und anderen Fachdisziplinen ständig zu. Bei diesen Patienten beobachtet man gar nicht so selten einen zunehmenden Meteorismus mit Stuhlverhaltung und abdominellen Schmerzen, wenn sie wegen einer internistischen oder neurologischen Grundkrankheit oder nach einem Sturz eine Zeitlang immobilisiert werden müssen. Sowohl die Abdomenübersicht als auch der klinische Kontext lassen dann neben einer funktionellen Störung am ehesten an eine mechanische Verlegung des Kolons, z.B. durch ein Kolonkarzinom, denken.

FALLBEISPIEL

Eine 68jährige Patientin wurde nach einem Sturz in die hiesige chirurgische Klinik aufgenommen. Sie hatte sich eine Schädelplatzwunde zugezogen und klagte über bewegungsabhängige Schmerzen im Bereich der linken Hüfte. Seit der Kindheit bestand ein Laxantienabusus mit Nedafrüchtewürfeln, Abführtees und Bisacodyl (Dulcolax®). Eine arterielle Hypertonie wurde mit Kalziumantagonisten behandelt. Hinweise auf einen Diabetes mellitus oder eine arterielle Verschlußkrankheit ergaben sich nicht. Radiologisch erfolgte der Ausschluß einer knöchernen Becken- oder Oberschenkelverletzung.
Im weiteren Verlauf entwickelten sich über 3 Tage zunehmende abdominelle Schmerzen. Es wurde N-Butylscopolaminiumbromid (Buscopan®) verabreicht. Mit abdominellen Schmerzen, Meteorismus und Stuhlverhaltung wurde die Patientin zur weiteren Diagnostik in die medizinische Klinik verlegt.

Körperliche Untersuchung

Ausgeprägter Meteorismus mit diffuser Druckschmerzhaftigkeit des Abdomens. Spärliche, klingende Darmgeräusche. Deutliche ödematöse Schwellung des linken Beins. Unauffälliger peripherer Pulsstatus. RR: 200/90 mm Hg.

Labor

BKS 52/83 mm nach Westergren, LDH 280 U/l, die übrigen Routinelaborparameter lagen im Normbereich.

Röntgenuntersuchungen

Phlebographie: Tiefe Bein-/Beckenvenenthrombose links.
Abdomenleeraufnahme in Linksseitenlage: Massive Überblähung von Zökum, Colon ascendens und transversum. Normalweites Kolon anal der linken Flexur ("cut off sign"); Kolonwand zart; keine Flüssigkeitsspiegel (Abb. 1).

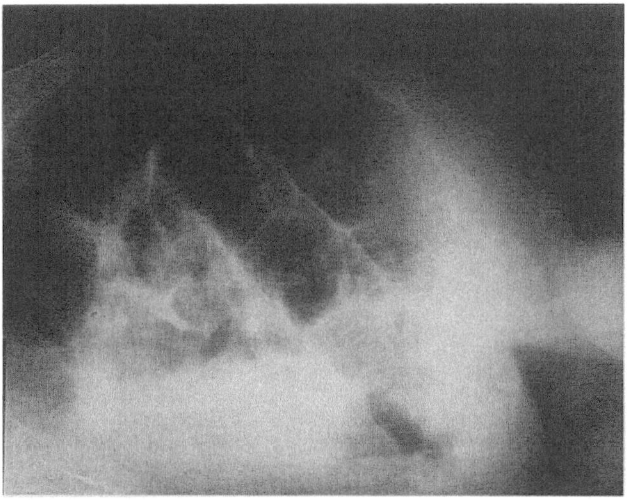

Abb. 1. Abdomenübersicht der oben beschriebenen Patientin vor Therapiebeginn

Koloskopie

Ausschluß einer Obstruktion (Tumor, Bride, entzündliche Stenose etc.). Keine entzündlichen Veränderungen und keine Nekrosen. Massive Dilatation ab Colon transversum.
Beim Rückzug Darmdekompression durch Luftabsaugung.

DIAGNOSEN

1. Akute Pseudoobstruktion des Kolons nach längerer Immobilisierung und bei langjährigem Laxantienabusus.
2. Tiefe Becken-/Beinvenenthrombose

THERAPIE UND VERLAUF

Die Patientin erhielt eine Magensonde und wurde bei oraler Nahrungskarenz total parenteral ernährt. Elektrolytstörungen (Hypokaliämie) wurden ausgeglichen. Als Prokinetikum wurden 3 mg Neostigminsulfat pro Tag als Dauerinfusion verabreicht. PTT-gesteuert erfolgte eine Vollheparinisierung.

Nach Vorbereitung durch einen hohen Einlauf gelang eine komplette Koloskopie bis in das Zökum. Dabei wurde ein mechanischer Dickdarmileus ausgeschlossen und soviel flüssiger und gasförmiger Darminhalt wie möglich abgesaugt. Palpatorisch und radiologisch war der Darm direkt nach der Koloskopie befriedigend dekomprimiert (Abb. 1, 2). Über Nacht hatte die Kolonüberblähung jedoch wieder massiv zugenommen, so daß erneut koloskopisch abgesaugt werden mußte. Trotzdem besserte sich der Meteorismus zunächst nicht dauerhaft. Die Patientin entwickelte Fieber bis 40° C; die abdominellen Schmerzen nahmen zu und der Zökalwanddurchmesser erreichte 12 cm. Wegen der tiefen Bein-/Beckenvenenthrombose mußte die Patientin jedoch vollheparinisiert werden und eine Operation war auf alle Fälle kontraindiziert.

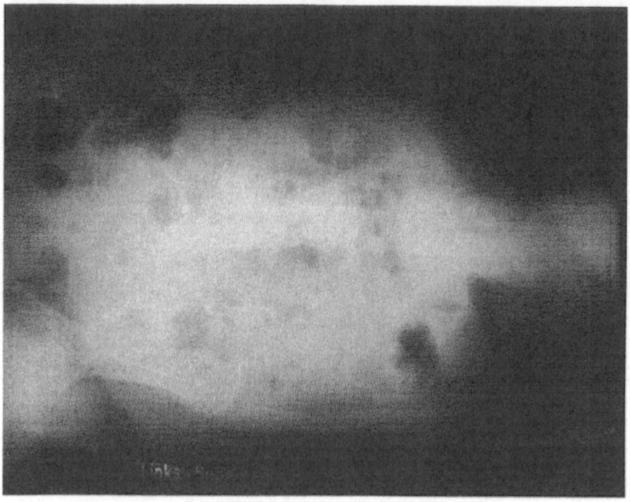

Abb. 2. Abdomenübersicht derselben Patientin nach Beendigung der Therapie

Die Patientin erhielt zusätzlich den Opiatantagonisten Naloxon [5] und ein Breitbandantibiotikum. Innerhalb der nächsten 4 Tage mußten noch 2 koloskopische Absaugungen durchgeführt werden, weil der radiologisch gemessene Zökaldurchmesser 12 cm erreichte. Dann normalisierte sich die Darmtätigkeit, und gleichzeitig fiel das Fieber. Die Patientin setzte spontan Stuhl ab, tolerierte den Kostaufbau und konnte schließlich mobilisiert werden. Nach Ablauf von 4 Jahren sahen wir die Patientin wegen einer transitorischen ischämischen Attacke wieder. Es war zu keinem Rezidiv gekommen.

DISKUSSION UND DIFFERENTIALDIAGNOSEN

Die akute Pseudoobstruktion des Kolons ist eine lebensbedrohliche funktionelle Störung der Darmpassage. Bei meist alten, polymorbiden und häufig immobilisierten Patienten mit einem Laxantienabusus kommt es in 1–2 Tagen zu einem progredienten Meteorismus mit diffusen abdominellen Schmerzen [1, 7, 12]. Daneben wird das Krankheitsbild v. a. in der Gynäkologie postpartal und nach Sectio beobachtet.

Grundkrankheiten bei akuter Pseudoobstruktion des Kolons

1. ***Neurologische Erkrankungen:***
   - zerebrovaskulärer Insult,
   - M. Parkinson,
   - Multiple Sklerose,
   - Meningitis,
   - Meningeom,
   - Guillain-Barré Syndrom,
   - akute Myelitis,
   - Rückenmarkverletzung.
2. ***Kardiovaskuläre Erkrankungen:***
   - Herzinsuffizienz,
   - Herzinfarkt,
   - Zustand nach Herzstillstand,
   - maligne Hypertonie.
3. ***Lungenerkrankungen:***
   - chronisch-obstruktive Lungenerkrankung,
   - Narkolepsie.
4. ***Akute und chronische Niereninsuffizienz.***
5. ***Retroperitoneale Erkrankungen:***
   - Malignome,
   - Hämatome,
   - akute Pankreatitis.
6. ***Intraabdominelle entzündliche Prozesse:***
   - akute Cholezystitis,
   - bakterielle Peritonitis bei Leberzirrhose.
7. ***Postoperativ.***
8. ***Postpartal.***
9. ***Posttraumatisch.***
10. ***Medikamente:***
    - Kalziumantagonisten,
    - Phenothiazine,
    - trizyklische Antidepressiva, Laxantien.

11. Verschiedenes:
- Chemotherapie bei Leukosen,
- Elektrolytstörungen,
- Alkoholabusus,
- Bleivergiftung,
- Radiatio,
- Sepsis,
- Herpes zoster,
- anorektaler Herpes simplex.

Die Darmgeräusche sind klingend und vermindert, ohne jedoch ganz zu fehlen. Es kommt entweder zu einem Stuhlverhalt oder zum wiederholten Abgang kleinster breiiger Stuhlmengen. In der Abdomenübersichtsaufnahme sieht man eine starke Überblähung des Zökums und des Colon ascendens. Das Colon descendens und das Sigma sind typischerweise enggestellt, und auch ein massiver Dünndarmmeteorismus fehlt. Das radiologische Bild gleicht dem einer mechanischen Obstruktion im Bereich der linken Flexur oder des Colon descendens. Unter dieser Verdachtsdiagnose hatte auch der Erstbeschreiber Ogilvie 1948 2 Tumorpatienten laparotomiert. Intraoperativ fand er jedoch keine Verlegung des Darmlumens und vermutete eine durch Tumorkompression verursachte Störung der Darminnervation [11].

Ursächlich liegt der akuten Pseudoobstruktion des Kolons wahrscheinlich ein Erlöschen der propulsiven Peristaltik, meist nur in einem begrenzten, oft linksseitig gelegenen Kolonsegment, zugrunde [3]. In der Folge kommt es weiter proximal zu einem Stau des flüssigen und gasförmigen Darminhalts mit massivem Dickdarmmeteorismus. Der aufgrund der Stase erhöhte intraluminale Druck führt zu einer Zunahme der Wandspannung. Nach dem Gesetz von Laplace nimmt die Wandspannung im Zökum, das bereits physiologischerweise die größte Weite aufweist, am stärksten zu. Es kommt zu Störungen der Zökalwanddurchblutung und evtl. zur Perforation der ohnehin dünnen Zökalwand mit fäkaler Peritonitis. Beim Auftreten einer fäkalen Peritonitis und der dann notwendigen notfallmäßig durchgeführten rechtsseitigen Hemikolektomie beträgt die Letalität 40–50% [1, 4].

Klinische Erfahrungen zeigen, daß mit einer Zökalwandperforation vermehrt ab einem Zökaldurchmesser von 12 cm gerechnet werden muß. Falls es trotz der konservativen Therapie in Form oraler Nahrungskarenz mit Magensonde, total parenteraler Ernährung mit Ausgleich etwaiger Elektrolytstörungen und intravenöser Gabe von gastrointestinalen Prokinetika zu einer fortschreitenden Überblähung der rechtsseitigen Kolonabschnitte kam, wurde bei einem Zökaldurchmesser von 12 cm die Indikation zur Zökostomie oder eines Transversumanus gestellt [2, 6, 8, 15]. Bei diesem Vorgehen betrug die Letalität noch 20%. Spätere Studien zeigten, daß durch eine koloskopische Absaugung des gasförmigen und flüssigen Darminhalts meist eine sofortige Dekompression des Dickdarms erreicht werden konnte. Häufig nahm die Überblähung wie auch in dem hier geschilderten Fall jedoch innerhalb von 24 h wieder so stark zu, daß erneut eine Zökalwandperforation drohte. Die koloskopische Absaugung mußte dann wiederholt werden. Deshalb werden in letzter Zeit nach dem Entfernen des Koloskops über einen während des Rückzugs gelegten Führungsdraht dicklumige Dekompressionssonden gelegt [4, 9]. Diese Sonden müssen mit ihrer Spitze bis ins Zökum oder Colon ascendens reichen und erlauben dann ein kontinuierliches Abströmen der Darmgase, solange sie nicht durch Stuhl verstopft sind. Wegen der möglichen Stuhlverstopfung sollten sie mehrfach pro Tag mit einer kleinen Menge Wasser durchgespült werden. Die Abbildungen 3 und 4 zeigen

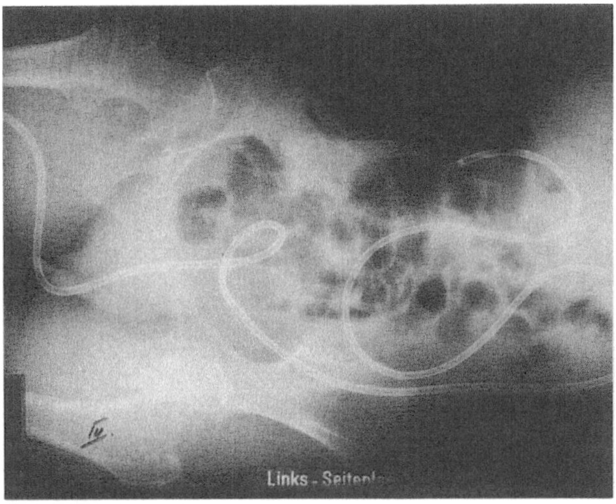

Abb. 3. Abdomenübersicht bei einem anderen Patienten mit akuter Pseudoobstruktion des Kolons direkt nach Einlage eines Dekompressionskatheters

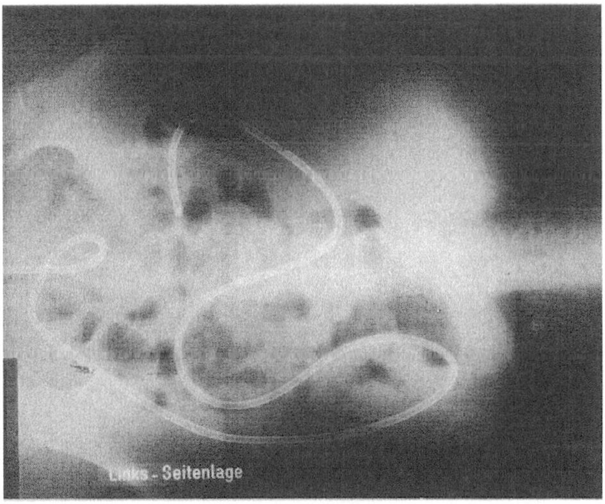

Abb. 4. Derselbe Patient wie in Abb. 3 nach 24 h

einen späteren Fall, bei dem eine Dekompressionssonde gelegt wurde, direkt nach der Koloskopie und am nächsten Tag. Durch dieses Vorgehen kann ein operativer Eingriff meist vermieden werden. Nach Fallberichten und offenen Studien in der Literatur konnte die Mortalität der akuten Pseudoobstruktion des Kolons im historischen Vergleich deutlich auf bis zu unter 5% gesenkt werden.

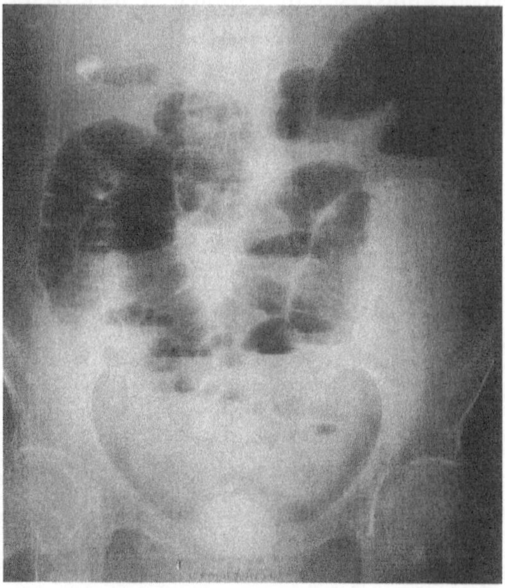

Abb. 5. Typischer mechanischer Dünndarmileus (Briden) mit zarten, überblähten Dünndarmschlingen und luftleerem Kolonrahmen

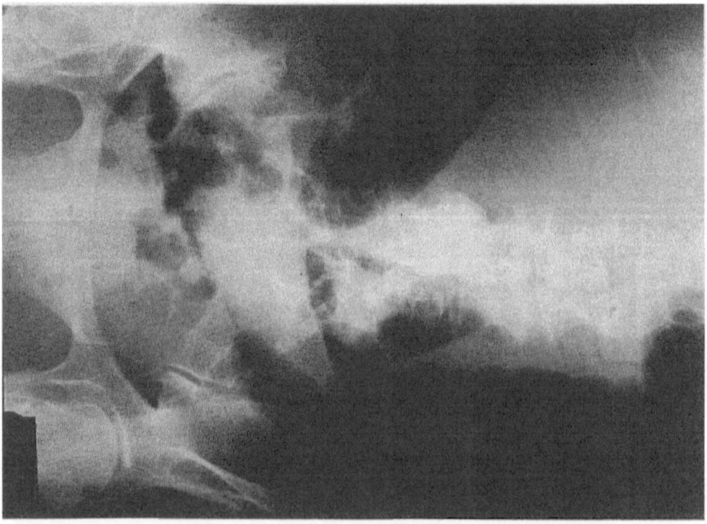

Abb. 6. Mechanischer Ileus durch Sigmakarzinom

Differentialdiagnostisch wichtig und schwierig ist v.a. die Abgrenzung gegenüber den verschiedenen Ursachen des mechanischen Ileus. Dies gelingt bereits anhand der Abdomenübersicht leicht beim typischen Dünndarmileus mit weitgestellten, gefiederten Dünndarmschlingen und luftleerem Kolonrahmen (Abb. 5), ist jedoch bei einer Obstruktion im Bereich des Colon transversum oder der linken Flexur ohne Zusatzuntersuchungen nur schwer möglich (Abb. 6).

Differentialdiagnose des Ileus

1. Mechanischer Ileus:

Dünndarmileus:
- postoperative Briden,
- chronisch entzündliche Darmerkrankungen (meist M. Crohn),
- ileozökale Invagination,
- Gallensteinileus (Konkrementeinklemmung im terminalen Ileum),
- Dünndarmmetastasen (Bronchialkarzinom und malignes Melanom).

Dickdarmileus:
- Stenosierende kolorektale Karzinome,
- Kompression durch extraluminale Tumore,
- Divertikulitis,
- eingeklemmte und evtl. inkarzerierte Hernien,
- narbige Schrumpfungen bei ischämischer Kolitis, Strahlenkolitis, M. Crohn,
- Volvulus des Zökums oder des Sigmas,
- Fäkalom.

2. Paralytischer Ileus:
- Peritonitis nach Magen-Darm-Perforation,
- akute Pankreatitis,
- Mesenterialinfarkt,
- Gallen- und Nierenkoliken,
- Sepsis,
- postoperativ, Polytrauma, Verbrennungen,
- toxisches Megakolon bei Colitis ulcerosa.

3. Akute Pseudoobstruktion des Kolons.

Grundsätzlich kann eine Obstruktion des Dickdarmes sowohl durch einen Kolonkontrasteinlauf mit einem wasserlöslichen Kontrastmittel als auch koloskopisch ausgeschlossen werden. Da die Koloskopie neben ihren diagnostischen Möglichkeiten auch die Therapie der Wahl bei der akuten Pseudoobstruktion darstellt, sollte ihr der Vorzug gegeben werden, wenn ein erfahrener Untersucher zur Verfügung steht, der in einem hohen Prozentsatz der Fälle trotz der naturgemäß schlechten Untersuchungsbedingungen zumindestens das Colon ascendens erreicht. Falls die dilatierten Kolonanteile nämlich nicht erreicht und dekomprimiert werden können, wird durch die bei der Untersuchung insufflierte Luft das Krankheitsbild verschlechtert.

Literatur

1. Anuras S, Baker CRF Jr (1986) The colon in the pseudoobstructive syndrome. Clin Gastroenterol 15: 745–762
2. Bode WE, Beart RW, Spencer RJ (1984) Colonoscopic decompression for acute pseudoobstruction of the colon. Am J Surg 147: 243–245
3. Feifel G, Hildebrandt U, Koch B (1987) Pseudoobstruktion des Darmes. Chirurg 58: 585–589
4. Harig JM, Fumo DM, Loo FD, Parker H, Soergel KH, Helm JF, Hogan WJ (1988) Treatment of acute nontoxic megacolon during colonoscopy: tube placement versus simple decompression. Gastrointest Endosc 34 1: 23–27
5. Kreek M-J, Schaefer RA, Hahn EF, Fishman J (1983) Naloxone, a specific opioid antagonist, reverses chronic idiopathic constipation. Lancet I 5: 261–262
6. Kukora JS, Dent LTL (1977) Colonoscopic decompression of massive nonobstructive cecal dilatation. Arch Surg 112: 512–517
7. Lux G, Schmidt HG, Lederer PC (5/86) Aspekte zu den differenten Formen der Pseudoobstruktion des Magen-Darm-Traktes. Leber Magen Darm 316–321
8. Martin W-R, Weber J, Riemann JF (1990) Klinische Erfahrungen mit der frühen koloskopischen Absaugung bei der akuten Pseudoobstruktion des Kolons. Med Klin 85: 187–190
9. Nana P, Pauly MP, Chow H, Prindiville W, Trudeau W (1986) Colonoscopic decompressive therapy for acute pseudoobstruction of the colon. Gastrointest Endosc 32: 160
10. Nivatvongs S, Vermeule FD, Fang DT (1982) Colonoscopic decompression of acute pseudo-obstruction of the colon. Ann Surg 196: 598–600
11. Ogilvie H (1948) Large-intestine colic due to sympathetic deprivation. Br Med J 9: 671–673
12. Raguse T, Braun J, Kupeczyk D (1984) Die Diagnose der akuten Pseudoobstruktion des Kolons. Dtsch Med Wochenschr 109: 622–623
13. Raguse T, Braun J, Kupeczyk D (•) Die Therapie der akuten Pseudoobstruktion des Kolons. Dtsch Med Wochenschr 109: 624–625
14. Schippers E, Raguse T, Brenner P, Dyballa G (1983) Die Pseudoobstruktion des Kolons. Zentralbl Chir 108: 1249–1262
15. Wegener M, Börsch G, Schmidt G (1985) Die akute Pseudoobstruktion des Kolons – Bedeutung der Koloskopie für Diagnose und Therapie. Z Gastroenterol 23: 551–556

Erstveröffentlichung: Martin W-R, Weber J, Riemann JF (1990) Klinische Erfahrungen mit der frühen koloskopischen Absaugung bei der akuten Pseudoobstruktion des Kolons. Med Klinik 85: 187–190

Intestinale Polypose und Knochentumoren – das Gardner-Syndrom

H. E. ADAMEK

Das Gardner-Syndrom ist eine seltene, autosomal-dominant vererbte Erkrankung. Es besteht aus multiplen intestinalen Adenomen und gutartigen Tumoren unterschiedlicher Lokalisation (Lipome, Osteome, Fibrome). Die Dünn- und Dickdarmadenome entarten bis zum 40. Lebensjahr zu 100%, eine frühzeitige Diagnosestellung mit prophylaktischer Kolektomie betroffener Personen ist daher notwendig.

FALLBEISPIEL

Anamnese

Der 46jährige Patient klagte bei der stationären Aufnahme über zunehmende Schmerzen im rechten Oberbauch seit 3 Monaten. Darüber hinaus hatte er mehrere Kreislaufschwächen erlitten, außerdem hatte er Blut im Stuhl festgestellt. Am Einweisungstag war es zu starken kolikartigen Oberbauchbeschwerden gekommen. Die übrige Anamnese ist bis auf die üblichen Kinderkrankheiten und eine Nabelhernie als Jugendlicher leer.

Körperliche Untersuchung

176 cm großer, normalgewichtiger Patient (75 kg, Gewicht konstant) in reduziertem Allgemeinzustand. Bis auf eine Exostose an der rechten Stirn unauffälliger Befund an Kopf und Hals. Zwei Atherome am Rücken, wovon eines deutlich entzündet ist. Herz und Lungen ohne Befunde. Abdomen weich, druckschmerzhafter rechter Oberbauch, Leber 2 Querfinger unter dem Rippenbogen sehr schmerzhaft tastbar. Milz nicht tastbar vergrößert, Nierenlager frei. Keine tastbaren Lymphknoten, kein Klopfschmerz über der Wirbelsäule, unauffällige Extremitäten. Rektal-digitale Untersuchung: enger Analkanal, leere Ampulle, kein Blut, kein tastbarer Tumor.

Labor

Hb 9,5 g/dl, HT 29,3 %, Erythrozyten, Leukozyten und Thrombozyten im Normbereich, Bilirubin 2,7 mg/dl, Amylase 8 U/l, alkalische Phosphatase 723 U/l, γ-GT 311 U/l, Cholinesterase 2590 U/l, GPT 79 U/l, GOT 46 U/l, LDH 336 U/l, CK 16 U/l. Die übrigen Routinelaborparameter lagen im Normbereich. Tumormarker: CEA (2,3) und AFP (2,0) im Normbereich, CA 19-9 mit einem Wert größer 10000 U/ml deutlich erhöht.

Rö-Thorax

Normal großes Herz ohne Fehlerform. Im Seitenvergleich etwas erhöhte Strahlentransparenz der linken Lunge. Nebenbefundlich findet sich ein Osteom mit einem Durchmesser von ca. 1,5 cm am Oberrand der 9. Rippe.

Röntgenuntersuchung des Schädels

Ein Osteom mit einem Durchmesser von ca. 7 mm in den rechtsseitigen Siebbeinzellen (Abb. 1). Sehr wahrscheinlich ein weiteres Osteom mit einem Durchmesser von ca. 6 mm in der Keilbeinhöhle und der linken Kieferhöhle. Ein weiteres Osteom mit einem Durchmesser von ca. 16 mm am linken Kieferwinkel.

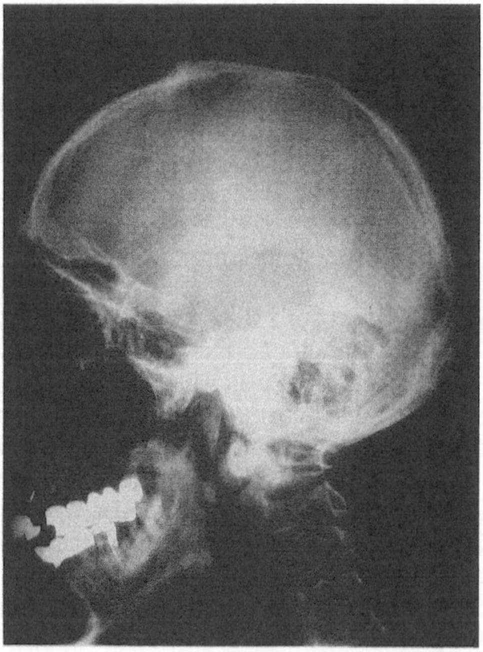

Abb. 1. Röntgenuntersuchung des Schädels: Osteom am linken Kieferwinkel

Abdomenultraschall

Multiple echoarme Rundherde mit einem Durchmesser bis zu 12 mm in der gesamten Leber. Gallenblase bei Kontraktion schlecht beurteilbar. Gallenwege, Pankreas, Milz und Nieren sind sonographisch unauffällig.

Computertomographie des Oberbauchs

Hepatosplenomegalie. Multiple hypodense Herde in der Leber mit einem Durchmesser bis zu 3 cm und geringem Dichteanstieg nach Kontrastmittelgabe (Abb. 2). Nach der Röntgenmorphologie ist in erster Linie an eine Metastasenleber zu denken. Sichelförmige Flüssigkeitsansammlung am ventralen Leberrand (Aszites?). Hypodenser Herd mit einem Durchmesser von 6 cm im hinteren Abschnitt der Milz, subkapsulär gelegen (Milzinfarkt?). Kein Hinweis auf retroperitoneale Lymphome. Unauffällige Darstellung des Pankreas und beider Nieren.

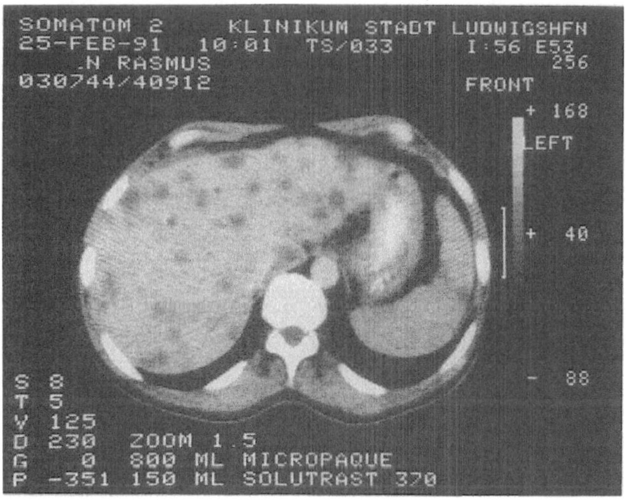

Abb. 2. Computertomographie der Leber: multiple Lebermetastasen

Ösophagogastroduodenoskopie

Der Magen ist rasenartig mit Polypen übersät. Im Korpus imponieren Drüsenkörperzysten (Abb. 3), im Antrum finden sich mindestens 10 flache polypoide Erhabenheiten. Im Duodenum zeigen sich multiple, meist flache polypoide Vorwölbungen, die makroskopisch Adenomen entsprechen. Histologisch ergaben sich Anteile von flachen tubulären Adenomen mit Epitheldysplasien leichten Grades.

Koloskopie

Der gesamte Darm ist übersät mit Polypen unterschiedlicher Größe (Abb. 4). Makroskopisch könnte hier schon eine maligne Degeneration stattgefunden haben. Histologisch ergaben sich tubulovillöse Adenome der Dickdarmschleimhaut mit Epitheldysplasien I.–II. Grades ohne Anhalt für malignes Wachstum.

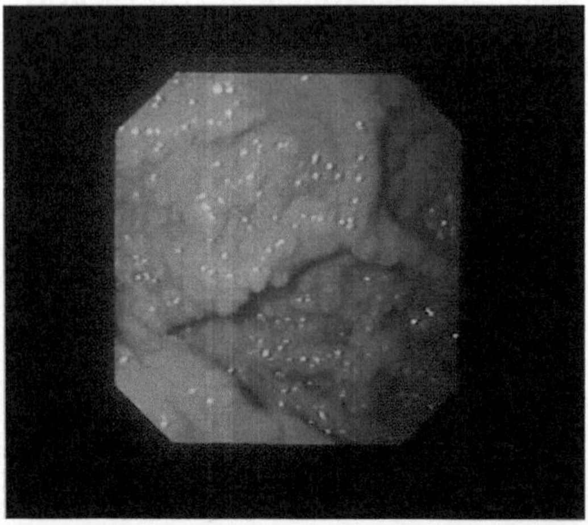

Abb. 3. Gastroskopie: Drüsenkörperzysten des Magens

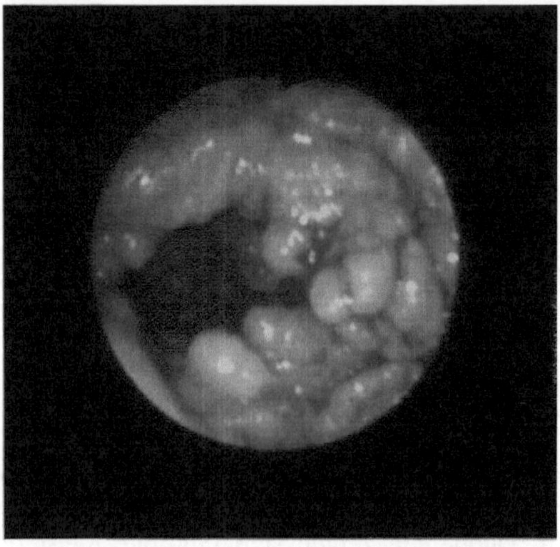

Abb. 4. Koloskopie: multiple adenomatöse Polypen

VORLÄUFIGE DIAGNOSE

Gardner-Syndrom. Polyposis coli mit multiplen Osteomen, Drüsenkörperzysten und tubulovillösen Adenomen des Magens und Duodenaladenomen; Metastasenleber.

THERAPIE UND VERLAUF

Die gesamte Befundkonstellation sprach für eine massive Polyposis coli mit diffuser hämatogener Lebermetastasierung bereits entarteter Kolontumoren. Da bei dem Patienten zusätzlich multiple Osteome in verschiedenen Körperregionen bestanden, wurde die Diagnose eines Gardner-Syndroms gestellt.
Da im Rahmen der endoskopischen Biopsien keine eindeutige Malignomdiagnose gestellt werden konnte, wurde eine Feinnadelpunktion der Leberrundherde vorgenommen. Histologisch ergaben sich Anteile eines Adenokarzinoms, aufgrund der immunhistochemischen Ergebnisse wurde auch die Diagnose eines hepatozellulären Karzinoms für möglich gehalten.
Im weiteren Verlauf entwickelte der Patient Zeichen eines Subileus. Über die Magensonde entleerten sich täglich mehrere 100 ml Dünndarminhalt. Daraufhin erfolgte die Entscheidung zur explorativen Laparotomie. Hier fand sich überraschenderweise ein stenosierender Prozeß im Dünndarm ca. 40 cm distal des Treitz-Bandes. Es wurde eine Dünndarmsegmentresektion von 20 cm durchgeführt. Darüber hinaus wurde zur histologischen Abklärung ein Keil aus dem linken Leberlappen entfernt. Außerdem fand sich eine Peritonealkarzinose des Dünndarms. Postoperativ kam es zu einer zunehmenden Leberdekompensation mit rapidem Anstieg der Bilirubinwerte und drastischem Abfall der Albuminwerte. Die Cholinesterase fiel bis auf 856 U/l ab. 10 Tage nach der Operation verstarb der Patient im Multiorganversagen.

Klinische und pathologisch-anatomische Diagnose

Metastasierendes Dünndarmkarzinom auf dem Boden einer familiären adenomatösen Polypose.

DISKUSSION UND DIFFERENTIALDIAGNOSEN

Die familiäre adenomatöse Polypose (FAP) ist eine seltene, autosomal dominant vererbte Erkrankung, die sich durch das Auftreten multipler adenomatöser Polypen im gesamten Kolon auszeichnet. Sie wurde erstmals 1882 von Cripps beschrieben [9]. Die Polypen sind zum Zeitpunkt der Geburt noch nicht vorhanden, mit der Pubertät beginnt jedoch das Polypenwachstum (s. Übersicht, nach [4]):

Familiäre adenomatöse Polypose (FAP)

Beginn des Polypenwachstums:	Pubertät
Erste Symptome:	33 Jahre
Adenomdiagnose:	36 Jahre
Karzinomdiagnose:	39 Jahre
Tod (wenn unbehandelt):	42 Jahre

90% der FAP sind bis zum 50. Lebensjahr diagnostiziert.

Als verantwortliches Gen für die familiäre adenomatöse Polypose konnte der lange Arm des Chromosoms 5 ausgemacht werden [5, 10, 12]. Das Gardner-Syndrom ist eine Variante der familiären adenomatösen Polypose, bei dem zusätzlich zu den intestinalen Polypen Osteome, Bindegewebstumoren und Retinaveränderungen auftreten [1, 8]. Gardner-Syndrom und FAP haben eine gemeinsame genetische Grundlage; die extrakolischen Manifestationen beruhen offensichtlich auf einer unterschiedlichen Penetranz des abnormen Genotyps. Die Polypen treten beim Gardner-Syndrom über das Kolon hinaus v.a. im Magen als Drüsenkörperzysten auf. Typische Lokalisationen sind jedoch auch das Duodenum mit Bevorzugung der Papillenregion. Darüber hinaus muß jedoch – wie im vorliegenden Fallbeispiel – auch das Jejunum als Hauptmanifestationsort angesehen werden. Seit es möglich ist, das Jejunum mit Hilfe der Enteroskopie zu untersuchen, werden Jejunalpolypen bei Patienten mit FAP immer häufiger diagnostiziert. In einer enteroskopischen Studie aus Japan an 10 Patienten mit FAP oder Gardner-Syndrom wurden in 9 Fällen (90%) auch Jejunumpolypen gefunden [7].
Die Differentialdiagnose des Gardner-Syndroms (Tabelle 1) umfaßt eine Vielzahl von Syndromen mit familiärer Polyposis des Dünn- und Dickdarms. Neben

Tabelle 1. Differentialdiagnose der familiären adenomatösen Polypose

Diagnose	Lokalisation	Histologie	Maligne Entartung	Zusatzbefunde
FAP	Dickdarm	Adenome	100%	Keine
Gardner-Syndrom	Dickdarm, Magen (Drüsenkörperzysten), Duodenum (Papille!), Jejunum	Adenome	100%	Osteome, Weichteiltumoren, Retinaveränderungen
Peutz-Jeghers-Syndrom	Magen, Dünn- und Dickdarm	Hamartome	Selten	Braune Pigmentflecken
Jugendliche Polyposis	Dünn- und Dickdarm	Hamartome	Nie	Keine
Maligne lymphomatöse Polypose	Magen, Dünn- und Dickdarm	MALT-Lymphome (meist B-Zell-Tumoren)	100%	Lymphomatöse Infiltration von Milz und Knochenmark

den bekannteren Erkrankungen (Peutz-Jeghers-Syndrom, jugendliche Polyposis) gehören auch seltenere Formen einer Polypose mit polypoiden Infiltrationen der Darmschleimhaut bei malignen Lymphomen dazu [3, 14].
Die familiäre adenomatöse Polypose ist eine obligate Präkanzerose, die Therapie besteht somit in der totalen Kolektomie [13]. Das chirurgische Verfahren der Wahl ist die kontinenzerhaltende Proktokolektomie mit Ileumpouch [6].
Wurde bei einem Patienten die Diagnose einer FAP gestellt, ist aufgrund des autosomal dominanten Erbgangs eine Kontrolle der Familienmitglieder obligatorisch [11]. Neben endoskopischen Kontrollen kann inzwischen mit Hilfe einer Typisierung, welche FAP-Gen-gebundene Polymorphismen auf Chromosom 5 erkennt, das Risiko familiär belasteter, symptomfreier Individuen an einer Polyposis coli zu erkranken, zuverlässig eingeschätzt werden [2].
Bei der familiären adenomatösen Polypose muß man neben Tumoren im Magen, Duodenum und Kolon auch an ein Auftreten von Adenomen im Dünndarm denken. Auch dieser Bereich kann inzwischen mit Hilfe der Enteroskopie endoskopisch untersucht werden. Die genetische Grundlage der Erkrankung macht die Untersuchung von Familienangehörigen Erkrankter zwingend erforderlich. Unbehandelt endet die Erkrankung in der Regel im 5. Lebensjahrzehnt letal.

Literatur

1. Dhaliwal MK, Hughes JI, Jackson GL, Pathak S (1990) Multiple Polyposis coli associated with Gardner's syndrome and chromosomal mosaicism: a family analysis. Am J Gastroenterol 85: 880–883
2. Dunlop MG, Wyllie AH, Steel CM, Piris J, Evans HJ (1991) Linked DNA markers for presymptomatic diagnosis of familial adenomatous polyposis. Lancet 337: 313–316
3. Erlacher L, Wagner A, Knoflach P et al (1991) Maligne lymphomatöse Polypose des Gastrointestinaltraktes. Z Gastroenterol 26: 566–567
4. Friedel W, Möslein G, Jaeger K, Herfarth C, Propping P (1991) Familiär adenomatöse Polyposis. Paradigma einer therapierbaren genetischen Erkrankung. Dtsch Ärztebl 88: 851–860
5. Goldberg E, Gerdes H (1992) Familial adenomatous polyposis and colorectal cancer: one gene or two genes? Gastroenterology 102: 2171–2172
6. Herfarth C, Stern J (1991) Ileum-Pouch: Indikationen, Techniken, Langzeitergebnisse. Dtsch Med Wochenschr 116: 1485–1490
7. Iida M, Matsui T, Itoh H et al (1990) The value of push-type jejunal endoscopy in familial adenomatosis coli/Gardner's syndrome. Am J Gastroenterol 85: 1346–1348
8. Iwama T, Mishima Y, Okamoto N, Inoue J (1990) Association of congenital hypertrophy of the retinal pigment epithelium with familial adenomatous polyposis. Br J Surg 77: 273–276
9. Müller H, Larena-Avellaneda A, (1990) Ein Fall von familiärer Polyposis coli mit metachronem Duodenalkarzinom. Med Klin 85: 144–146 (Sondernummer 1).
10. Nishisho I, Nakamura Y, Miyoshi Y, Miki Y et al (1991) Mutations of chromosome 5q21 genes in FAP and colorectal cancer patients. Science 253: 665–669
11. Offerhaus GJA, Giardiello FM, Krush AJ, Booker SV, Tersmette AC, Kelley NC, Hamilton SR (1992) The risk of upper gastrointestinal cancer in familial adenomatous polyposis. Gastroenterology 102: 1980–1982

12. Schmiegel W-H (1991) Onkogene und Tumorsuppressorgene: Genetische Veränderungen markieren die Adenom-Karzinom-Sequenz. Internist 32: 315–320
13. Slors JFM, den Hartog Jager FCA, Trum JW, Taat CW, Brummelkamp WH (1989) Longterm follow-up after colectomy and ileorectal anastomosis in familial adenomatous polyposis coli. Is there still a place for the procedure? Hepatogastroenterol 36: 109–112
14. von Herbay A, Koretz K, Brado B, Betzler M, Möller P (1991) Intestinales lymphozytisches T-Zell-Lymphom unter dem Bild der lymphomatösen Polypose des Kolons. Der seltene gastroenterologische Fall, B 3. Demeter, Gräfelfing. S 78–81

BILIOPANKREATISCHES SYSTEM

Verschlußikterus durch eine intraduktale Melanommetastase

B. Kohler

Das maligne Melanom ist selten. Es macht etwa 1–3 % aller malignen Tumoren aus. Auffallend ist jedoch eine deutliche Zunahme in den letzten Jahren; nach den neueren epidemiologischen Studien verdoppelt sich die Inzidenz des Melanoms alle 6–10 Jahre [2]. Ursächlich werden eine verstärkte UV-Strahlenexposition (Sonnenbaden) sowie hormonelle Faktoren angeschuldigt. Ikterus bei Melanompatienten ist fast immer durch eine kaum behandelbare diffuse Lebermetastasierung bedingt. Vorgestellt werden soll hier eine andere und endoskopisch einfach zu therapierende Ikterusursache.

FALLBEISPIEL

Im Dezember 1983 wurde bei dem damals 61jährigen Patienten eine Exartikulation des rechten Zeigefingers wegen akrolentiginösem malignem Melanom durchgeführt. Zum damaligen Zeitpunkt bestand kein Hinweis für eine Metastasierung.
Im Mai 1985 fand sich im Rahmen der Tumornachsorge im Thoraxröntgen ein Rundherd im linken Unterlappen. Die daraufhin durchgeführte Unterlappenresektion zeigte histologisch einen großzelligen malignen Tumor, vom Zellmuster identisch der Histologie vom entfernten rechten Zeigefinger, und wurde somit als amelanotische Melanommetastase interpretiert.
Erneute stationäre Einweisung im Oktober 1985 zur Lymphknotenexstirpation aus der rechten Axilla. Die histologische Aufarbeitung erbrachte erneut einen großzelligen Tumor, passend zu einer amelanotischen Melanommetastase.
Schließlich 2 Monate später nochmalige stationäre Aufnahme wegen eines zunehmenden schmerzlosen Ikterus.

Labor

Die körperliche Untersuchung zeigte bis auf die ikterische Hautfarbe keinen pathologischen Befund. Die Cholestasewerte waren deutlich erhöht mit Bilirubin 22 mg% (normal bis 1 %), alkalische Phosphatase 855 U/l (60–185 U/l), γ-GT 266 U/l (bis 28 U/l); weiterhin waren die Transaminasen leicht erhöht mit GOT 29 U/l (bis 28 U/l) und GPT 39 U/l (bis 24 U/l). Alle anderen Laborwerte einschließlich der Tumorparameter lagen im Normbereich.

Sonographie

Hier fand sich eine massive Dilatation der intra- und extrahepatischen Gallenwege; der Ductus hepatocholedochus maß 14 mm. Im distalen Choledochus zeigte sich eine 2,5–3 cm große echoreiche Formation ohne Schallschatten. Weiterhin konnten in der Gallenblase mehrere bis 12 mm große Konkremente nachgewiesen werden.

ERCP

Die daraufhin durchgeführte ERCP bestätigte einen etwa 4 cm großen, weichen, tumorösen Prozeß im distalen Choledochus (Abb. 1). Daraufhin endoskopische Papillotomie, bioptische Sicherung des Befundes und Implantation einer bilioduodenalen Endoprothese.

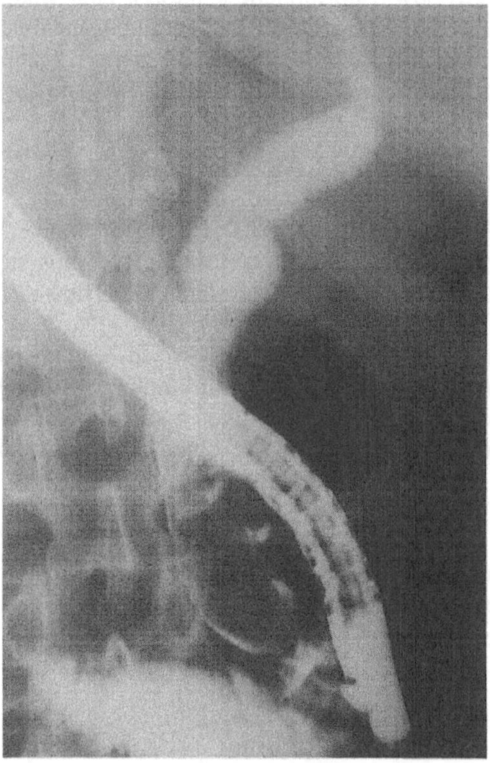

Abb. 1. In der ERC Darstellung eines distal lokalisierten tumorösen Prozesses

Die histologische Aufarbeitung der Biopsien erbrachte erneut einen wenig differenzierten großzelligen Tumor, der exakt dem mikroskopischen Bild des 2 Jahre

zuvor entfernten Tumors am Zeigefinger entsprach und damit als weitere amelanotische Melanommetastase einzustufen war.
Die anschließenden diagnostischen Maßnahmen (Thoraxröntgen, Abdomen-CT) erbrachten keinen Hinweis für weitere Melanommetastasen.

DIAGNOSE

Verschlußikterus durch eine isoliert lokalisierte Melanommetastase.

THERAPIE UND VERLAUF

Transpapilläre Implantation einer Gallengangsdrainage (10 Charr).
Prothesenokklusion nach 4 Wochen, Neuimplantation einer Gallengangsprothese, sonographischer Nachweis von Nebennierenmetastasen und paraaortalen Lymphomen. Erneute Prothesenokklusion nach weiteren 8 Wochen, endoskopischer Wechsel der Gallengangsprothese, Progredienz der abdominellen Lymphome. Der Patient verstarb aufgrund der diffusen abdominellen Metastasierung 6 Monate nach der primären Diagnosestellung.

DISKUSSION UND DIFFERENTIALDIAGNOSEN

Das maligne Melanom ist ein neuroektodermaler Tumor, dessen Primärlokalisation in über 80% die Haut ist [3], gefolgt von der Chorioidea [9]. An 3. Stelle folgt der Analkanal mit 0,4–2,3% [10], eine Rarität mit bisher 16 veröffentlichten Fällen stellt die Gallenblase als primären Manifestationsort dar [13, 14].
Das maligne Melanom ist u. a. durch seine ubiquitäre Metastasierungstendenz charakterisiert; in sämtlichen Organen können sich Metastasen entwickeln.
Als intraabdominelle Manifestation von Melanommetastasen ist autoptisch am häufigsten die Leber (54–88%) betroffen [2], gefolgt vom Darm (26–58%) sowie vom Pankreas (38–53%). Klinisch gelingt der Nachweis von intraabdominellen Melanommetastasen hingegen maximal in 20% der Fälle.
In der Studie von Das Gupta bei 125 Sektionen von Patienten mit malignem Melanom fanden sich speziell intraabdominell in 68% Lebermetastasen, der Dünndarm war in 58% befallen, das Pankreas in 53%, der Magen in 26%, die Gallenblase in 15%, in nur 6% (8 Patienten) zeigten sich Metastasen im Bereich des Hepatocholedochus, nur bei einem Patienten (0,8%) lag intra vitam ein Ikterus vor [5]. Klinisch werden intraabdominelle Melanommetastasen wesentlich seltener diagnostiziert; erst gastrointestinale Komplikationen wie Hämatemesis, Melaena, peranale Blutungen sowie ein Ileus erbringen gelegentlich überraschend die Diagnose eines malignen Melanoms [4, 6–8, 12].
Bei dem besprochenen Patienten war ein malignes Melanom seit 2 Jahren bekannt, welches bisher zu 3 operativen Eingriffen geführt hatte. Der neu aufgetretene Ikterus ließ bei bekannter Cholezystolithiasis und sonographisch unauffäl-

liger Leber eine Choledocholithiasis vermuten. Die ERC erbrachte hingegen die Diagnose eines tumorösen Prozesses im distalen Choledochus, der nach Papillotomie auch bioptisch nachgewiesen werden konnte. Die Histologie entsprach exakt den Befunden der bisher gefundenen und resezierten Melanommetastasen. Auf eine kurative chirurgische Sanierung wurde trotz des guten Allgemeinzustandes des Patienten verzichtet, da von einer, wenn auch primär durch CT, Sonographie oder Röntgen nicht nachweisbaren Metastasierung auszugehen ist, was sich leider auch im Verlauf bestätigte.
Ikterus bei bekanntem malignem Melanom ist fast immer durch Lebermetastasen bedingt; wesentlich seltener liegt eine Kompression des Hepatocholedochus durch Lymphknotenmetastasen vor.

Differentialdiagnosen – Verschlußikterus

Benigne:
- Choledocholithiasis,
- Mirizzi-Syndrom,
- Choledochusstenose (entzündlich, postoperativ),
- Parasiten,
- Ganganomalien,
- Duodenaldivertikel,
- Papillenstenose,
- Pankreatitis.

Maligne:
- Gallengangskarzinom,
- Gallenblasenkarzinom,
- intraduktaler Tumor,
- Papillenkarzinom,
- Pankreaskarzinom,
- Kompression von extraduktal (Lymphome).

Der hier vorgestellte Fall einer intraduktalen Melanommetastase als Ursache des Verschlußikterus stellt nach Literaturübersicht eine Rarität dar. Diese Komplikation eines Melanoms ist bisher nur 3mal, und zwar jeweils im Rahmen einer diagnostischen Laparotomie beobachtet worden [1, 11, 15].

Literatur

1. Armbruster VC (1973) Pankreatozephaloduodenektomie wegen einer Melanoblastommetastase im terminalen Ductus choledochus. Zentralbl Chir 98: 681–682
2. Balch CM (1985) Diagnostik und Prognose des malignen Melanoms. Dtsch Med Wochenschr 110: 1783–1786
3. Clar WH jr et al. (1969) The histogenesis and biologic behaviour of primary human malignant melanomas of the skin. Chancer Res 29: 705
4. Das Gupta T, Brasfield R (1964) Metastatic melanoma. Cancer 17: 1323–1338

5. Das Gupta T, Brasfield R (1964) Metastatic melanoma of the gastrointestinal tract. Arch Surg 88: 969–973
6. Fraser Moodie A et al. (1976) Malignant melanoma metastases to the alimentary tract. Gut 17: 206–209
7. Giler S et al. (1979) Malignant melanoma metastatic of the gastrointestinal tract. World J Surg 3: 375–379
8. Gross E, Hartmann W, Eigler FW (1981) Intraabdominelle Melanommetastasen und ihre Prognose. Chirurg 52: 89–92
9. Lawrence H et al. (1974) Metastastic patterns of choroidal melanoma. Cancer 34: 1001–1004
10. Nagel K, Ghussen F, Günther M (1986) Das maligne Melanom des Anorektums. Dtsch Med Wochenschr 111: 337–341
11. O'Connell J et al. (1984) Malignant melanoma metastatic to the cystic and common bile ducts. Cancer 53: 184–186
12. Schmid A et al. (1986) Gastrointestinale Melanommetastasen bei unbekanntem Primärtumor. Med Klin 81: 623–628
13. Seul B, Luchtrath H (1984) Malignes Melanom der Gallenblase. Chirurg 55: 179–181
14. Walsh TS jr. (1956) Primary melanoma of the gallbladder. Cancer 9: 518–522
15. Zaide EC (1963) Melanoma maligno do coledoco. Arq Ducol 5: 254–255

Erstveröffentlichung: Kohler B, Riemann JF (1987) Obstructive jaundice due to an intraductal melanoma metastasis. Endoscopy 19: 79–80.

Persistierender Ikterus – eine ungewöhnliche Komplikation nach endoskopischer Papillotomie

C.-R. de Mas

Bei der Diagnostik und möglichen Therapie des Symptoms „Ikterus“ hat die Sonographie eine Schlüsselstellung. Durch sie läßt sich die posthepatische Form der Cholestase sehr gut abgrenzen. Im Falle eines extra- bzw. intrahepatischen Verschlusses wird als nächster diagnostischer Schritt die endoskopisch-retrograde Cholangiopankreatikographie (ERCP) durchgeführt. Der ERCP kommt dabei ebenfalls eine Schlüsselstellung zu, da durch sie nicht nur eine hervorragende diagnostische Methode zur Verfügung steht, sondern auch während desselben Arbeitsganges ein therapeutischer Eingriff an den Gallenwegen, falls notwendig, vorgenommen werden kann.

Die häufigsten Ursachen des posthepatischen Ikterus sind: Cholangiolithiasis, Gallengangs- und Papillentumoren sowie das Pankreaskopfneoplasma. Die endoskopische Therapie dieser Krankheitsbilder sieht im Falle der Cholangiolithiasis eine Papillotomie mit Steinextraktion, im Falle eines Tumors die Papillotomie und (passagere oder definitive) Einlage einer Endoprothese vor. Den Methoden gemeinsam ist die endoskopische Papillotomie, welche heute besonders in der Behandlung des Gallensteinleidens eine standardisierte und etablierte Methode ist [2, 5, 7–9]. Mit ihren spezifischen Risiken wie Blutung, Perforation, Pankreatitis und Cholangitis liegt ihre Komplikationsrate mit 3–8 % relativ, ihre methodenbezogene Letalität mit ca. 1–1,5 % in vielen Serien äußerst niedrig [1, 4, 5, 9].

Bis auf die Blutungen, welche noch während der Untersuchung gesehen werden und meist spontan sistieren, diagnostiziert man die meisten Komplikationen durch eine engmaschige postoperative Kontrolle. Im Falle der Blutung können Probleme bei der Verletzung der A. retroduodenalis entstehen [10]. In der überwiegenden Zahl der Fälle ist heute die Unterspritzung mit Sklerosierungsmitteln erfolgreich [3]. Nur in Ausnahmefällen muß operiert werden [6]. Laborchemisch sollte es rasch nach erfolgreicher Wiederherstellung des Galleabflusses zum Abfall des Serumbilirubinspiegels kommen. Bleibt dieser Abfall aus bzw. kommt es sogar nach der ERCP zum Anstieg, ist eine erneute Endoskopie zur Abklärung notwendig.

Nachfolgend wird über 2 Fälle berichtet, welche alle wegen Verschlußikterus endoskopiert und therapiert wurden, deren Bilirubinwert wider Erwarten jedoch anstieg und somit einen Zweiteingriff notwendig werden ließ.

FALLBEISPIELE

Fall 1

91jährige Patientin mit anamnestisch bekannter Cholezystolithiasis, Hypertonie und Diabetes mellitus. Stationäre Aufnahme wegen rezidivierendem Erbrechen und hypertoner Kreislaufdysregulation. Leichter Sklerenikterus, sonst körperliche Untersuchung altersentsprechend ohne Besonderheiten.

Labor

Bilirubin 4,7 mg%, AP 478 U/l, SGOT 351 U/l, LDH 724 U/l, γ-GT 63 U/l. Leukozyten von 10600 µl bei geringer Linksverschiebung. Gerinnungsstatus unauffällig. Temperatur rektal 38,2 °C.

Sonogramm

Erweiterter Ductus choledochus mit Verdacht auf präpapilläres Konkrement.

ERCP

Dilatierter Ductus choledochus, mehrere Gallengangskonkremente.

Verlauf

Endoskopische Papillotomie (EPT) und Extraktion der Konkremente mit Körbchen respektive Ballonkatheter. Danach radiologisch steinfreier Choledochus. An den beiden nächsten Tagen bei unauffälliger Klinik weiterer Anstieg der Cholestaseparameter. Zwei Tage nach EPT erneute ERCP: festhaftendes, organisiertes Koagel in der Papille, das wurmförmig bis tief ins Duodenum reicht (Abb. 1)

Cholangiographie

Deutliche Kontrastmittelaussparung bis weit in den Ductus choledochus hinein. Entfernung des Koagels mit dem Ballonkatheter (Abb. 2). In den beiden folgenden Tagen rasche Normalisierung der Cholestasewerte.

Fall 2

78jährige Patientin, Cholezystektomie vor 20 Jahren. Akutaufnahme wegen kolikartiger Oberbauchbeschwerden. Laborwerte normal, insbesondere Cholestaseparameter und Gerinnungsstatus.

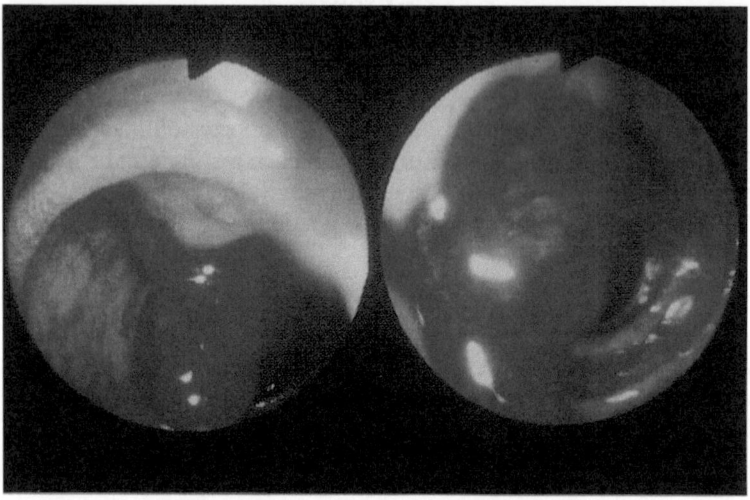

Abb. 1. Endoskopisches Bild des Koagels in der Papille

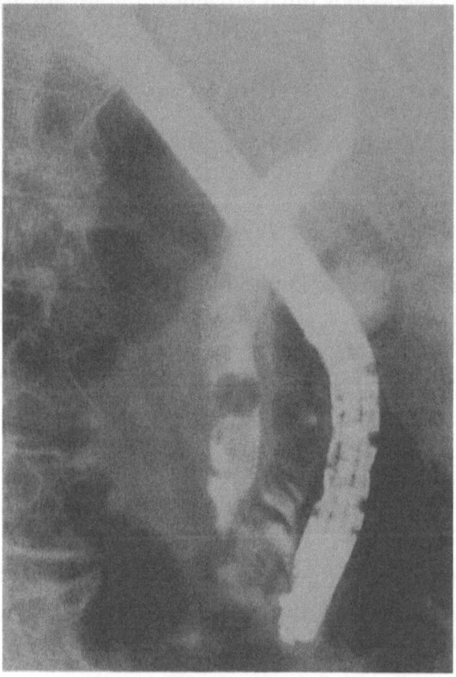

Abb. 2. Radiologische Darstellung des Koagels im Ductus choledochus bei liegendem Ballonkatheter

Sonogramm

Gering erweiterter Ductus hepatocholedochus ohne sicheren Konkrementnachweis.

ÖGD

Florides Ulcus duodeni, keine Ösophagusvarizen, makroskopisch unauffällige Papille.

ERCP

Choledocholithiasis mit 3 kleinen präpapillären Konkrementen.

Verlauf

Endoskopische Papillotomie, Extraktion der Steine mit dem Ballonkatheter. Danach diskrete Nachblutung, die nach Unterspritzung mit 3 ml Äthoxysklerol sicher steht. 12 h nach EPT bei Routinekontrollen der Cholestaseparameter deutliche Erhöhung mit Bilirubin von 5,4 mg%, γ-GT 48 U/l bei normaler AP. Keine klinischen Symptome einer intestinalen Blutung. Am nächsten Tag Anstieg von γ-GT und AP bei gleich hohem Bilirubin.

Kontroll-ERC

2 Tage nach Erstuntersuchung: Kontrastmittelaussparung im Ductus choledochus, bis in die Hepaticusgabel reichend. Mit dem Ballonkatheter Entfernung von Koageln aus dem Gallengang. Danach rascher Abfall der Cholestaseparameter innerhalb von 24 h auf Normalwerte.

DIAGNOSE

Verschlußikterus nach Papillotomie durch Blutkoagel.

Therapie

Endoskopische Extraktion des Koagels.

DISKUSSION UND DIFFERENTIALDIAGNOSEN

Die endoskopische Papillotomie ist heute v. a. beim älteren Menschen die Therapie der ersten Wahl in der Behandlung der Choledocholithiasis [2, 8, 9]. Dies ist insbesondere der niedrigen Komplikationsrate zuzuschreiben. Die 2 vorliegenden Fälle sollen eine Komplikationsmöglichkeit demonstrieren, deren Behandlung konservativ sehr rasch und erfolgversprechend ist. Im Rahmen einer klinisch inapparent verlaufenden Blutung nach Papillenspaltung kam es zu einer Koagelbildung, als dessen Folge ein Verschlußikterus durch Papillenobstruktion auftrat. An eine solche Entwicklung muß immer dann gedacht werden, wenn bei geringer bis leerer klinischer Symptomatik laborchemisch ein Anstieg der Cholestaseparameter registriert wird. Differentialdiagnostisch ist neben einem thermischen Papillenödem bei nicht ausreichender Schnittführung an eine Steineinklemmung zu denken, die sich allerdings in der Regel mit heftigen abdominellen Beschwerden und Fieber bemerkbar macht.

Differentialdiagnose des Verschlußikterus nach operativer Endoskopie:
- thermisches Papillenödem (bei unzureichender Schnittführung),
- Steineinklemmung,
- Koagel.

Diagnostisch und auch therapeutisch ist in allen Fällen eine erneute ERCP durchzuführen. So würde im Falle eines thermischen Papillenödems mittels Papillotom eine Erweiterung der Papillotomie durchgeführt.
Ein erneuter Verschluß durch ein eingeklemmtes Konkrement, welches meist bei der ersten Untersuchung übersehen wurde bzw. welches aus anderen Gallengangsabschnitten (u.a. Ductus cysticus, Gallenblase) nachgerutscht ist, wird durch erneute Steinextraktion behoben.
Der Verschlußikterus durch Koagel setzt eine Blutung voraus. Im 1. Fall kam es zu einer klinisch inapparenten Sickerblutung, durch die es dennoch zur lokalen Komplikation mit verschließendem Koagel kommen konnte.
Im 2. Fall wurde unmittelbar nach der endoskopischen Papillotomie eine leichte Sickerblutung beobachtet, die aber sicher nach Unterspritzung mit Äthoxysklerol beherrscht werden konnte und auch nach längerer Beobachtungszeit stand.
In allen Fällen ließ sich bei der erneuten retrograden Cholangiographie die Diagnose endoskopisch und radiologisch sichern. In allen Fällen ist die Entfernung der Koagel mit dem Ballonkatheter problemlos möglich gewesen. Von Bedeutung ist, daß sich weder laborchemisch noch klinisch Hinweise einer Blutung nach vorausgegangener Papillotomie fanden. Die routinemäßig durchgeführten Kontrollen der Cholestasewerte wiesen schon einige Stunden nach dem Eingriff eine Verschlußkonstellation auf respektive erbrachten nicht den erwarteten Abfall der Parameter. Die darauf durchgeführte Zweituntersuchung sicherte die Diagnose.
Neben dem Verschlußikterus durch Koagel nach Papillotomie sei noch zusätzlich nachfolgender Kasus erwähnt: eine 75jährige Patientin litt seit 6 Monaten an einem distalen Choledochuskarzinom mit mehrfachen Endotheseneinlagen und -wechsel wegen Prothesenokklusion. Es wurde deshalb ein 4 cm langer Metallstent implantiert. Nach weiteren 3 Monaten wird wegen Tumorüberwucherung eine weitere Metallstenteinlage notwendig (Abb. 3). Innerhalb der nächsten 2 Tage Anstieg des Bilirubins. Die Kontroll-ERCP zeigt eine Koagelbildung sowohl innerhalb als auch oberhalb der Stents. Extraktion der Koagel mittels Dormiakörbchen. Danach rascher Abfall der Cholestasewerte in den Normbereich. Auch dieser Fall zeigt, daß es nach Manipulation an den Gallenwegen ohne vorangegangene Papillotomie zur inapparenten Blutung mit Koagelbildung kommen kann.
Diese Beobachtungen unterstreichen die Notwendigkeit einer exakten postoperativen Betreuung der Patienten sowohl in klinischer als auch in laborchemischer Hinsicht, um Komplikationen rasch erkennen und sofort behandeln zu können.

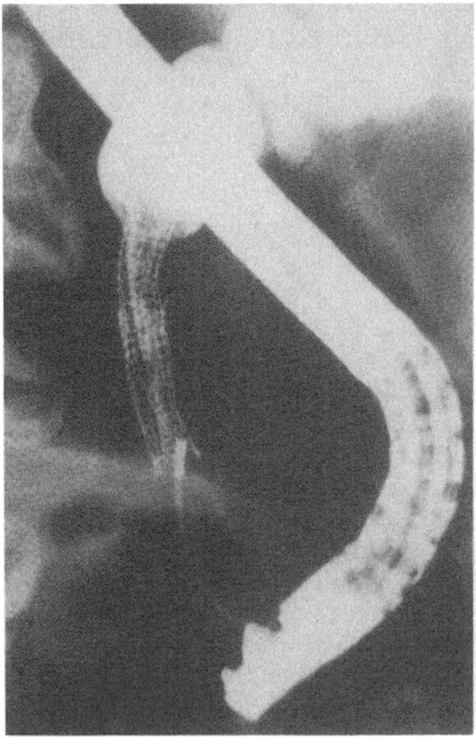

Abb. 3. Aufstau des distalen Ductus choledochus bei 2 liegenden Metallstents

Literatur

1. Cremer M (1979) Complications of endoscopic sphincterotomy In: Classen M, Geenen J, Kawai K (eds) The papilla Vateri and its diseases. Witzrock, Baden-Baden, pp 27–31
2. Demling L, Riemann JF (1984) Choledocholithiatis. In: Demling L (ed) Klinische Gastroenterologie, Bd 11. Thieme, Stuttgart New York, S 334–340
3. Grimm H, Soehendra N (1983) Unterspritzung zur Behandlung der Papillotomie-Blutung. Dtsch Med Wochenschr 108: 1512–1514
4. Kautz G, Bünte H (1985) Komplikationen der endoskopischen Papillotomie. In: Richter H (Hrsg) Chirurgische Endoskopie. Komplikationen bei Diagnostik und Therapie. Urban & Schwarzenberg, München Wien Baltimore, S 94–108
5. Nakajima M, Kizu M, Akasaka Y (1979) Five years experience of endoscopic sphincterotomy in Japan. Endoscopy 11: 138–141
6. Neuhaus B, Safrany L (1981) Complications of endoscopic sphincterotomy and their treatment. Endoscopy 13: 197–199
7. Ottenjann R, Classen M (1979) Gastroenterologische Endoskopie. Enke, Stuttgart
8. Riemann JF, Demling L (1983) Ten years of endoscopic papillotomy. Endoscopy 15: 239
9. Riemann JF (1986) Endoskopische Papillotomie. In: Mörl M (Hrsg) Die endoskopisch-bioptische Untersuchung. Perimed, Erlangen, S 65–71
10. Stolte M, Wiessner V, Rösch W (1982) Todesursachen nach endoskopischer Papillotomie. Z Gastroenterol 20: 452–458

Erstveröffentlichung: Riemann JF, Mas R de, Kohler B (1987) Verschlußikterus durch Blutkoagel – ungewöhnliche Komplikationen nach endoskopischer Papillotomie. Z Gastroenterol 25: 221–224.

Die Blutung aus der Vater-Papille – der Haemosuccus pancreaticus

C.-R. de Mas

Die akute gastrointestinale Blutung ist zu 90% im oberen Verdauungstrakt lokalisiert. Ihre direkten Zeichen sind Bluterbrechen (Hämatemesis), Teerstuhl (Melaena), roter Blutstuhl (Hämatochezie) und der makroskopisch nicht sichtbare Blutverlust (okkulte Blutung). Ungefähr der Hälfte der Blutungen liegt ein Ulkus (ventriculi oder duodeni) zu Grunde. In ca. 15% der Fälle stammt die Blutung aus Ösophagus- oder Fundusvarizen. Mit je ca. 10% folgen die Blutungen bei Refluxösophagitis, Magenerosionen und Mallory-Weiss-Läsionen. Zu den seltenen Blutungsquellen gehört neben rupturierenden Gefäßaneurysmata, Blutungsüben wie z.B. beim M. Werlhof, bei der Leukämie, der Hämophilie und Thrombasthenie auch insbesondere die Blutung aus der Papilla Vateri, welche in die Hämobilie (Blutung aus dem Gallengang) und den Hämosuccus pancreaticus (Blutung aus dem Pankreasgang) unterteilt werden kann.

Differentialdiagnose der Blutung aus der Vater-Papille

Haemosuccus pancreaticus:	*Hämobilie:*
– akute Pankreatitis	– Lebertraumata (Punktion, Unfall),
– chronische Pankreatitis,	– Leberentzündungen (Cholangitis, Abszeß),
– Gefäßmißbildungen,	– Gefäßmißbildungen,
– Pankreaskarzinom,	– Choledocholithiasis,
– Tumoren,	– Papillotomie.
– Papillotomie.	

Gastrointestinale Blutungen können in 90–95% der Fälle lokalisiert werden, wobei eine akute Blutung in ca. 60% der Fälle visualisiert werden kann. In ca. 30% findet sich wenigstens eine potentielle Blutungsquelle. Nur in ca. 5–10% einer sicheren oberen Gastrointestinalblutung kann diese ursächlich nicht zugeordnet werden.

Am Beispiel eines Haemosuccus pancreaticus möchten wir die diagnostischen und differentialdiagnostischen Probleme, die dabei entstehen können, skizzieren.

FALLBEISPIEL

Ein 46jähriger Patient mit seit 5–6 Wochen bestehenden rezidivierenden epigastrischen Schmerzen und wiederholten Teerstühlen kam mit einer ausgeprägten Anämie (Hämoglobin: 7 g/dl) zur stationären Aufnahme. Bis zu diesem Zeitpunkt war eine Ulkusanamnese nicht bekannt, die Einnahme von nichtsteroidalen Antirheumatika wurde verneint.
Bei der Ösophagogastroduodenoskopie (ÖGD) ließ sich als einzige Blutungsquelle eine Blutung aus der Papilla Vateri sichern. Zur weiteren gastroenterologischen Abklärung wurde der Patient stationär eingewiesen.
Der körperliche Untersuchungsbefund war komplett unauffällig; ebenso lagen sämtliche Laborparameter bis auf ein Hb von 7 g/dl im Normbereich.
Eine von uns erneut durchgeführte ÖGD erbrachte zum Zeitpunkt der Untersuchung keinen Blutungsnachweis. Bei der Oberbauchsonographie sah man eine 1,5–2 cm große echoarme Raumforderung kranial des Pankreaskopfes-korpus. Diese Formation imponierte im CT des Abdomens als hypodenser, glattberandeter Bezirk.
Die endoskopische Pankreasgangdarstellung zeigte eine kurzstreckige Stenose im Korpus, aus der es zur Anfärbung eines 2 cm großen zystischen Prozesses kam (Abb. 1). Nach Papillotomie des Pankreasganges gelang es, mit Hilfe eines

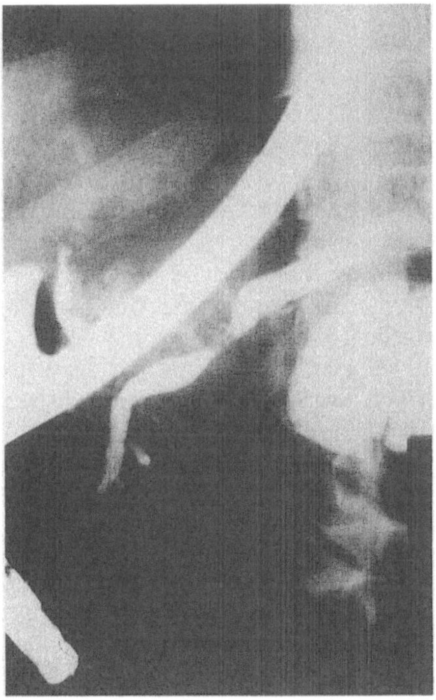

Abb. 1. ERCP mit kurzstreckiger Stenose und Anfärbung einer zystischen Raumforderung

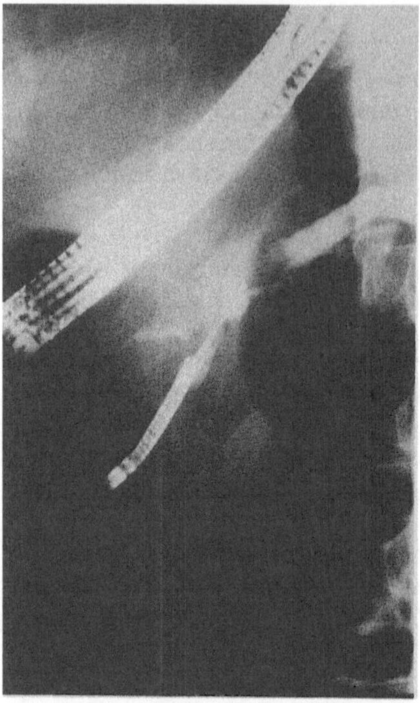

Abb. 2. Pankreatikoskop kurz vor der Stenose liegend mit Zytologiebürste

neuartigen, 3,5 mm dünnen Pankreatikoskops (Olympus, Fa. Optical Co.) den Ductus Wirsungianus zu intubieren und in der kurzstreckigen Stenose eine leichte Sickerblutung nachzuweisen (Abb. 2). Die unter optischer Kontrolle gewonnene Zytologie war unauffällig.

Da weiterhin der Verdacht der Malignität bestand, wurde dieser Herd sonographisch feinnadelpunktiert. Die zytologische Untersuchung erbrachte keinen Nachweis von Tumorzellen. Die Zöliakographie deckte ein Aneurysma der A. hepatica communis auf, das jedoch nicht mit der Pankreasraumforderung räumlich übereinstimmte (Abb. 3). Die Operation erfolgte unter dem Verdacht eines perforierten Aneurysmas der A. hepatica communis mit Wühlblutung in das Pankreas und mit Anschluß an den Ductus Wirsungianus.

DIAGNOSE

Intraoperativ fand sich neben einem Aneurysma der A. hepatica communis mit Kommunikation zum Ductus pancreaticus zusätzlich ein Aneurysma des Truncus coeliacus sowie ein thrombosiertes, ca. 5 cm im Durchmesser großes Aneurysma der A. lienalis.

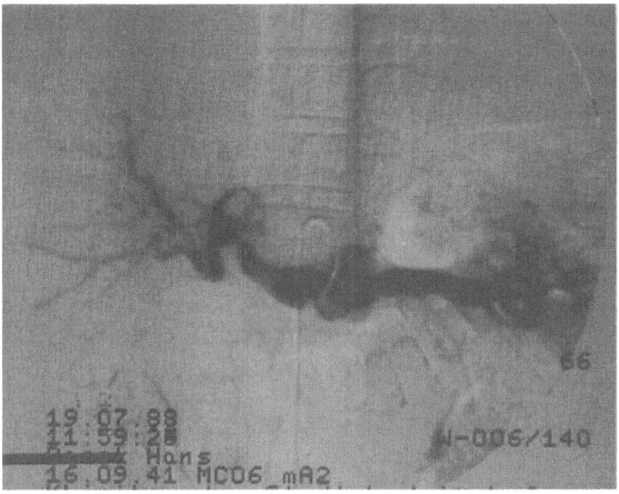

Abb. 3. Zöliakographie mit Darstellung des A.-hepatica-communis-Aneurysmas

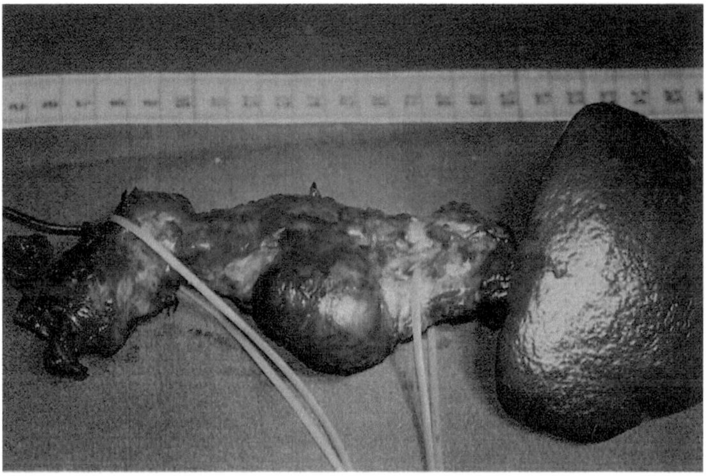

Abb. 4. Operationspräparat mit großem, teilthrombosiertem A. lienalis-Aneurysma

THERAPIE UND VERLAUF

Aufgrund dieses Befundes wurden der Truncus coeliacus mit der A. gastrica sinistra, die Aneurysmata der A. hepatica communis und der A. lienalis entfernt sowie eine Pankreaslinksresektion mit Splenektomie durchgeführt (Abb. 4). Auf einen Venenbypass zwischen Aorta und A. hepatica communis konnte verzichtet werden, da sich eine ausreichende Anastomosierung über die A. mesenterica superior, A. pancreaticoduodenalis und A. gastroduodenalis hin zur A. hepatica propria gebildet hatte. Nach Resektion der A. gastrica sinistra und Fortfall der

A. gastroepiploica sinistra erfolgte die Blutversorgung des Magens allein über die A. gastroepiploica dextra sowie über die A. gastrica dextra, die ebenfalls aus der A. mesenterica superior mitversorgt wurde. Bereits intraoperativ trat aufgrund der Devaskularisierung eine livide Verfärbung des Magens im Sinne einer ischämischen Gastritis auf, die unter konservativer Therapie vollständig reversibel war.

Die histologische Aufarbeitung des Operationspräparats wies eine schwere Arteriosklerose der resezierten Gefäße auf. Eine chronische Pankreatitis des teilresezierten Pankreas schien sekundärer Natur zu sein.

Ein halbes Jahr nach Diagnosestellung und Operation ist der Patient klinisch unauffällig; die Nachuntersuchung erbrachte keinen pathologischen Befund.

DISKUSSION UND DIFFERENTIALDIAGNOSEN

Blutungen aus der Vater-Papille sind seltene Ursachen der oberen gastrointestinalen Blutung. Differentialdiagnostisch ist eine Hämobilie von einer Blutung aus dem Pankreasgang zu unterscheiden. Als Ursachen des hier beschriebenen Haemosuccus pancreaticus kommen in erster Linie Pankreaserkrankungen (chronische und akute Pankreatitis, Pankreaskarzinom) mit sekundärer Abszeßbildung und Ausbildung von Pseudozysten in Frage, gefolgt von rupturierten Gefäßaneurysmata sowie durch Gefäßveränderungen im Rahmen von Schwangerschaften [2, 3, 7, 12, 13, 17–19, 22–24, 26].

Ursachen der Aneurysmatabildung

- Arteriosklerose,
- chronische Pankreatitis,
- Traumata,
- Abszesse,
- Steine.

Aneurysmata im Bereich des Truncus coeliacus bzw. der A. mesenterica superior stellen eine Rarität dar. Man findet sie in unselektierten Autopsien nach Trastek mit einer Häufigkeit von 0,16% [23], im selektierten Krankenkollektiv nach Stanley [20] mit einer Inzidenz von 0,78%. Eine Ausnahme stellt die Arbeit von Bedford dar [1], der bei Patienten mit Leberzirrhose speziell nach Aneurysmata der A. lienalis suchte, deren Inzidenz bei 10,4% lag.

Bei Blutungen aus viszeralen Arterien ist der häufigste Sitz der Leckage die A. lienalis mit ca. 50%, gefolgt von den Aa. pancreaticoduodenales mit ca. 20% [2, 6, 11–13, 16, 18, 21, 25].

Im Falle der Perforation des Aneurysmas kommt es in ca. 45% der Fälle zur Ausbildung eines Hämoperitoneums, in ca. 40% zu einer Hämobilie, in 10% der Fälle zu einer Blutung in den Magen oder das Duodenum. Eine Blutung in den Pankreasgang ist ausgesprochen selten [6, 18, 25, 27, 28].

Im Rahmen einer chronischen Pankreatitis können Blutungen aus den viszeralen Arterien in bis zu 10% jedoch vorwiegend nach intraabdominell beobachtet werden [7, 8, 12, 27, 28].
Erstbeschreiber dieser Blutung in den Ductus pancreaticus waren 1931 Lower u. Farell [15]. 1970 berichtete Sandblom [18] von 3 Fällen einer Blutung aus dem Pankreasgang, wobei es in 2 Fällen zu einer Wühlblutung aus einem Aneurysma der A. lienalis in den Ductus pancreaticus kam. Er war auch der Autor, der den Terminus „Haemosuccus pancreaticus" formulierte. 1973 kreierte der Chirurg Longmire das Synonym „hämoduktale Pankreatitis" [14]. 1978 sprachen Favriel [9] wie auch 1979 Fraissinet [10] von der Wirsungorrhagie. Als eine extrem ausgefallene Besonderheit beschreibt 1988 Vazquez-Iglesias [24] die Blutung aus der Papilla minor bei einem Pancreas divisum und nennt diese Santorinirrhagie.
Die Seltenheit der Blutung in den Pankreasgang wird durch die Tatsache deutlich, daß bisher in der Literatur nur von ca. 20 Fällen berichtet wird. Noch seltener ist die Situation, daß ein Untersucher, wie in unserem Falle, eine akute Blutung aus der Papilla Vateri zu sehen bekommt. Auf Grund der meist intermittierenden Blutung ist die endoskopische Sicherung erschwert [4, 7].
Therapeutisches Mittel der Wahl sind die Aneurysmaembolisation via Katheter, Aneurysmaresektion mit Pankreasteilresektion sowie evtl. Splenektomie oder auch nur eine Aneurysmaligatur [5, 7, 8, 13].
Wie wichtig eine rasche Diagnosestellung im Falle einer massiven Blutung aus viszeralen Gefäßen ist, zeigen die Mortalitätsraten, die zwischen 50 und 70% liegen [3, 8, 12, 13, 19].
Die Endoskopie allein führt selten zur Diagnose, da die Blutung nur intermittierend auftritt. Wesentlich sicherer gelingt es mittels der Zöliakographie bzw. neuerdings mit der Farbdopplersonographie, Aneurysmata oder Gefäßleckagen nachzuweisen. Differentialdiagnostisch ist immer an einen malignen Prozeß zu denken, was den operativen Eingriff als diagnostische und therapeutische Maßnahme erfordert [2, 8, 11, 14]. Als neuestes endoskopisches Verfahren kommt zunehmend auch die Pankreatikoskopie in Betracht, mit der exakt der Pankreasgang zu inspizieren ist und unter optischer Kontrolle selektiv Gewebe gewonnen werden kann.

Literatur

1. Bedford PD, Lodge B (1960) Aneurysm of splenic artery. Gut 1: 312–320
2. Bivins BA, Sachatello CR, Chuang VP, Brady P (1978) Hemosuccus pancreaticus. Arch Surg 113: 751–753
3. Bowers J, Koehler PR, Hammer SP, Nelson JA, Tolman KG (1976) Rupture of a splenic artery aneurysm into the pancreatic duct. Gastroenterology 70: 1152–1155
4. Brintnall BB, Laidlaw WW, Papp JP (1974) Hemobilia: pancreatic pseudocyst hemorrhage demonstrated by endoscopy and arteriography. Am J Dig Dis 19: 186–188
5. Busuttil RW, Brin BJ (1980) The diagnosis and mangement of visceral artery aneurysms. Surgery 88: 619–624
6. Cashow CE, Gusberg RJ, Gottlieb LJ (1983) Gastroinstestinal hemorrhage from pseudoaneurysms in pancreatic pseudocysts. Am J Surg 145: 534–541

7. Clay RP, Farnell MB, Lancaster JR, Weiland LH, Gostout CR (1985) Hemosuccus pancreaticus. Ann Surg 202: 75–80
8. Eckhauser FE, Stanley JC, Zelenock GB, Borlaza GS, Freier DT, Lindenauer SM (1980) Gastroduodenal and pancreaticoduodenal artery aneurysms: a complication of pancreatitis causing spontaneous gastrointestinal hemorrhage. Surgery 88: 335–342
9. Favriel JM, Erf M, Sterin P (1979) Rupture d'une aneurysm de l'artere splenique dans le pancreas, cause exceptionelle d'haemorrhegic digecti par Wirsungorrhagia. Semin Hop 55: 1125–1128
10. Fraissinet R, Sahal J, Sarles H (1978) Wirsungorrhagia: Report of a case and review of the literature. Gastrenterol Clin Biol 2: 99–100
11. Gaa J, Deininger HK (1988) Seltener Befund eines Aneurysmas der Arteria pancreaticoduodenalis inferior mit Verschluß des Truncus coeliacus. Fortschr Röntgenstr 149: 97–98
12. Gross-Fengels W, Lorenz R, Ghussen F, Hesse U (1988) Die eingeblutete Pankreaspseudocyste. Eine Differentialdiagnose der oberen gastrointestinalen Blutung. Fortschr Röntgenstr 149: 94–96
13. Jones EL, Finney GG (1968) Splenic artery aneurysms. Arch Surg 97: 640–647
14. Longmire WP, Rose AS (1973) Hemoductal pancreatitis. Surg Gynecol Obstet 136: 246–250
15. Lower WB, Farell JB (1931) Aneurysm of the splenic artery: Report of a case and review of literature. Arch Surg 23: 182–190
16. Moore SW, Lewis RJ (1961) Splenic artery aneurysm. Ann Surg 153: 1033–1045
17. Reuter SR, Redman HC, Joseph RR (1969) Angiographic findings in pancreatitis. AJR 107: 56–64
18. Sandblom P (1970) Gastrointestinal hemorrhage through the pancreatic duct. Ann Surg 171: 61–66
19. Small DJ, Houghton WJ, Mortensen NJ (1988) True aneurysms of the pancreaticoduodenal artery: a rare cause of retroperitoneal bleeding and delayed diagnosis. Br J Surg 75: 72
20. Stanley JC, Fry WJ (1974) Pathogenesis and clinical significance of splenic artery aneurysms. Surgery 76: 898–909
21. Stanley JC, Thompson NW, Fry WJ (1970) Splanchnic artery aneurysms. Arch Surg 101: 689–697
22. Stroud WH, Cullom JW, Anderson MC (1981) Hemorrhagic complications of severe pancreatitis. Surgery 90: 657–665
23. Trastec VF, Pairolero PC, Bernatz PE (1985) Splenic artery aneurysms. World J Surg 9: 378–383
24. Vázquez-Iglesias JL, Durana JA, Yanez J, Rodriguez H, CarciaVallejo L, Arnal F (1988) Santorinirrhage: hemosuccus pancreaticus in the pancreas divisum. Am J Gastroenterol 83: 876–878
25. de Vries JE, Schattenker ME, Malt RA (1982) Complications of splenic artery aneurysm other than intraperitoneal rupture. Surgery 91: 200–204
26. White HF, Baum S, Buranasiri S (1976) Aneurysms secondary to pancreatitis. AJR 127: 393–396
27. Yokoyama I, Hashmi MA, Srinivas D, Shaikh KA, Levine SM, Sorokin JJ, Camishion RC (1984) Wirsungorrhagie or hemoductal pancreatitis: report of a case and review of the literature. Am J Gastroenterol 79: 764–768
28. Yoshikai T, Murakami J, Nishihara H, Oshiumi Y (1986) Hemosuccus pancreaticus: CT manifestations, J Comput Assist Tomogr 10: 510–512

Erstveröffentlichung: Mas R de, Kohler B, Ante D, Schönleben K, Riemann JF (1989) Hämosuccus pancreaticus nach Ruptur eines A. hepatica-Aneurysmas. Z Gastroenterol 27: 736–738.

Das muzinöse Zystadenom in der Maske der chronisch-obstruktiven Pankreatitis

B. Kohler

Zystische Pankreasprozesse werden mit den modernen bildgebenden Verfahren zunehmend häufiger diagnostiziert. Die überwiegende Mehrzahl dieser zystischen Formationen sind postpankreatitische Pseudozysten, konnatale Zysten oder Retentionszysten [10]. Das Zystadenom, als zystische Neoplasie des Pankreas, repräsentiert etwa 10% aller epithelialen zystischen Pankreasprozesse [6, 12, 18]. Das Zystadenokarzinom, die maligne Entartung des muzinösen Zystadenoms, ist mit ca. 1% aller Pankreasmalignome eine Rarität [7, 8]. Die Klinik dieser Pankreastumoren ist vielfältig und nicht charakteristisch. Die exakte Diagnose dieser zystischen Pankreasneoplasie gelang bisher fast ausschließlich intraoperativ.

FALLBEISPIEL

Eine 63jährige Patientin litt seit 5 Monaten unter Steatorrhö, die u.a. zur Gewichtsabnahme von 8 kg führte. In einem auswärtigen Krankenhaus fand sich bei der ERP ein massiv dilatierter Ductus Wirsungianus mit Kontrastmittelaussparungen im Kopfbereich, die als Pankreasgangsteine interpretiert wurden (Abb. 1). Unter der Diagnose der chronischen Pankreatitis mit manifester exokriner Pankreasinsuffizienz bei Pankreatikolithiasis erfolgte die Verlegung in unsere Klinik zur ESWL.

Oberbauchsonographie

Diese entsprach der auswärtigen ERP, der Ductus Wirsungianus war auf 12 mm erweitert, im Kopfbereich echoreiche Strukturen ohne Schallschatten. Unter der Vorstellung der obstruktiven Pankreatitis bei Pankreasgangsteinen erfolgte 2malig die ESWL (Piezolith, Fa. Wolf).

Kontroll-ERCP

Diese zeigte eine weiche fischmaulartig klaffende Papille, die problemlos zu intubieren war. Nach retrograder Anfärbung des Pankreasgangs war dieser

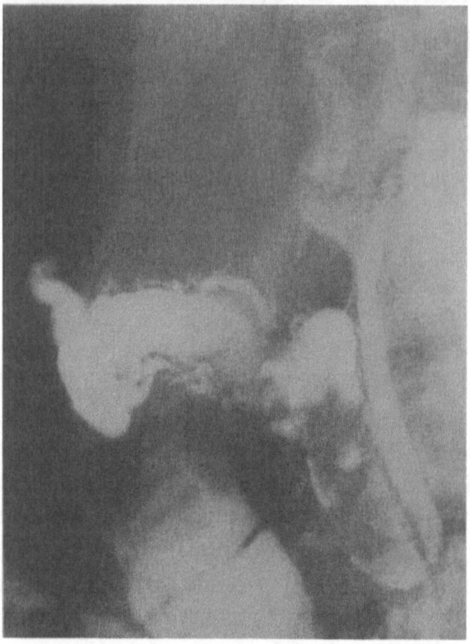

Abb. 1. ERP: unregelmäßig begrenzte Strukturen im distalen Anteil des massiv dilatierten Pankreasgangs

gleich konfiguriert wie in der Vor-ERCP beschrieben. Nach Papillotomie und Eingehen mit einem Fogarty-Ballonkatheter wurden überraschend keine Konkremente gewonnen. Daraufhin Entschluß zur Pankreatikoskopie. Mit dem neu entwickelten, bisher nur als Prototyp vorliegenden Mother-Baby-Duodenoskopsystem (Olympus, Hamburg) konnte der Pankreasgang problemlos mit dem 3,5 mm messenden Pankreatikoskop intubiert und komplett bis in den Pankreas-

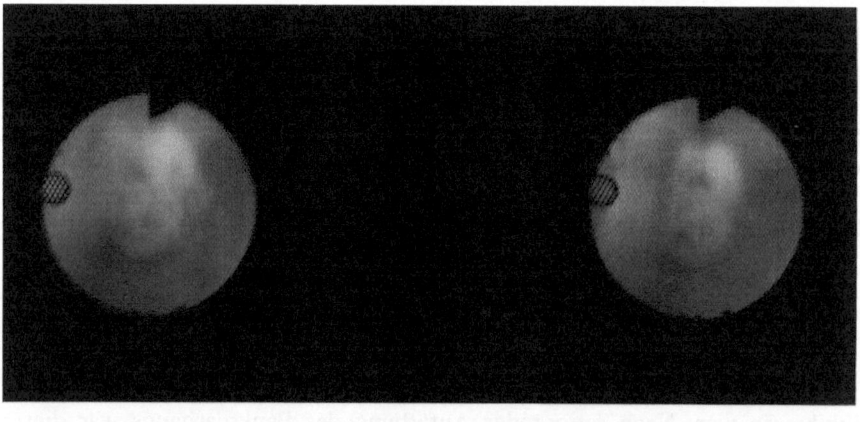

Abb. 2. Blick mit dem Pankreatikoskop auf tumoröse Formationen im Ductus Wirsungianus

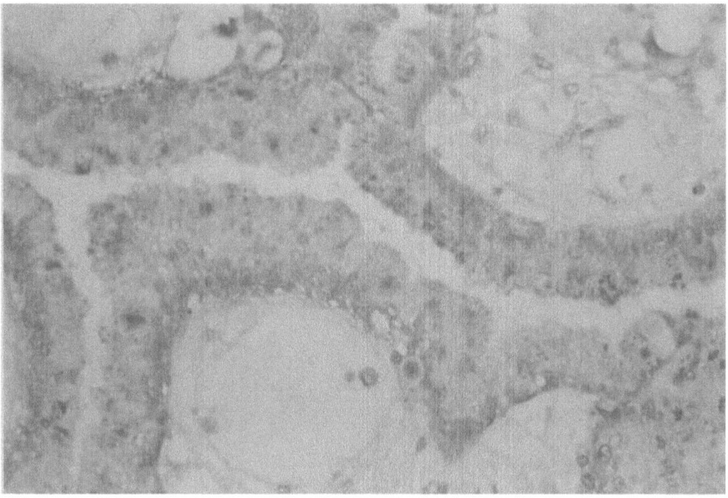

Abb. 3. Einschichtiges Zylinderepithel mit basal lokalisierten Zellkernen, im Zytoplasma – blau gefärbt – saure Mukopolysaccharide (Alcianfärbung)

schwanz inspiziert werden. Optisch zeigte sich ein intraduktal-multifokal wachsender zottenartiger Tumor, der vollständig auf den Pankreaskopf begrenzt war (Abb. 2). Unter endoskopischer bzw. radiologischer Kontrolle Entnahme von Zytologie und Histologie aus dem Tumorareal. Die mikroskopische Analyse der Gewebeproben ergab ein einschichtiges Zylinderepithel, welches z. T. papillär konfiguriert war; in der Alcianfärbung Nachweis von intrazellulärer Schleimbildung (Abb. 3).

DIAGNOSE

Muzinöses Zystadenom des Pankreas.

Therapie

Partielle Duodenopankreatektomie. Intraoperativ konnten keine tumorösen Veränderungen im Pankreaskopf getastet werden, die Resektion erfolgte ausschließlich nach dem beschriebenen endoskopischen Befund. Die Untersuchung des Resektats zeigte, daß der benigne Tumor makroskopisch auf den resezierten Pankreaskopf beschränkt war, mikroskopisch fanden sich jedoch überraschend im Bereich der Absetzungsstelle in den kleinen Gängen noch Anteile der muzinösen zystischen Neoplasie.

Histologische Klassifikation der exokrinen Tumoren des Pankreas (nach [9])

Tumoren azinären Ursprungs:
- solider und zystischer Azinuszelltumor,
- Azinuszellkarzinom,
- azinäres Zystadenokarzinom.

Tumoren duktalen Ursprungs:
- tubuläres Adenom (adenomatöse Ganghyperplasie),
- intraduktales Papillom (papilläres Adenom),
- seröses Zystadenom (mikrozystisches Adenom),
- muzinöser zystischer Tumor (muzinöses Zystadenom, Zystadenokarzinom).

Tubuläres Adenokarzinom:
- Gut differenziert,
- niedrig differenziert.

Muzinöses Karzinom.
Adenosquamöses Karzinom.

Pleomorphes Karzinom:
- großzelliger Typ,
- großzelliger Typ mit osteoklastenartigen Zellen.

Tumoren unbestimmter Histogenese:
- Pankreatoblastom (infantiles Karzinom),
- pleomorphes Karzinom,
- kleinzelliger Typ.

DISKUSSION UND DIFFERENTIALDIAGNOSEN

Das Pankreas bietet eine ganze Palette von exokrinen Tumoren, die nur zum Teil wie die Zystadenome als zystische Neoplasien imponieren [6, 9, 19]. Histologisch wird der zystische Tumor in das seröse und muzinöse Zystadenom sowie in das Zystadenokarzinom unterschieden [13].

Das seröse oder mikrozystische Adenom des Pankreas ist und bleibt gutartig [2, 5, 17]. Ausgangspunkt des Tumors sind vermutlich die zentroazinären Zellen oder duktale Epithelverbände [1, 9, 11]. Der Tumor besteht aus zahllosen kleinen Zysten, die mit einem einschichtigen glykogenhaltigen kubischen Epithel ausgekleidet sind. Der Zysteninhalt und die Zellen sind im Gegensatz zum muzinösen Zystadenom CEA-negativ [1, 11]. Der zystische Prozeß kann einen Gesamtdurchmesser von bis zu 30 cm erreichen, Frauen erkranken etwa 10mal so häufig wie Männer, der Altersgipfel liegt zwischen 50 und 80 Jahren [2, 18].

Grundsätzlich anders ist die Beurteilung des muzinösen Zystadenoms. Der Tumor besteht gewöhnlich aus einer bis zu 35 cm großen Zyste [3, 4, 18]. Die Zystenwand ist aus einem hochdifferenzierten muzinproduzierenden Epithel mit papillären Abspaltungen aufgebaut, in dem immunhistochemisch u.a. das tumorassoziierte Antigen CEA nachweisbar ist [11, 19]. Von welchen Zellen der Tumor abstammt ist bisher unsicher. Speziell Pankreasgangepithelien werden als Ursprungszellen vermutet [1], wohingegen neuere immunhistochemische

Befunde eher an eine epitheliale Metaplasie denken lassen [14]. Der Tumor ist überwiegend unilokulär, in bis zu 7% multilokulär. Die maligne Entartung des primär benignen muzinösen Zystadenoms ist gesichert, er gilt als potentiell maligner Tumor. Benigne und maligne Anteile können nebeneinander im gleichen Tumor histologisch nachgewiesen werden [3, 17]. Als kurative Maßnahme ist deshalb die komplette Resektion zu fordern [12].
Gleiches gilt für das Zystadenokarzinom, wo immer die radikale Tumorbeseitigung anzustreben ist. In der Literatur wird für die potentiell kurative Resektion eine Fünfjahresüberlebensrate von 68% angegeben [7, 8]. Sie liegt damit weit höher als für das fast immer infauste Pankreaskarzinom.
Die Symtome beider Zystadenomarten sind uncharakteristisch. Neben Oberbauchbeschwerden klagen die Patienten über Übelkeit, Gewichtsverlust oder Diarrhöen. Selten treten Komplikationen wie Ikterus oder GI-Blutungen auf. Häufig ist der Tumor aufgrund der Größe leicht zu palpieren. Bei der hier vorgestellten Patientin lagen die typischen Zeichen einer schweren Pankreatitis, wie Steatorrhöe und starke Gewichtsabnahme, vor. Aufgrund der sonographischen und radiologischen Befunde wurde die Diagnose einer obstruktiven Pankreatitis bei Pankreatikolithiasis gestellt.

Differentialdiagnose – obstruktive Pankreatitis

- Pankreatikolithiasis,
- Pankreasgangstenose,
- Pankreasgangtumor,
- Papillentumor.

Charakteristische Laborparameter existieren bisher nicht; inwieweit der CEA-Wert im Zystenpunktat prognostische Bedeutung besitzt, muß offen bleiben [11, 19].
Durch die modernen bildgebenden Verfahren werden zwar zunehmend häufiger zystische Pankreasprozesse auch in geringer Größe diagnostiziert, eine eindeutige Artdiagnose ist jedoch kaum möglich [13]. Auch die sonographisch gezielte Feinnadelpunktion kann keine sichere Diagnose liefern (16). Eine bedeutende Bereicherung in der Diagnostik von Pankreasprozessen stellt nach unserer Erfahrung das neuentwickelte Mother-Baby-Duodenoskop dar. Es besteht aus einem 3,5 mm dicken Pankreatikoskop und einem 14,8 mm im Durchmesser messenden Motherduodenoskop. Das flexible Pankreatikoskop ist am distalen Ende um 160° in einer Ebene abwinkelbar, der Biopsiekanal beträgt 1,2 mm. Alternativ kann bei weiter Papillotomie und dilatiertem Ductus Wirsungianus auch ein 4,5-mm-Cholangioskop, das einen 1,7-mm-Biopsiekanal besitzt, eingesetzt werden. Nach Papillotomie gelingt mit diesem problemlos die Intubation des Pankreasgangs. Bei der beschriebenen Patientin konnte der gesamte Pankreasgang bis in den Schwanzbereich eingesehen werden. Damit ist präoperativ die genaue Beschreibung der Tumorlokalisation und deren Ausdehnung möglich.

Literatur

1. Alpert LC, Truong LD, Bussart MI, Spjut HJ (1988) Microcystic adenoma of the pancreas. Am J Surg Pathol 12: 251–263
2. Compagno J, Oertel JE (1978) Microcystic adenomas of the pancreas. Am J Clin Pathol 69: 289–298
3. Compagnoe J, Oertel JE (1978) Mucinous cystic neoplasms of the pancreas with overt and latent malignancy. Am J Clin Pathol 69: 573–580
4. Cross MR (1980) Mucinous cystadenoma of the pancreas. Gastroenterology 79: 944–947
5. Delcenserie R, Dupas JL, Joly JP, Descombes P, Mortier F, Capron JP (1988) Microcystic adenoma of the pancreas demonstrated by endoscopic retrograde pancreatography. Gastrointest Endosc 34: 52–54
6. Friedmann AC, Lichtenstein JE, Dachman AH (1983) Cystic neoplasms of the pancreas. Radiology 149: 45–50
7. Hodgkinson DJ, Remine WH, Weiland LH (1978) Clinicopathologic study of 21 cases of pancreatic cystadenocarcinoma. Ann Surg 188: 679–684
8. Ito Y, Blackstone MO, Frank PH, Skinner DB (1977) Mucinous biliary obstruction associated with a cystic adenocarcinoma of the pancreas. Gastroenterology 73: 1410–1412
9. Klöppel G, Held G, Morohoshi T, Seifert G (1982) Klassifikation exokriner Pankreastumoren. Pathologe 3: 319–328
10. Remmele W (1984) Pathologie 2. Springer, Berlin Heidelberg New York Tokyo S 828–835
11. Rickaert F, Cremer M, Deviere J (1991) Intraductal mucin-hypersecreting neoplasms of the Pancreas. Gastroenterology 101: 512–519
12. Rückert K, Torni D, Kümmerle F (1985) Zystadenome und Zystadenokarzinome des Pankreas. Dtsch Med Wochenschr 110: 1769–1774
13. Sachs JR, Deren JJ, Sohn M (1989) Mucinous cystadenoma: pitfalls of differential diagnosis. Am Gastroenterol 7: 811–816
14. Santini D, Bazzocchi F, Ricci M, Mazzolewi G, Campione O, Marrano D (1988) Mucinous cystic tumour of the pancreas. Pathol Res Pract 183: 767–770
15. Schmidt U, Donhuijsen K, Löhr H, Kort J (1989) Zystisches Pankreasadenom. Z Gastroenterol 27: 140–144
16. Schwerk WB (1981) Ultrasonically guided percutaneous puncture and analysis of aspirated material of cystic pancreatic lesions. Digestion 21: 184–192
17. Segesser L von, Rohmer A (1984) Pancreatic cystadenoma and cystadenocarcinoma. Br J Surg 71: 449–451
18. Warshaw AL, Compton CC, Kent Lewandrowski PD, Cardenosa G, Müller PR (1990) Cystic tumors of the pancreas. Ann Surg 4: 432–445
19. Yu HC, Shetty J (1985) Mucinous cystic neoplasma of the pancreas with high carcinoembryonic antigen. Arch Pathol Lab Med 109: 375–377

Erstveröffentlichung: Kohler B, Köhler G, Riemann JF (1990) Das muzinöse Zystadenom des Pankreas – die exakte endoskopische Sicherung mit der Pankreoskopie. Leber Magen Darm 4: 196–199

Double-duct-Zeichen = Pankreaskarzinom?

D. Schlauch

In Amerika versterben jährlich 112000 Patienten an Karzinomen des Gastrointestinaltrakts, 22% davon an Pankreaskarzinomen. Der Anteil an allen Karzinomen liegt bei 3% mit Zunahme der Inzidenz während der letzten Jahre. Das Pankreaskarzinom hat eine besonders schlechte Prognose: Weniger als 20% überleben das erste Jahr, die Fünfjahresüberlebensrate liegt bei nur 3%. Die Erkrankung ist vor dem 45. Lebensjahr selten, die Häufigkeit nimmt danach jedoch deutlich zu [10].

Primär maligne epitheliale Neoplasmen entwickeln sich weitaus am häufigsten im exokrinen Parenchym, wesentlich seltener in den endokrinen Zellen der Langerhans-Inseln. Nichtepitheliale Tumoren sind sehr selten. 75–92% der Adenokarzinome nehmen ihren Ausgang vom Epithel der Pankreasgänge. Zwei Drittel sind im Kopf, der Rest im Korpus und Schwanz lokalisiert. Das Pankreas kann jedoch auch Ort von Metastasen anderer Primärtumoren sein: Bei Autopsiestudien sind metastatische Absiedlungen v.a. von Mamma- und Bronchialtumoren und malignen Melanomen 4mal so häufig wie primäre Pankreaskarzinome. Klinisch ist diese Tatsache von untergeordneter Bedeutung, da diese Metastasen nur sehr selten das führende Symptom darstellen oder Probleme bei der Differentialdiagnose verursachen [10].

Der Grund für die schlechte Prognose des Pankreaskarzinoms liegt darin, daß zum Zeitpunkt der Diagnosestellung mehr als 85% der Tumoren das Organ bereits überschritten oder zu Lymphknotenmetastasen geführt haben [10]. Um dies zu verbessern ist eine frühzeitigere Diagnose und Abgrenzung gegenüber anderen Erkrankungen, v.a. der chronischen Pankreatitis, anzustreben.

Die klinischen Leitsymptome sind Schmerzen und Ikterus, die bei 90% der Patienten vorliegen. Zusammen mit Gewichtsverlust sind sie das klassische Krankheitsbild. Gelegentlich ist eine akute Pankreatitis die Erstmanifestation. Auch ein Diabetes mellitus kann durch ein Pankreaskarzinom verursacht werden.

Im Ultraschall und CT lassen sich Raumforderungen im Pankreas ab 1–2 cm nachweisen. Die Kernspintomographie zeigte sich bislang dem CT nicht überlegen. Die Endosonographie ist beim Tumorstaging eine sehr sensitive Methode [8], für die primäre Tumordiagnostik jedoch zu aufwendig. Ein Hauptproblem dieser Verfahren stellt neben der Auflösung bei der Erkennung von Raumforderungen die Differenzierung zwischen chronischer Pankreatitis und Neoplasma dar. Da es sich bei den Neoplasmen in der weitaus größten Mehrheit um duktuläre Karzinome handelt, lassen sich auch kleinere Gangveränderungen am frühesten in der ERCP nachweisen. Typischerweise ist der Pankreasgang stenosiert (evt. mit prästenotischer Dilatation) oder komplett verlegt.

Zeichen des Pankreaskarzinoms in der ERCP

- irreguläre Stenose des D. Wirsungianus mit und ohne prästenotische Dilatation,
- Abbruch des Pankreasgangs,
- allmähliche Stenosierung und Abbruch des Gangs ("tapering type"),
- Anfärbung einer Nekrosehöhle,
- Stenose oder Abbruch von D. Wirsungianus und D. hepatocholedochus ("double-duct sign").

Infolge einer Tumornekrose kann es zur Extravasation von Kontrastmittel kommen. Eine chronische Pankreatitis kann auch zu einer Stenose des Ductus Wirsungianus führen, die jedoch in der Regel kürzer als 5 mm und regelmäßig begrenzt ist [10]. Weitere Hinweise für eine chronische Pankreatitis sind Parenchymverkalkungen, Dilatation der Seitenäste proximal einer Einengung und Gangsteine. Bei einem Verschlußikterus infolge einer chronischen Pankreatitis liegt typischerweise eine „Röhrenstenose" des Ductus hepatocholedochus vor. Das „double-duct sign" mit Verschluß oder hochgradiger Stenose beider Hauptgänge ist typisch für ein duktuläres Pankreaskopfkarzinom [2, 5, 6].
Im folgenden wird über ein Patient berichtet, der wegen des hochgradigen Verdachts auf ein Pankreaskopfkarzinoms einer Whipple-Operation unterzogen wurde.

FALLBEISPIEL

Ein 57jähriger Patient wurde zur Abklärung erhöhter Transaminasen und Cholestaseparameter stationär eingewiesen. Der Patient war bis dahin immer gesund gewesen. Bis auf Müdigkeit in den letzten Monaten klagte er über keinerlei Beschwerden, insbesondere nicht über Gewichtsverlust. Ein vermehrter Alkoholkonsum wurde verneint. Die körperliche Untersuchung war vollständig unauffällig. Das Labor bei der Aufnahme zeigte erhöhte Werte für AP (988 U/l), γGT (1100 U/l), GPT (193 U/l), GOT (247 U/l) und Bilirubin (2,3 mg/dl). Amylase, Lipase, Blutbild, Gerinnungsstatus, Elektrolyte und Nierenretentionswerte waren normal. Das Serum-CEA war normal, CA-19-9 mit 119 U/ml erhöht (normal <37). Das CEA im Pankreassekret lag bei 14,7 ng/ml, das CA 19-9 im Pankreassekret bei 3014 U/ml.
Im Ultraschall zeigte sich eine echoarme Raumforderung von 20 mm im Pankreaskopf, eine Erweiterung des Ductus Wirsungianus auf 8 mm, des Ductus hepatocholedochus auf 20 mm. Die intrahepatischen Gallenwege waren ebenfalls erweitert, die Gallenblase war vergrößert, jedoch steinfrei.

Bei der ERCP waren keine Verkalkungen im Pankreas sichtbar. Der Ductus Wirsungianus war stenosiert mit prästenotischer Dilatation. Damit verbunden war eine Stenose des Ductus hepatocholedochus ebenfalls mit einer prästenotischen Dilatation im Sinne eines „double-duct sign“ (Abb. 1). Es wurde eine endoskopische Sphinkterotomie durchgeführt, Pankreassekret zur Bestimmung der Tumormarker aspiriert, eine Bürstenzytologie und Biopsien aus der Papil-

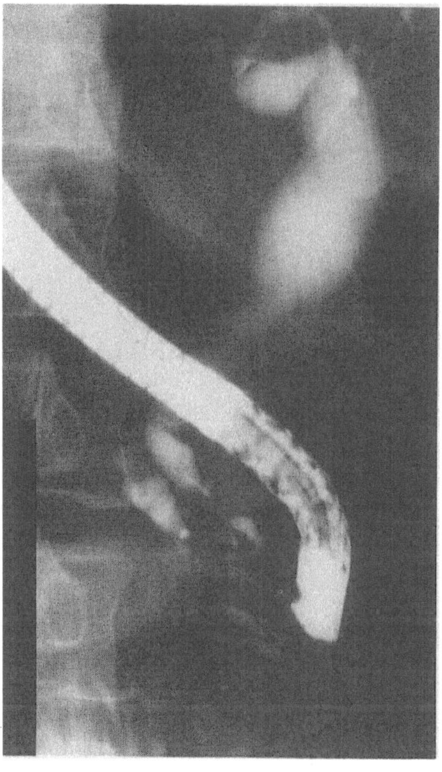

Abb. 1. Gleichzeitige Stenosierung und prästenotische Dilatation des Ductus Wirsungianus und des Ductus hepatocholedochus („double-duct sign“)

lengegend entnommen. Die Tumormarker waren erhöht. Weder die Bürstenzytologie noch die Histologie der Biopsien zeigten maligne Zellen.
Die ultraschallgesteuerte Feinnadelpunktion der echoarmen Raumforderung erbrachte ebenfalls keine malignen Zellen.

Verdachtsdiagnose

Pankreaskopfkarzinom.

THERAPIE UND VERLAUF

Aufgrund der echoarmen Raumforderung, des ERCP-Befunds und der erhöhten Tumormarker stellten wir trotz der negativen Zytologie und Histologie die Verdachtsdiagnose eines Pankreaskopfkarzinoms. In Absprache mit unserem chirurgischen Konsiliarius wurde die Indikation zur Laparatomie gestellt. Es wurde eine partielle Duodenopankreatektomie nach Whipple durchgeführt. Der Chirurg fand intraoperativ einen faustgroßen Tumor im Pankreaskopf. Die histologische Aufarbeitung des Operationspräperats und der mitresezierten Lymphknoten erbrachte kein Hinweis auf Malignität, sondern eine chronische, fokal aktive Pankreatitis. Der postoperative Verlauf war unkompliziert.

Enddiagnose

Segmentäre chronische Pankreatitis.

DISKUSSION UND DIFFERENTIALDIAGNOSEN

Bei klinischem Verdacht auf ein Pankreaskarzinom beträgt die Sensitivität der ERCP 85–92%, die Spezifität 70–88% [5]. Die ERCP ist bezüglich der Diagnostik eines Pankreaskarzinoms den anderen bildgebenden Verfahren wie Ultraschall, CT und NMR überlegen [10]. Bei einer Übersicht von 530 Patienten mit Pankreaskarzinom war die ERCP nur bei 15 Patienten (2,8%) unauffällig

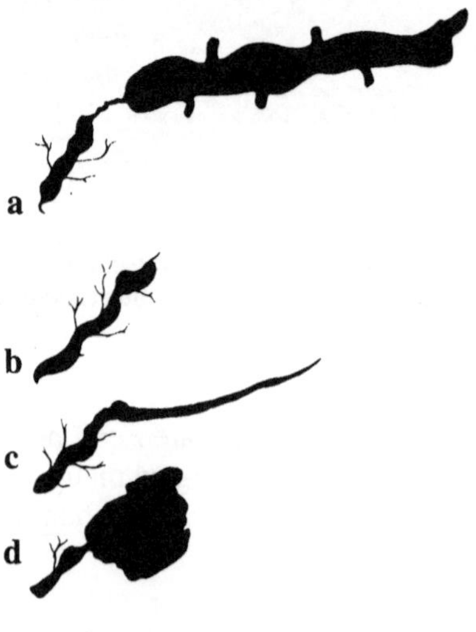

Abb. 2 a – d. Schematische Darstellung der Gangveränderungen beim Pankreaskarzinom: **a** irreguläre Stenose und prästenotische Dilatation; **b** Abbruch des Pankreasgangs; **c** allmähliche Stenosierung und Abbruch des Gangs ("tapering type"); **d** Anfärbung einer Nekrosehöhle. (Nach [5])

[3]. Der Hauptvorteil der ERCP besteht in der Erkennbarkeit schon subtiler Veränderungen der extrahepatischen Gallengänge und des Ductus Wirsungianus [1]. Ein Rückschluß auf die Tumorgröße ist dabei nur bedingt möglich. Die Größe und Ausdehnung des Tumors werden beim Staging mittels Ultraschall, CT, Angiographie, Endosonographie und Laparaskopie untersucht. Das Hauptproblem aller bildgebenden Verfahren besteht in der Differenzierung zwischen chronischer Pankreatitis und Pankreasneoplasma [4, 7, 9]. Charakteristische, aber nicht beweisende Zeichen in der ERCP sind Gangabbruch, Stenose mit oder ohne prästenotischer Dilatation, Gangkompression und Kontrastmittelaustritt infolge einer Nekrose (Abb. 2) [6, 9, 10]. Die Diagnose wird signifikant sicherer durch das Vorliegen eines „double-duct sign", d.h. Abbruch oder Stenose sowohl des Ductus pancreaticus als auch des Ductus hepatocholedochus [2, 5]. Auch bei der chronischen Pankreatitis kann der Ductus hepatocholedochus mitbetroffen sein: es liegt dann typischerweise eine „Röhrenstenose" vor. Diese Stenose liegt distal und weist eine glatte Kontur auf. In dem hier vorgestellten Fall war die Stenose zwar glatt konturiert, jedoch nicht direkt oberhalb der Papille. Der Gang distal der Stenose war unauffällig. Bei einer chronischen Pankreatitis würde man auch hier eher eine Erweiterung erwarten.

Die Verdachtsdiagnose eines Karzinoms stützte sich auf den Ultraschallbefund einer echoarmen Raumforderung und die erhöhten Tumormarker im Serum. Hinzu kam das typische Alter des Patienten bei fehlender Anamnese erhöhten Alkoholkonsums oder früherer Pankreatitiden. Weder durch Bürstenzytologie des Pankreasgangs, noch durch die perkutane Feinnadelpunktion konnten Tumorzellen nachgewiesenen werden, was jedoch per se einen malignen Prozeß nicht ausschließen kann. Der Verdacht wurde durch den Nachweis eines „double-duct sign" in der ERCP erhärtet. Auf Grund des präoperativen Stagings stellten wir den hochgradigen Verdacht auf ein Pankreaskarzinom T1aN0M0. Aufgrund der potentiell kurativen Resektabilität wurde eine Whipple-Operation durchgeführt, wobei die histologische Aufarbeitung eine fokal aktive chronische Pankreatitis erbrachte. Bei Durchsicht der Literatur konnten wir keine Angaben über die Spezifität des „double-duct sign" finden. Bis zu diesem Fall fanden wir bei den bei uns durchgeführten ERCP's kein „double-duct sign", ohne daß dieses durch ein Pankreaskarzinom verursacht worden wäre.

Differentialdiagnose des „double-duct sign"

- Pankreaskopfkarzinom,
- chronische Pankreatitis,
- segmentäre Pankreatitis.

Obwohl die Whipple-Operation „nur" eine chronische Pankreatitis erbrachte, halten wir aufgrund der Voruntersuchungen auch im nachhinein die Operation für gerechtfertigt. In unserem Fall war das Double-duct-Zeichen in der ERCP nicht gleichzusetzen mit der prognostisch ungünstigen Diagnose eines Pankreaskarzinoms.

Literatur

1. Belohlavek D, Koch H, Rösch W, Schaffner O, Maeder HU, Flory J, Classen M, Demling L (1976) 5 years experience in endoscopic retrograde cholangiopancreaticography (ERCP). Endoscopy 8: 115–118
2. Freeny PC, Bilbao MK, Katon RM (1976) „Blind" evaluation of endoscopic retrograde cholangiopancreatography (ERCP) in the diagosis of pancreatic carcinoma. The „double duct" and other signs. Radiology 119: 271–274
3. Freeny PC (1989) Radiologic diagnosis and staging of pancreatic ductal adenocarcinoma. Radiol Clin North Am 27: 121–128
4. Lankisch PG, Staritz M, Freise J (1990) Sicherheit bei der Diagnostik der chronischen Pankreatitis. Z Gastroenterol 28: 253–258
5. Lux G, Graf I, Riemann JF, Lederer P, Gebhardt C (1986) Technik und Treffsicherheit der ERCP in der Diagnostik des Pankreaskarzinoms. In: Beger HG, Bittner R (Hrsg) Das Pankreaskarzinom. Springer, Berlin Heidelberg New York Tokyo, S 213–228
6. Malfertheiner P, Büchler M, Burkhardt G, Safi F, Junge U (1986) Wertigkeit der ERCP in der Diagnose des Pankreaskarzinoms (1986) In: Berger HG, Bittner R (Hrsg) Das Pankreaskarzinom. Springer, Berlin Heidelberg New York Tokyo, S 229–237
7. Printz H, Dietz W, Zielke A, Bittinger A, Rothmund M (1991) Chronische eitrig-abszedierende, indolente Pankreaskopfpankreatitis mit extrahepatischer Cholestase. Dtsch Med Wochenschr 116: 1628–1632
8. Rösch T, Dittler HJ, Lorenz R, Braig C, Gain T, Feuerbach S, Höfler H, Siewert JR, Classen M (1992) Endosonographisches Staging des Pankreaskarzinoms. Dtsch Med Wochenschr 117: 563–569
9. Stadelmann O, Sáfrány L, Löffler A, Barna L, Miederer SE, Papp J, Käufer C, Sobbe A (1974) Endoscopic retrograde cholangiopancreatography in the diagnosis of pancreatic cancer. Endoscopy 6: 84–93
10. Warshaw AL, Castillo F (1992) Pancreatic carcinoma. N Engl J Med 326: 455–465

Pankreasgangstenose – immer von klinischer Relevanz?

R. Jakobs

In den letzten Jahrzehnten wurden immense technische Fortschritte in der Pankreasgang- und -parenchymdiagnostik erzielt. Der entscheidende innovative Durchbruch war die endoskopische retrograde Cholangio-pankreatographie (ERCP), deren diagnostischer Einsatz erstmals im Jahre 1968 durch die Arbeitsgruppe um Mc Cune [1] beschrieben wurde. In der Folgezeit fand diese Methode immer breitere Anwendung und wird heute auch in vielen z.T. weniger spezialisierten stationären und ambulanten Einrichtungen eingesetzt. Ergänzt wird dieses Verfahren zunehmend durch andere bildgebende Untersuchungstechniken wie die Endosonographie und (in den letzten Jahren) die Pankreatikoskopie. Die weite Verbreitung der ERCP hat dazu geführt, daß sie immer häufiger zur diagnostischen Klärung bei anhaltenden unspezifischen Oberbauchbeschwerden angewendet wird. Dabei fallen in Einzelfällen Veränderungen des Pankreasgangsystems auf, deren pathologische Bedeutung unklar ist und die zu einer erweiterten Pankreasdiagnostik führen.
Im folgenden wird über eine Patientin berichtet, bei der eine ERCP wegen seit Jahren bestehender epigastrischer Beschwerden durchgeführt wurde; dabei fand sich eine ringförmige Einengung des Pankreasganges. Die Patientin wurde zur weiteren Pankreasdiagnostik in unserer Klinik vorgestellt.
Stenosen des Ductus pancreaticus finden sich bei verschiedensten, sowohl malignen wie benignen Erkrankungen des Pankreas; neben dem primären Pankreaskarzinom stellt die chronische Pankreatitis eine der häufigsten Ursachen dar.

FALLBEISPIEL

Vorgeschichte

Die 51jährige Patientin litt seit 4 Jahren an rezidivierenden, z.T. krampfartigen Oberbauchbeschwerden ohne Ausstrahlung in den Rücken, die vorwiegend 1–2 h postprandial, teilweise aber auch im Nüchternzustand auftraten. Häufig bestand Meteorismus, ohne daß eine eindeutige Korrelation zum Verzehr bestimmter Nahrungsmittel zu eruieren war. Weder Übelkeit und Erbrechen noch Diarrhö waren nachweisbar; ein regelmäßiger Alkoholkonsum bestand nicht.
Die Patientin war gegen dieser Symptomatik mehrfach untersucht worden. Weder laborchemisch noch sonographisch waren wegweisende Befunde erho-

ben worden. Gastroskopisch fand sich eine helicobacterassoziierte chronisch-aktive Antrumgastritis, die nicht für die Symptomatik verantwortlich war; ein entsprechender Therapieversuch war fehlgeschlagen. Koloskopisch war lediglich eine Pseudomelanosis coli nachweisbar.
Wegen einer massiven Zunahme der epigastrischen Beschwerden und einer Gewichtsabnahme von annähernd 3 kg innerhalb von 4 Monaten war die Patientin erneut stationär eingewiesen worden. Auch jetzt waren die serologischen Untersuchungen wieder völlig unauffällig. Zur Klärung der abdominellen Symptomatik wurde eine ERCP angeschlossen; dabei fand man eine isolierte ringförmige Stenose des Ductus pancreaticus im Kopf-Korpus-Übergang. Eine computertomographische Darstellung des Abdomens erbrachte keine Pathologika. Die Patientin wurde daraufhin zur erweiterten Pankreasdiagnostik in unsere Klinik verlegt zur Abklärung der Stenose.

Körperliche Untersuchung

Bei der Aufnahme befand sich die Patientin in einem guten Allgemein- und Ernährungszustand (168 cm, 61,5 kg). Die körperliche Untersuchung zeigte einen diskreten, diffusen Druckschmerz im mittleren Oberbauch, außerdem bestand ein auffälliger Meteorismus bei normaler Peristaltik. Resistenzen waren ebensowenig nachweisbar wie eine Hepatosplenomegalie.

Spezielle Untersuchungsbefunde

Die Blutsenkungsreaktion und das Blutbild waren unauffällig; die *serologischen* Parameter waren normal, insbesondere auch die Serumamylase und -lipase, sowie die Tumormarker CA 19-9 und CA 72-4.
Sonographisch fand sich ein normal großes, homogenes Pankreas, der Ductus Wirsungianus war mit maximal 2 mm normkalibrig.
Die *ERCP* zeigte ein unauffälliges intra- und extrahepatisches biliäres System, im Ductus Wirsungianus war die vorbeschriebene ringförmige Einengung im Kaput-Korpus-Übergang ohne prästenotische Dilatation nachzuweisen; das übrige pankreatische Gangsystem war altersentsprechend (Abb. 1 und Abb. 2a).
Unter antibiotischer Abdeckung mit Mezlocillin wurde eine *Pankreatikoskopie* mit einem 0,8 mm-Miniendoskop (Fa. Olympus Optical Co., Hamburg/Tokio) durchgeführt (Abb. 2b). An der Stenose zeigte sich eine septumartige Einschnürung des Pankreasganges; die gesamten einsehbaren Wandanteile hatten eine völlig glatte, normal vaskularisierte Oberfläche ohne makroskopischen Hinweis auf entzündliche oder neoplastische Veränderungen (Abb. 3).
Zum Ausschluß eines extraduktal lokalisierten Pankreastumors wurde eine *Endosonographie* angeschlossen, dabei konnte ein normales Pankreasorgan dargestellt werden (Abb. 4).

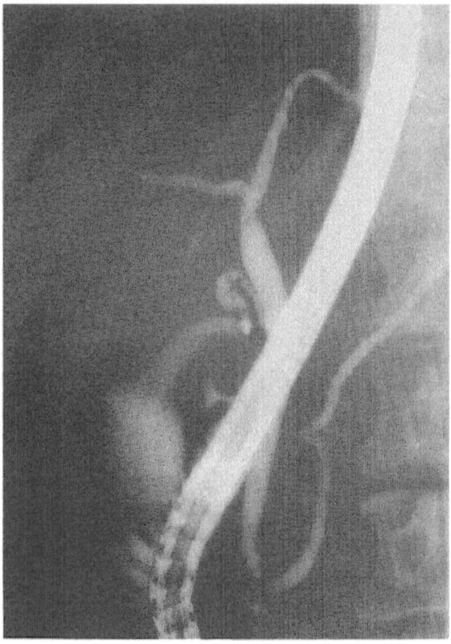

Abb. 1. Normales intra- und extrahepatisches biliäres Gangsystem. Im Ductus pancreaticus stellt sich eine isolierte ringförmige Stenosierung dar

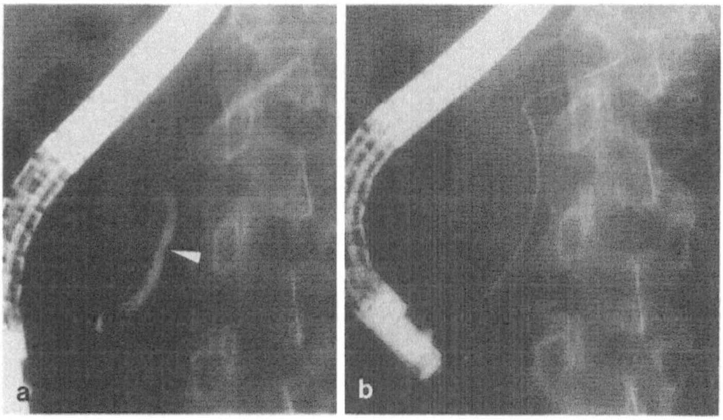

Abb. 2. a Vorbeschriebene Einengung des Pankreasganges, der übrige Hauptgang sowie die Seitenäste erscheinen unauffällig; **b** das 0,8-mm-Pankreaskop kann bis in den Pankreasschwanzbereich vorgeschoben werden

Die dokumentierte Einengung des Ductus Wirsungianus wurde als Normvariante ohne pathologischen Charakter gedeutet, differentialdiagnostisch wurde ein postpankreatitisches Residuum in Erwägung gezogen.

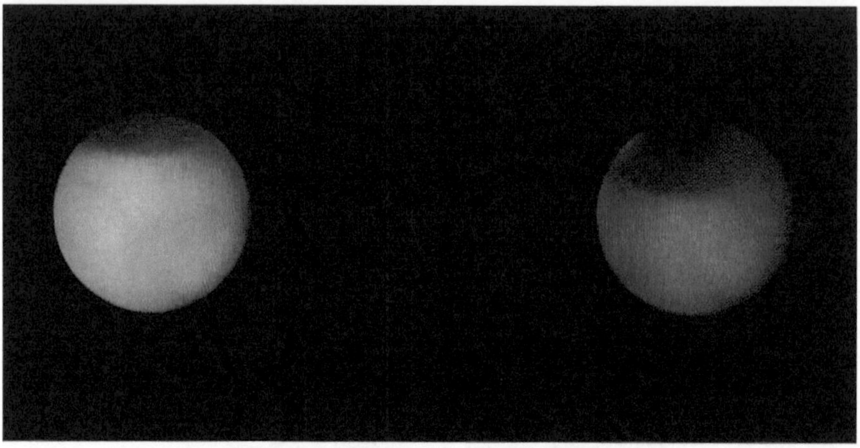

Abb. 3. Pankreatikoskopisch stellt sich eine glatt berandete, membranartige Einschnürung des Pankreasganges dar. Diese erscheint normal vaskularisiert, Exophyten sind nicht vorhanden

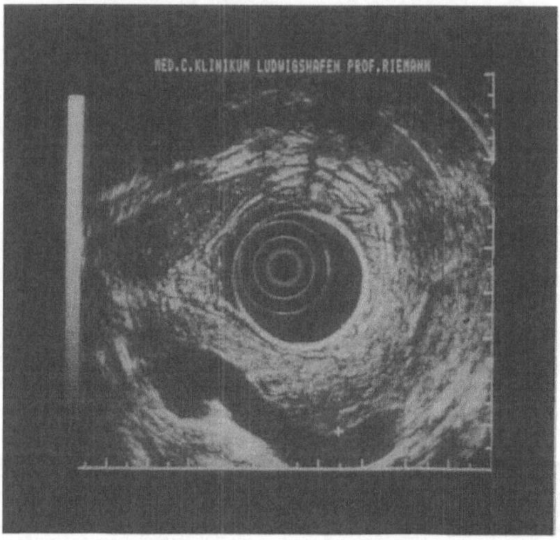

Abb. 4. Endosonographischer Normalbefund des Pankreas

Nach Wertung der vorliegenden Befunde war die vorliegende Veränderung nicht als Ursache für die Oberbauchsymptomatik anzusehen; um die Genese der Beschwerden näher einzuordnen, wurde deshalb ein H_2-Atemtest nach oraler Belastung mit 50 g Laktose durchgeführt. Es zeigte sich ein hochpathologischer H_2-Anstieg (Abb. 5), begleitet von heftigen, krampfartigen Bauchbeschwerden, wie sie auch in der Vergangenheit mehrfach zur stationären Aufnahme geführt hatten.

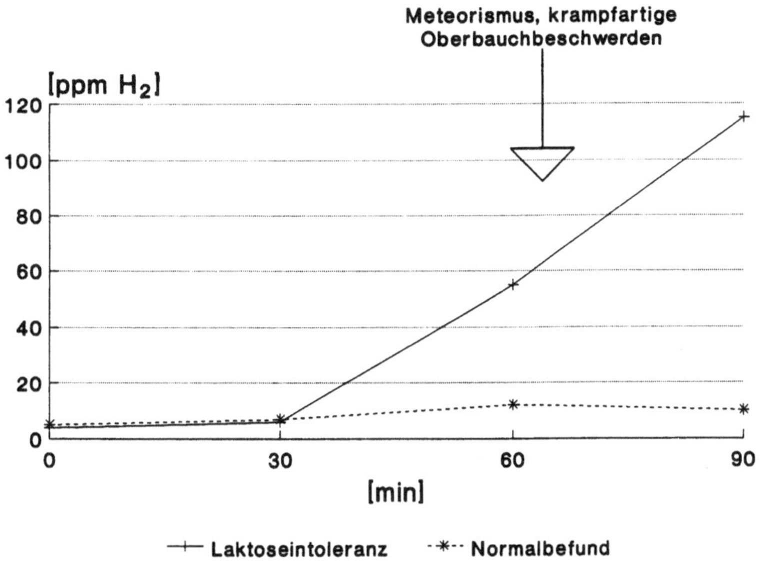

Abb. 5. Im H_2-Atemtest findet sich ein hochpathologischer H_2-Anstieg nach oraler Zufuhr von 50 g Laktose, begleitet von einer ausgeprägten abdominellen Symptomatik (zum Vergleich: physiologischer Testverlauf)

DIAGNOSE

Anhand der erhobenen Untersuchungsbefunde konnten folgende Diagnosen gestellt werden:

1) (Primäre) Laktoseintoleranz,
2) septenförmige Einengung des Pankreasganges im Kopf-Korpus-Übergang am ehesten einer anlagebedingten Normvariante entsprechend (Differentialdiagnose: postpankreatitische Stenose).

Therapie

Es wurde zunächst eine laktosefreie Kost verabreicht, außerdem erfolgte eine spezielle diätetische Beratung. Bereits während des Klinikaufenthaltes trat eine deutliche Besserung der Symptomatik ein. Vereinbart wurde, daß die Patientin in der Folgezeit langsam eine laktosearme Kost bis zur individuell festzulegenden Toleranzgrenze aufbauen sollte.
Die Pankreasgangveränderung wurde als nicht therapiebedürftig angesehen.

DISKUSSION UND DIFFERENTIALDIAGNOSE

Seit den ersten ERCP-Untersuchungen durch Mc Cune 1968 [7] und die japanischen Arbeitsgruppen um Oi und Ikeda [8] ist dieses Verfahren weltweit etabliert. Die ERCP deckt typische pathologische Befunde in Form von Stenosen, Gangdilatationen, Zysten, Nekrosehöhlen etc. auf, die oft wegweisend für die zugrundeliegende Erkrankung sind.
Gerade Stenosen des Pankreasganges sind bei verschiedensten malignen und benigen Erkrankungen des Pankreas vorzufinden:

Differentialdiagnostik der Pankreasgangstenosen

Maligne:
- primäre Pankreasmalignome,
- Metastasen extrapankreatischer Tumoren,
- Pankreaslymphome.

Benigne:
- chronische Pankreatitis (v.a. segmentäre Pankreatitis),
- Residuen nach akuter Pankreatitis (narbige Strikturen, Pseudozysten),
- sklerosierende Cholangitis,
- anlagebedingte Normvarianten,
- Kompression durch externe Strukturen (Vasa mesentericae, Lymphknoten, Wirbelkörper).

Bei den malignen Krankheiten ist v. a. das duktale Pankreaskarzinom zu nennen. Nach Malfertheiner et al. [6] zeigten sich an einem Kollektiv von 48 Patienten mit histologisch gesichertem Pankreaskarzinom in 23% der Fälle segmentale Gangstrikturen, in weiteren 21% konnten Stenosen mit prästenotischer Dilatation nachgewiesen werden. Diese Befunde werden von Kawai et al. bestätigt, die bei 216 Patienten mit Pankreaskarzinom in 63 Fällen (= 29%) eine umschriebene Stenose des Pankreasganges nachweisen konnten [5]; in über 2/3 dieser Fälle war der Tumor im Pankreaskopfbereich lokalisiert.
Neben den primären Neoplasien des Pankreas finden sich seltener auch Metastasen anderer Tumoren, v.a. Bronchial-, Mammakarzinom und Hypernephrom; diese sind vom Pankreaskarzinom mittels ERCP nicht zu unterscheiden [15].
Unter den Ursachen benigner Strikturen bzw. Stenosen des Pankreasganges ist die chronische Pankreatitis an erster Stelle zu nennen. Dabei finden sich häufig begleitende Veränderungen des übrigen Gangsystems (irreguläre Dilatation, Verplumpung der Seitenäste, Pseudozysten). Typische Zeichen der chronischen Pankreatitis, die eine absolut sichere Unterscheidung vom Pankreaskarzinom ermöglichen, gibt es aber nicht [10]. Gerade beim Typ IIb der segmentären Pankreatitis (Stenose ohne prästenotische Dilatation) kann sich ein ähnliches Bild bieten wie im dargestellten Kasus.
Weitere Ursachen von Pankreasgangstenosen sind postakute Veränderungen nach Pankreatitis, bei der sich in bis zu 50% der Fälle Gangveränderungen wie

z.B. Pseudozysten, Nekrosehöhlen, aber auch narbige Strikturen nachweisen lassen.
Als seltene Erkrankung, die mit z.T. reversiblen Strikturen des Ductus wirsungianus einhergeht, ist die sklerosierende Cholangitis zu nennen [1].
Auch anatomische Variationen können eine Stenose des Pankreasganges vortäuschen. In 3% von post mortem radiologisch sowie anatomisch untersuchten Patienten konnte Birnstingl [8] eine relative Stenose des Pankreashauptganges im Gangknie nachweisen; Ursache scheint eine physiologische Faltung der Gangstrukturen an der Verschmelzungszone des Hauptganges mit dem akzessorischen Ductus pancreaticus zu sein. Als weitere Prädilektionsstelle von Einengungen des Ganges ohne pathologischen Charakter ist das mittlere Pankreaskorpus, bedingt durch eine Unterkreuzung der Vasa mesentericae anzusehen. Kompressionsbedingte Stenosen durch knöcherne Strukturen der Wirbelsäule oder Lymphknoten wurden beobachtet.
Wie bereits erwähnt, bietet die ERCP allein in einigen Fällen keinen sicheren Anhalt über die Dignität der Gangveränderung [10].
Die Endosonographie (EUS) hat sich als sehr aussagekräftig erwiesen für die weitere Beurteilung des Pankreas. Kaufmann u. Sivak [4] untersuchten prospektiv an 25 Patienten die diagnostische Wertigkeit der EUS: bei 9 von 10 Patienten mit Pankreaskarzinom konnte die richtige Diagnose gestellt werden (2 falschpositive Resultate), eine chronische Pankreatitis wurde in 89% der Fälle richtig diagnostiziert. Auch hier war allerdings eine völlig sichere Unterscheidung nicht zu treffen.
Einen hohen Stellenwert genießt die Methode allerdings im Staging des Pankreaskarzinoms, wo sie der abdominellen Sonographie, dem CT und der Angiographie überlegen ist [10].
Die neuentwickelte Miniendoskopie des Pankreasganges in Mutter-Baby-Technik bietet hingegen die Möglichkeit, intraduktale Prozesse durch direkte Inspektion näher zu klassifizieren. Zwei verschiedene Pankreatikoskope sind bei uns im Einsatz: ein ultradünnes Pankreatikoskop (0,8 mm Durchmesser), das ohne vorhergehende endoskopische Papillotomie eingesetzt werden kann, und ein größeres Minipankreatikoskop, das einen Durchmesser von 3,1 mm aufweist. Der Vorteil des größeren Prototyps ist, daß neben der rein optischen, makroskopischen Beurteilung der Läsion auch eine Biopsieentnahme über einen Arbeitskanal und damit die sichere histologische Einordnung der duktalen Strukturen möglich ist; allerdings ist die mit Komplikationen behaftete endoskopische Papillotomie eine zwingende technische Voraussetzung [11].
Eines der möglichen Einsatzgebiete der Pankreatikoskopie ist die Abklärung unklarer Pankreasgangstenosen. Eine weitgehend sichere Differenzierung erlaubt die Methodik zwischen postentzündlichen Stenosen, die glatt berandet erscheinen, und tumorbedingten Strikturen, die sich schon makroskopisch als irregulär konfiguriert und exophytische Tumoranteile enthaltend darstellen [12].
Im vorliegenden Falle war mit dem ultradünnen Pankreatikoskop eine glatt berandete, normal vaskularisierte Einschnürung des Ductus Wirsungianus festzustellen, die einer Membran ähnelte. Eine Biopsie konnte bei dem eingesetzten Gerät, wie oben erwähnt, nicht gewonnen werden. Ob die dargestellte Struktur

einer Normvariante im Sinne einer „Faltung" des Ganges im Verschmelzungspunkt der beiden Pankreasganganlagen [2] oder eine postakute pankreatitische Läsion darstellte, war nicht zu differenzieren; die Möglichkeit einer intraduktalen Membran in Analogie zum „web" des Ösophagus muß in Erwägung gezogen werden.
Die faszinierenden diagnostischen Möglichkeiten, die sich durch die Entwicklung der modernen endoskopischen Verfahren ergeben, können den Blick dafür verstellen, daß „banale" Erkrankungen eine einfache Erklärung für Symptome liefern, die fälschlicherweise der entdeckten „Anomalie" angelastet werden könnten.
Auch im dargestellten Fall waren umfangreiche, z. T. kostenintensive und risikobehaftete Diagnostika eingesetzt worden. Die Möglichkeit einer Laktoseintoleranz war zuvor offensichtlich nicht in die differentialdiagnostischen Erwägungen miteinbezogen worden.
Eine Laktoseintoleranz ist in den meisten Fällen durch einen primären Laktasemangel der Dünndarmmukosa (autosomal-rezessiver Erbgang) bedingt und manifestiert sich im jungen Erwachsenenalter; in der Bundesrepublik Deutschland leiden immerhin annähernd 15% der erwachsenen Bevölkerung an dieser Erkrankung [3]. Schädigungen der intestinalen Mukosa durch verschiedenste, meist entzündliche Darmkrankheiten können zur sekundären Laktoseintoleranz führen ([3, 9]; siehe unten).
Der Einsatz des hochsensitiven H_2-Atemtests unter oraler Laktosebelastung sichert risikofrei die Verdachtsdiagnose Laktoseintoleranz [13]. Kritisch einzuwenden ist, daß man das Verfahren wesentlich früher hätte einsetzen müssen, um diese banale und gut therapierbare Erkrankung zu determinieren und der Patientin invasivere Untersuchungen zu ersparen.

Ursachen der Laktoseintoleranz

primär:
- kongenital (absoluter Laktasemangel; sehr selten),
- adulte Form (autosomal-rezessiv vererbter Laktasemangel, ca. 15% der bundesdeutschen Bevölkerung).

Sekundär:
- infektiöse Enteritis viraler und bakterieller Genese,
- Lambliasis,
- M. Crohn,
- glutensensitive Enteropathie,
- Strahlenenteritis,
- Colitis ulcerosa,
- intestinale Lymphome,
- M. Whipple,
- A-β-Lipoproteinämie,
- medikamentös induziert (Zytostatika!).

Literatur

1. Bastid C, Sahel J, Sarles H (1990) Spontaneous healing of sclerosing cholangitis associated with stricture of the main pancreatic duct. Pancreas 5/4: 489–492
2. Birnstingl M (1959) A study of pancreatography. Br J Surg 47: 128–139
3. Hüppe D, Tromm A, Langhorst H, May B (1992) Lactoseintoleranz bei chronisch-entzündlicher Darmerkrankung. Dtsch Med Wochenschr 117: 1550–1555
4. Kaufmann AR, Sivak MVjr (1989) Endoscopic ultrasonography in the differential diagnosis of pancreatic disease. Gastrointest Endosc 35: 214–219
5. Kawai K, Yasuda K, Nakajima M (1987) Endoscopic diagnosis of cancer of the pancreas. In: Sivak MVjr (ed) Gastroenterologic endoscopy. Saunders, pp 821–838
6. Malfertheiner P, Büchler M, Burkhardt G, Safi F, Junge U (1986) Wertigkeit der ERCP in der Diagnose des Pankreaskarzinoms. In: Beger HG, Bittner R (eds) Das Pankreaskarzinom. Springer, Berlin Heidelberg New York Tokyo, pp 229–237
7. Mc Cune WS, Short PE, Moscovitz H (1968) Endoscopic cannulation of the ampulla of Vater. Ann Surg 167: 752–756
8. Oi I, Takemoto T (1970) Fiberduodenoscope: direct observation of the papilla of Vater. Endoscopy 17: 59–62
9. Plotkin GR, Isselbacher J (1964) Secondary disaccharidase deficiency in adult coeliac disease (non-tropical sprue) and other malabsorption states. N Eng J Med 271: 1033–1038
10. Ralls PW, Halls J, Renner I, Juttner H (1980) Endoscopic retrograde cholangiopancreatography (ERCP) in pancreatic disease. A reassessment of the specifity of ductal abnormalities in differentiating benign from malignant disease. Radiology 134: 347–352
11. Riemann JF, Kohler B, Weber J (1991) Differentialindikationen zur peroralen Pankreatikoskopie. Z Gastroenterol 32: 134–136
12. Riemann JF, Kohler B (in preparation) Endoscopy of the pancreatic duct. Value of different endoscope types.
13. Rosado JL, Salomons NW (1983) Sensitivity and specifity of the breath-analysis test for detecting malabsorption of physiological doses of lactose. Clin Chem 29: 545–549
14. Rösch T, Braig C, Gain T, Feuerbach S, Siewert JR, Schusdziarra V, Classen M (1992) Staging of pancreatic and ampullary carcinoma by endoscopic ultrasonography. Gastroenterology 102/1: 188–199
15. Stadelmann O, Schwarzländer H, Buschhüter H (1992) Diagnostik des Pankreaskarzinoms-ERCP. In: Kozuschek W, Paquet K.-J. (Hrsg) Pankreas: Diagnostik-Therapie. Karger, Basel München 289–299

LEBER – MILZ

Rezidivierende Fieberschübe bei fokalen Leberbefunden

B. ZIMMER

Zur Abklärung rezidivierender Fieberschübe ist die Abdomensonographie unerläßlich. Nicht selten lassen sich fokale Leberveränderungen als Ursache der Fieberschübe nachweisen. Im folgenden wird von einem Patienten berichtet, bei dem sonographisch eine fokale Raumforderung im rechten Leberlappen diagnostiziert wurde. Leitsymptome, die zur stationären Aufnahme führten, waren rezidivierende Fieberschübe, Gewichtsverlust, Schmerzen im Bereich der rechten Schulter, der BWS, dem rechten Oberbauch, Übelkeit sowie gelegentlich Husten.

FALLBEISPIEL

Anamnese

Ein 25jähriger Ghanese, der sich wegen eines Asylantrages seit 4 Wochen in Deutschland befand, klagte bei der stationären Aufnahme über rezidivierende Fieberschübe, bis 38,5 °C rektal seit 4 Wochen, Gewichtsverlust von 6 kg in 4 Wochen, Nachtschweiß, Abgeschlagenheit, Schmerzen im Bereich der rechten Schulter, der BWS und LWS sowie gelegentlich im rechten Oberbauch.
Der körperliche Untersuchungsbefund war unauffällig.

Laborbefunde

Laborchemisch auffällig war eine deutlich beschleunigte BKS mit 100/122 nach Westergren, alkalische Phosphatase bzw. γGT waren diskret erhöht mit 198 U/l bzw. 52 U/l, Eisen vermindert mit 19 µg/dl. Der Patient war HBs-Ag-Träger bei Zustand nach Hepatitis B. Die γ-Globuline waren relativ erhöht mit 32,7 %. Die übrigen Routinelaborparameter lagen im Normbereich.

Abdomensonographie

Sonographisch zeigte sich überraschend eine echoarme, inhomogene, von der Leberstruktur gut abgrenzbare Läsion mit einem Durchmesser von 8,2 cm im rechten Leberlappen (Abb. 1).

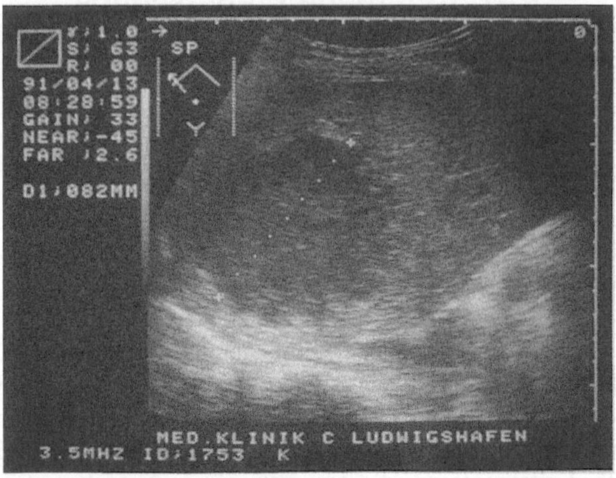

Abb. 1. Sonographischer Befund bei Aufnahme; echoarme, inhomogene Struktur mit einem Durchmesser von 8,2 cm im rechten Leberlappen

Serologie

Eine Echinokokkose konnte serologisch nicht nachgewiesen werden. Antikörper gegen E. alveolaris/granulosus zeigten sowohl im ELISA wie auch im IHA negative Titer.
Hohe Konzentrationen von Antikörpern gegen Entamöba histolytica ergaben sich im ELISA-Test, die KBR wies mittlere Konzentrationen auf. Selbst für einen Patienten aus einem endemischen Gebiet sind diese hohen Titer in Zusammenhang mit dem klinischen Bild beweisend für eine invasive Amöbiasis. Der Nachweis von massenhaft vegetativen Stadien von E. histolytica in mehrfach entnommenen Stuhlkulturen unterstrich die Diagnose eines Leberamöbenabszesses.

Leberabszeßpunktion

Das Leberabzeßpunktat – makroskopisch geruchlos, bräunlich – zeigte mikroskopisch reichlich nekrotisches Material mit Makrophagen, Lymphozyten, wenigen Granulozyten; Amöben bzw. bakterielle Erreger (Ausschluß Superinfektion) ließen sich nicht nachweisen.

DIAGNOSE

Leberamöbenabzeß bei klinisch asymptomatischem Amöbenausscheider.

THERAPIE UND VERLAUF

Wir führten eine 3wöchige Metronidazolinfusionstherapie (Clont, Gewebeamöbizid) mit 3mal 500 mg/Tag durch, sowie eine Darmlumensanierung mit Diloxanidfuroat (Furamide = Kontaktamöbizid) in einer Dosierung von 1500 mg/Tag p. o.
Drei Wochen nach Therapiebeginn stellte sich der Leberamöbenabszeß sonographisch deutlich kleiner mit einem Durchmesser von 4,3 cm dar (Abb. 2). Fünf Wochen nach Therapiebeginn ließ sich noch eine echoarme Formation von 2,3 cm nachweisen (Abb. 3). Bei einer ambulanten Kontrolle insgesamt

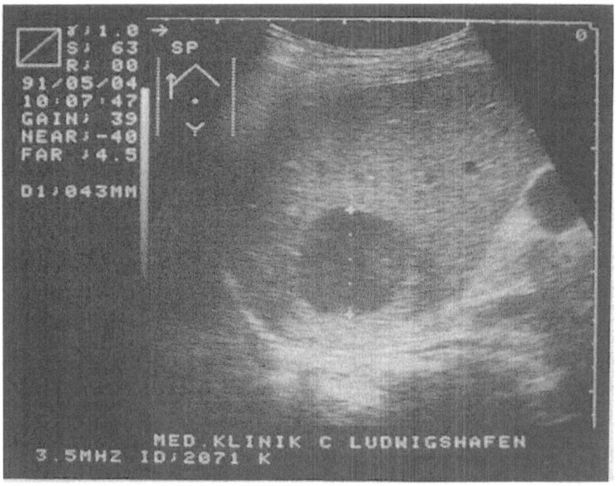

Abb. 2. Leberamöbenabszeß 3 Wochen nach Therapiebeginn; Durchmesser 4,3 cm

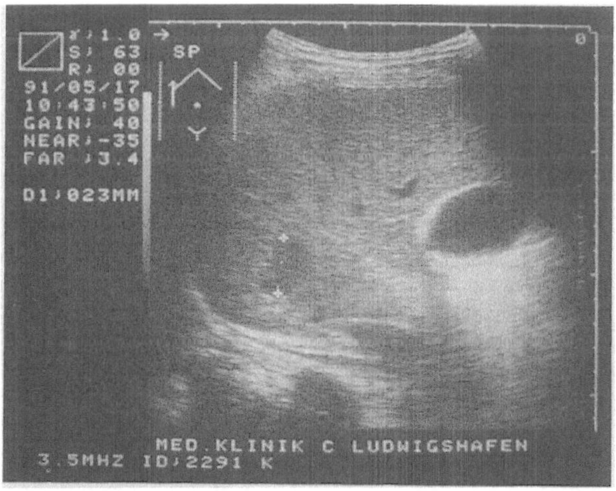

Abb. 3. Leberamöbenabszeß 5 Wochen nach Therapiebeginn; Durchmesser 2,3 cm

8 Wochen nach Therapiebeginn zeigte sich lediglich noch eine kleine zystische Läsion von 1,3 cm. Der Patient war beschwerdefrei. In mehrfach entnommenen Stuhlkulturen ließen sich keine vegetativen Stadien von E. histolyrica mehr nachweisen.

DISKUSSION UND DIFFERENTIALDIAGNOSEN

Bei mit fokalen Leberprozessen einhergehenden rezidivierenden Fieberschüben muß differentialdiagnostisch – auch bei fehlenden dysenterischen Beschwerden – ein Leberamöbenabszeß in Betracht gezogen werden; insbesondere bei Patienten aus tropischen Gebieten bzw. Tropenreisenden und deren Angehörigen, selbst wenn die Reise um Jahre zurückliegt. Bei dem oben besprochenen Patienten – asymptomatischer Amöbenausscheider – lag ein rechtsseitiger Leberamöbenabszeß vor. Die Symptomatik des Patienten (rezidivierende Fieberschübe, rechtsseitige Oberbauchschmerzen, ziehende Schmerzen im Bereich der rechten Schulter, der BWS und LWS, Abgeschlagenheit, Gewichtsverlust) laborchemische und mikrobiologische Befunde (stark beschleunigte BKS, diskrete Erhöhung der Cholestaseparameter, Nachweis vegetativer Formen von E. histolytica in den Stuhlproben), das Alter des Patienten, ein fehlendes Grundleiden, das zu einem bakteriellen Leberabszeß prädisponiert, waren richtungsweisend und typisch für eine invasive Amöbiasis, jedoch nicht beweisend. Die Sicherung der Diagnose erfolgte durch den Nachweis mittlerer bis hoher Konzentrationen von Antikörpern gegen E. histolytica im ELISA-Test bzw. der KBR gegen E. histolytica. Die Sensitivität dieser Untersuchungen liegt bei nahezu 100%, signifikant hohe Antikörpertiter treten ca. 2–3 Wochen nach Penetration der Darmwand auf [10]. Differentialdiagnostisch muß der Leberamöbenabszeß von primär pyogenen Leberabszessen anderer Genese abgegrenzt werden.

Differentialdiagnose pyogener Leberprozesse

Primär pyogene Leberabszesse:
- via Bakteriämie über V. porta bei infiziertem intraabdominellem Fokus wie Appendizitis, Divertikulitis oder Darmperforation,
- via systemische Bakteriämie über A. hepatica von entferntem Fokus,
- via aszendierende Cholangitis,
- bei Penetration benachbarter Abszesse,
- posttraumatisch.

Sekundär infizierte Leberprozesse:
- Echinokokkuszyste,
- Hämatom, kavernöses Hämangiom,
- Leberadenom-Karzinom,
- Lebermetastasen.

Hierbei handelt es sich um bakterielle Prozesse, die sich von einem infizierten intraabdominellen Fokus – Appendizitis, Divertikulitis, Darmperforation – via Bakteriämie über die V. porta entwickeln, oder über systemische Bakteriämien via A. hepatica von einem entfernten Fokus. Als dritter Mechanismus kommt eine Abszeßausbildung über eine aszendierende Cholangitis bei komplett oder partiell durch Steine, Malignome oder Striktur verlegten Gallenwegen in Betracht.

In den meisten Fällen ist die Ursache des Leberabszesses anamnestisch offensichtlich. Der Krankheitsbeginn ist akut, die klinischen Zeichen sind durch das Grundleiden bestimmt, der Krankheitsverlauf ist septisch, meist handelt es sich um multiple, kleine Abszesse in beiden Leberlappen.

Die Diagnose wird gesichert durch Abszeßpunktion; vorherrschend sind bakterielle Abszesse mit Staphylokokken, Streptokokken, E. coli und Klebsiellen. Blutkulturen sind lediglich in 50% der Fälle positiv.

Posttraumatische Abszesse bzw. von Nachbarorganen ausgehende penetrierende Abszesse sind eher selten, richtungsweisend sind hierfür Anamnese und bildgebende Verfahren (Sonogramm, CT). Die Abgrenzung gegenüber infizierten Echinokokkuszysten erfolgt serologisch durch den Nachweis erhöhter Antikörpertiter gegen E. granulosus/alveolaris in der IHA bzw. im ELISA-Test. Richtungsweisend ist bereits das sonographische Bild eines septierten Leberprozesses.

Die Unterscheidung pyogener Leberabszesse von Leberamöbenabszessen ist insbesondere für das therapeutische Vorgehen wichtig. Chirurgische Maßnahmen wie Abszeßdrainagen sind bei Amöbenabszessen heutzutage nicht mehr indiziert. Eine sonographisch gesteuerte Feinnadelpunktion ist gerechtfertigt bei V.a. Superinfektion, Gefahr der Penetration in Nachbarorgane (Perikard) sowie drohender Abszeßperforation (ab 12 cm Durchmesser) [6].

Die Therapie der Wahl besteht aus der Kombination eines Gewebe- mit einem Kontaktamöbizid in Form von Metronidazolinfusionen sowie der oralen Gabe von Diloxanidfuroat. Metronidazol wird fast vollständig resorbiert, zeigt eine hohe Gewebekonzentration, während Furamide eine hohe intraluminale Konzentration aufweisen und zu einer dauerhaften Darmsanierung führen.

Rückfälle werden somit vermieden, die Patienten sind unter dieser Therapie rasch beschwerdefrei (Entfieberung in 2–3 Tagen) [9, 11].

Literatur

1. Berger H, Pratschke E, Berr F, Fink U (1989) Die perkutane Drainagebehandlung primärer Leberabszesse. Fortschr Röntgenstr 150: 167–170
2. Cölle H, Herzog P, Gamstätter G, Holtermüller KH (1980) Sonographische Diagnose und Verlaufskontrolle eines Amöbenabszesses der Leber. Leber Magen Darm 10: 111–114
3. Ewers HR (1981) Amöbiasis. Dtsch Med Wochenschr 106: 181–184
4. Granz W, Ziegler K (1982) Klinisch-parasitologische Basisdiagnostik der extraintestinalen Amöbiasis und Wertigkeitsvergleich verschiedener Methoden zur Erfassung und Verlaufsbeurteilung amöbenbedingter Leberabszesse. Gesamt Innere Med 37: 285–295
5. Hammer B, Reutter FW (1973) Der Amöbenabszeß der Leber. Dtsch Med Wochenschr 98: 1526–1535

6. Harrison Prinzipien der Inneren Medizin Band I (1989) Übersetzung der 11. Auflage (1987) von Harrison's Principles of Internal Medicine. Schwabe, Basel, S 576
7. Mohr W (1977) Amöbenruhr als versicherungsmedizinisches Problem. Arzt Auto 7: 10–17
8. Mohr W (1978) Zur Diagnose und Behandlung des Leberabszesses durch Amöben. Med Welt 429: 138–143
9. Pietarsky G (1987) Medizinische Parasitologie, 3. Aufl. Springer, Berlin Heidelberg New York Tokyo, S 48–57
10. Starke A, Wiegelmann W (1979) Akute hepatische Amöbiasis. Leber Magen Darm 9: 171–174
11. Weinke T, Friedrich-Jänicke B, Janitschke K (1988) Bedeutung von Entamöba histolytica bei Tropenrückkehrern. Dtsch Med Wochenschr 113: 678–682
12. Weinke T, Pohle D (1990) Diagnostik und Therapie des Amöbenleberabszesses. Dtsch Med Wochenschr 115: 422–425
13. Weinke T, Scherer W, Neuber U, Tautmann M (1989) Clinical features and management of amebic liver abscess. Experience from 29 patients. Klin Wochenschr 67: 415–420
15. World Health Organisation (1985) Amebiasis and its control. Bull World Health Org, pp 417–426

Der echoreiche Lebertumor als Zufallsbefund

C.-R. de Mas

Die Sonographie gehört heute zur Basisdiagnostik in nahezu allen Spezialitäten der Medizin und wird somit routinemäßig bei jedem Patienten angewandt. Ihre überaus große Akzeptanz liegt dabei im nichtinvasiven Charakter der Methode. Durch diesen weitgestreuten Einsatz nimmt jedoch auch die Zahl der dabei gewonnenen Zufallsbefunde drastisch zu, allen voran die fokalen Läsionen der Leber, deren Wertung oft ein Problem darstellt.
Zur Interpretation der Leberrundherde betrachtet man ihre Reflexmuster, so daß man bei Echoreichtum von soliden, bei Echofreiheit von liquiden Herden spricht.
Bei den soliden Läsionen vergleicht man zusätzlich ihre Echogenität mit der des umgebenden Leberparenchyms, so daß man zusätzlich noch zwischen echoreichen, echoarmen und den gemischt strukturierten Läsionen differenziert.
Wie weitgefächert die Differentialdiagnosen allein des soliden, echoreichen Leberrundherdes sein können respektive deren Dignität, zeigt folgende Übersicht:

Solide echoreiche Veränderungen

Benigne:
- Hämangiom,
- Lipom,
- fokale Mehrverfettung,
- älteres, organisiertes Hämatom.

Maligne:
- Metastase,
- Leberzellkarzinom.

Bei den liquiden Veränderungen wird auf ihre Begrenzung geachtet, die möglichen Differenzierungen stellen meist keine Probleme dar (z.B. Zyste, Abszeß). Bei detaillierter Betrachtung jedoch passen manche Veränderungen nicht in das bisherige, stark vereinfachte Schema von soliden bzw. zystischen Veränderungen. Es finden sich auch Herde, die sowohl solide als auch liquide Anteile besitzen, weshalb sie als „gemischt" bezeichnet werden (z.B. nekrotischer Tumor/Metastase, Abszeß).

Im folgenden soll gezeigt werden, zu welcher Diagnostik und differentialdiagnostischen Überlegungen der sonographische Zufallsbefund eines echoreichen Lebertumors führen und welche Rarität dabei zu Tage treten kann.

FALLBEISPIEL

Ein 35jähriger Patient kam wegen uncharakteristischer abdomineller Schmerzen zur stationären Aufnahme. Die Anamnese war bislang unauffällig; eine Gewichtsabnahme wurde nicht registriert. Bei der körperlichen Untersuchung fand sich bei dem 183 cm großen und 75,2 kg schweren Patienten bis auf einen mäßigen Druckschmerz im Oberbauch kein auffallender Befund.
Weitreichende Laborparameter wie Elektrolyte, harnpflichtige Substanzen, Eisen, Transaminasen, Cholinesterase, Gesamteiweiß, Eiweißelektrophorese, CEA, α-Fetoprotein, Ca 19-9, β-HCG und ACE lagen im Normbereich. Einziges Pathologikum war die BKS mit 43/74 mm nach Westergren.
Es folgten die apparativen Untersuchungen: Bei der Sonographie imponierte ein vom rechten Leberlappen ausgehender z. T. scharf begrenzter, inhomogen strukturierter, ca. 20 cm im Durchmesser messender Tumor, welcher zur Ventralfläche der Leber hin z. T. gut abgrenzbar war (Abb. 1 und 2). Die Gallenblase ließ sich nicht darstellen; der D. hepatocholedochus war mit 8 mm grenzwertig, das Pankreas atypisch verlagert. Lymphome waren nicht zu sehen.
Es folgte eine Gastroduodenoskopie, die bis auf eine Impression von Magen und Bulbus unaufällig war. Eine Koloskopie war ebenfalls unauffällig.
Bei der retrograden Darstellung des Ductus Wirsungianus fand sich ein unauffälliges Pankreatikogramm. Der Ductus hepatocholedochus war massiv nach

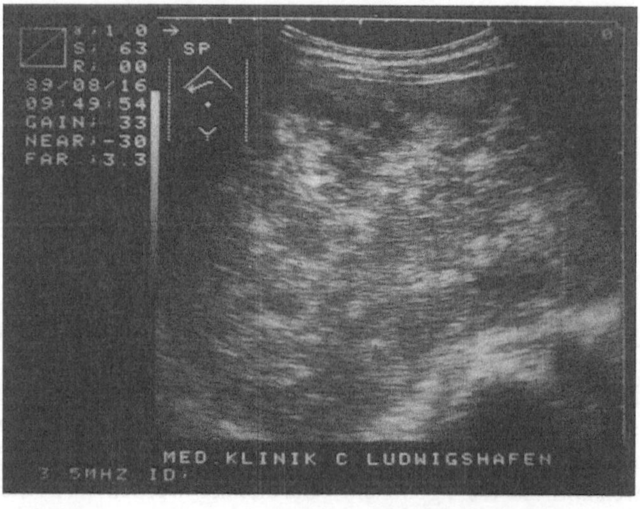

Abb. 1. Sonographie der Leber im Subkostalschnitt

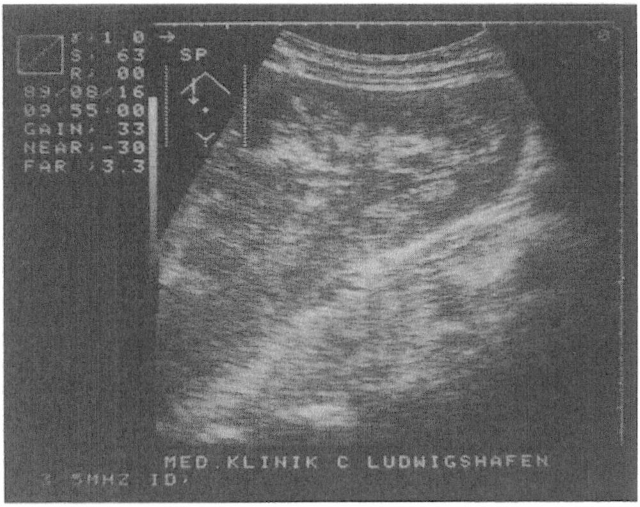

Abb. 2. Sonographie der Leber im Längsschnitt

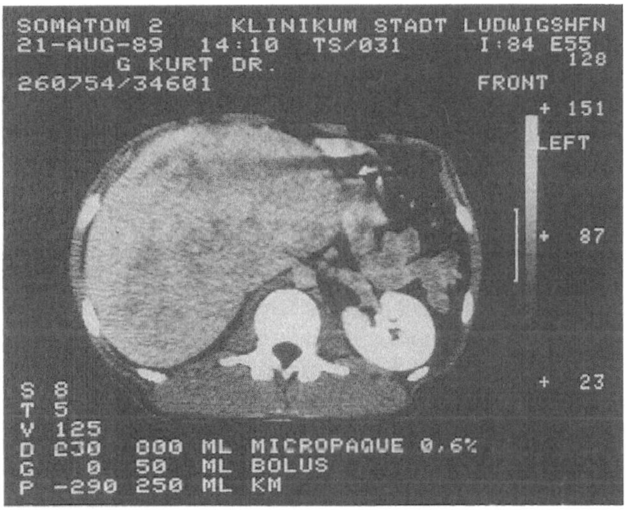

Abb. 3. Computertomographie der Leber

medial verlagert, die intrahepatischen Gallenwege konnten nicht sicher beurteilt werden.

Das Computertomogramm des Abdomens bestätigte den Befund eines scharf begrenzten Tumors des rechten Leberlappens ohne radiologische Zeichen eines invasiven Wachstums. Tumornekrosen zeigten sich nicht. Die großen Lebergefäße waren teilweise bogig verlagert (Abb. 3).

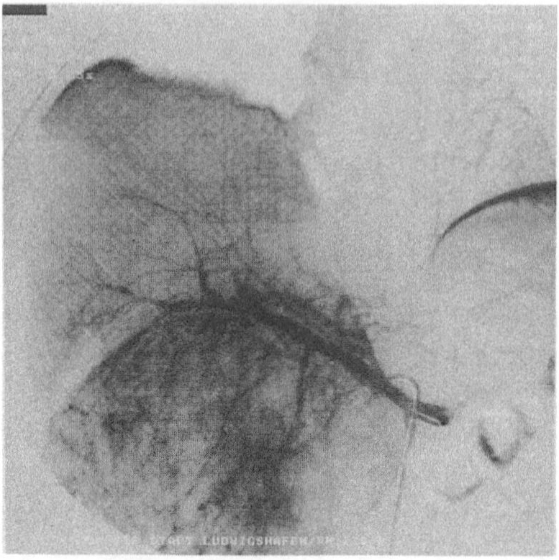

Abb. 4. Angiographie der Leber

Bei der statischen Leberszintigraphie mit ^{99m}Tc-markiertem Albuminkolloid fand sich 30 min. p.i. eine homogene Belegung des „gesunden" Lebergewebes, der tumoröse Prozeß hingegen speicherte nicht. Das hepatobiliäre Sequenzszintigramm zeigte ebenfalls eine homogene Belegung unter nahezu vollständiger Aussparung des Tumorareals. Das Blutpoolszintigramm erbrachte eine uncharakteristische Aktivitätsanreicherung im Tumor.

Es folgte die selektive Leberangiographie mit normaler Darstellung der A. hepatica communis, der A. hepatica propria und der A. hepatica sinistra. Über die bogenförmig nach kranial verlagerte A. hepatica dextra Kontrastierung einer ca. 17 cm großen Raumforderung über zahlreiche, verstärkt geschlängelte Arterien ohne Nachweis von arteriovenösen Shunts. In der Spätphase etwas inhomogene Kontrastierung des Tumors, der sich in der Randzone relativ glatt von der Umgebung abgrenzen ließ (Abb. 4).

In der Kernspintomographie stellte sich eine nichtinvasive, untypische, tumoröse Raumforderung dar.

Bei der zuletzt durchgeführten Laparoskopie wurde ein prallelastischer Tumor festgestellt, welcher von einer Kapsel überzogen war. Vom makroskopischen Aspekt her bestand keine direkte Beziehung zur Leber. Eine Probeexzision zeigte Fettgewebe, locker gelagertes Bindegewebe sowie Endothelproliferate bei fehlenden Zell- und Kernatypien, wobei eine histologische Zuordnung nicht möglich erschien.

Synopsis der durchgeführten Untersuchungen

Klinisch-chemisches Labor:	bis auf BKS-Erhöhung keine Auffälligkeiten;
Tumormarker:	o. B.;
Sonographie:	Tumor des rechten Leberlappens;
Gastroskopie:	Impression des Magens und Bulbus;
Koloskopie:	o. B.;
ERP:	o. B.;
ERC:	massive Verlagerung des D. hepatocholedochus;
Statische Leberszintigraphie:	keine Speicherung im Bereich des Tumors;
Hepatobiliäres Sequenzszintigramm:	keine Speicherung im Bereich des Tumors;
Blutpoolszinigramm:	uncharakteristische Aktivitätsanreicherung;
CT des Abdomens:	nichtinvasiver Tumor des rechten Leberlappens;
Kernspintomographie:	nichtinvasiver Tumor des rechten Leberlappens;
Selektive Angiographie:	vaskularisierter Tumor bei verlagerten Lebergefäßen;
Laparoskopie:	Tumor ohne direkte Beziehung zur Leber;
Probebiopsie:	Fett- und Bindegewebe, Endothelproliferate.

Der Patient wurde angesichts der Beschwerden, der Größe der Raumforderung und der unklaren Dignität einer operativen Intervention zugeführt. Bei der Operation zeigte sich eine Raumforderung, die teils das Lig. hepatoduodenale verdrängte, teils ihm aufsaß. Nach Präparation der den Tumor versorgenden Gefäße schien der Prozeß vom Lebersegment I seinen Ursprung zu nehmen, wobei er von der Leber partiell durch eine eigene Kapsel getrennt war. Selbst intraoperativ blieb die Dignität unklar. Eine Überraschung war das Ergebnis der feingeweblichen Untersuchung.

DIAGNOSE

Angiomyolipom der Leber.

Therapie

Erweiterte rechtsseitige Hemihepatektomie.

DISKUSSION UND DIFFERENTIALDIAGNOSEN

Die Differentialdiagnosen des echoreichen Lebertumors sind, wie bereits der obenstehenden Übersicht zu entnehmen ist, weit gestreut. Auf Grund der laborchemischen und klinischen Untersuchungsbefunde, speziell derer des Gastrointestinaltrakts, wurde ein metastatisches Geschehen praktisch ausgeschlossen, so daß eigentlich nur ein primärer Lebertumor unklarer Dignität in Frage kam.
Wegen des nichtinvasiven Charakters, der Histologie, der leeren Anamnese bezüglich Hepatitisinfektion bzw. Noxen (z. B. Thorotrast, Arsen, Vinylchlorid)

wurde an einen benigen Tumor der Leber gedacht, so daß die Diagnosen eines hepatozellulären oder cholangiozellulären Karzinoms bzw. eines Hämangioendothelioms oder -sarkoms ausschieden.
Ein Adenom, welches vor allem bei jüngeren Frauen vorkommt, war wegen des Histologiebefundes wenig wahrscheinlich.
Zum Hämangiom, zu welchem zwar die Endothelproliferate gehören, paßte nicht der gleichzeitige Nachweis von Fettgewebe und glatten Muskelfasern; das Verhalten des Tumors in der Angiographie, der statischen und Blutpoolszintigraphie war für ein Hämangiom ebenfalls eher untypisch.
Eine fokal noduläre Hyperplasie schien histologisch wie auch nach den szintigraphischen Befunden unwahrscheinlich.
Somit war die präoperative Diagnose, kritisch betrachtet, bis auf die wahrscheinlich benigne Dignität komplett unklar; die postoperative hingegen eine absolute Überraschung.
Das Angiomyolipom an sich ist ein seltener, benigner Tumor und wird meist in der Niere gefunden. In 50–80% der Fälle ist es assoziiert mit einer tuberösen Sklerose, wobei die Tumoren wiederum in 50–80% multipel angetroffen werden [2, 3, 6, 10, 15, 18]. Die Leber ist bisher die einzige extrarenale Lokalisation, an der ein Angiomyolipom beobachtet wurde [1, 2, 5]. Über diese hepatischen Angiomyolipome gibt es in der Literatur bisher nur 17 Fallbeschreibungen [4, 7, 8, 14]. Nur eine Kasuistik beschreibt ein 10jähriges Mädchen mit tuberöser Sklerose, das sowohl ein solitäres hepatisches wie auch mehrere renale Angiomyolipome aufwies [9]. In allen Fällen jedoch trat das Angiomyolipom der Leber solitär auf.
In 10 Fällen war der Tumor im rechten Leberlappen lokalisiert, in 7 Fällen im linken. Die Größe variierte von 1–36 cm Durchmesser, wobei mehr als die Hälfte kleiner als 3 cm war. Das Alter aller Patienten lag zwischen 10 und 72 Jahren.
Meist wird die Raumforderung zufällig im Rahmen einer Sonographie gefunden, wo sie als inhomoger Rundherd imponiert. In seltenen Fällen machte sie wegen ihrer Größe unspezifische abdominelle Beschwerden [17].
In der Angiographie erscheint er als gefäßreicher Tumor, im CT soll die Dichte des Tumors der von Fettgewebe entsprechen [13, 16].
Die histologische Sicherung des Befundes erfolgte meist aus Operations- bzw. Autopsiematerial. Nur in einer Kasuistik wird über die Diagnosestellung mittels sonographisch gezielter Feinnadelpunktion berichtet [12].
Charakteristikum der Histologie des Angiomyolipoms ist das Nebeneinander von Gefäßen, Fettzellen und glatten Muskelfasern [6].
Die Problematik der Diagnosestellung wie in unserem Falle erklärt sich wie folgt: Retrospektiv wäre die Diagnose anhand unserer ersten Histologie möglich gewesen, jedoch wurde wegen der Rarität dieses Tumors nicht die Verbindung Histologie-Angiomyolipom hergestellt.
Bisher exsistiert keine Beschreibung einer malignen Entartung dieses Tumors, weshalb eine abwartende Haltung gerechtfertigt ist, außer sie kann im Falle einer raschen Größenprogression bzw. eines anderweitigen malignen Prozesses (z. B. eines hepatozellulären Karzinoms) nicht sicher ausgeschlossen werden [1, 7, 9].

Literatur

1. Allen PW (1981) Tumors and proliferations of adipose tissue: a clinicopathological approach. Masson, New York
2. Bennington JL, Beckwith JB (1975) Tumors of the kidney, renal pelvis and ureter. Armed Forces Institute of Pathology, Washington
3. Blumgart RL, Payne M, Rhodes H (1987) Case report: angiomyolipoma of the liver. Clin Radiol 38: 329–330
4. Blute ML, Malek RS, Segura JW (1988) Angiomyolipoma: clinical metamorphosis and concepts for management J Urol 139: 20–24
5. Dirschmid K, Kiesler J (1979) Lipom und Pseudolipom der Leber. Med Klin 74: 997–999
6. Farrow GM, Harrison EG, Utz DC, Jones DR (1968) Renal angiomyolipoma. A clinicopathologic study of 32 cases. Cancer 22: 564–570
7. Goodman ZD, Ishak KG (1984) Angiomyolipomas of the liver. Am J Surg Pathol 8: 745–750
8. Kawarada Y, Mizimoto R (1983) Angiomyolipomas of the liver. Am J Gastroenterol 78: 734–439
9. Kristal H, Sperber F (1989) Hepatic angiomyolipoma in a tuberous sclerosis patient. Isr J Med Sci 25: 412–414
10. Lynne CM, Nadji M, Carrion HM (1979) Renal angiomyolipoma, polycystic kidney and renal cell carcinoma in a patient with tuberos sclerosis. Urology 116: 174–176
11. Naito M, Yamamura F, Takahashi K, Iwasaki S, Mochinaga M (1988) Hepatic angiomyolipoma. Acta Pathol Jpn 38: 799–804
12. Nguyen GK, Catzavelos C (1990) Solitary angiomyolipoma of the liver; report of a case initially examined by fine needle aspiration biopsy. Acta Cytol 34: 201–204
13. Pitts WR, Kazam E, Gray G, Vaughan ED (1980) Ultrasonography, computerized transaxial tomography and pathology of angiomyolipoma of kidney: solution to diagnostic dilemma. J Urol 124: 907–909
14. Pounder DJ (1982) Hepatic angiomyolipoma. Am J Surg Pathol 6: 677–681
15. Roberts JL, Fishman EK, Hartman DS, Sanders R, Goodman Z, Siegelman SS (1986) Lipomatous tumors of the liver: evaluation with CT and US. Radiology 158: 613–617
16. Steinhoff GEJ, Moors DE (1981) Difficulties in diagnosing and treating renal angiomyolipoma: report of three cases and review of the literature. Can J Surg 24; 619–621
17. Sukenik S, Kaneti J, Zirkun HJ, Buskila D (1985) Angiomyolipoma presenting as fever of unknown origin. Isr J Med Sci 21: 860–861
18. Takcuchi Y, Konishi S (1982) Tuberous sclerosis presenting as abdominal tumor: case report and literature review. Pediatr Radiol 12: 51–52

Erstveröffentlichung: Mas R de, Gubernatis H, Pichelmayr R, Riemann JF (1992) Das solitäre Angiomyolipom der Leber. Leber Magen Darm 2: 32–34.

Seltene Komplikation einer Pankreatitis – Pseudozysten der Milz

J. WEBER

Die Einbeziehung der Milz im Verlaufe einer Pankreatitis stellt ein seltenes Ereignis dar [2, 19]. Neben der direkten Arrosion der Milzkapsel mit Einblutungen durch die fortschreitende Nekrosezone können sich lokalisierte Milzläsionen ausbilden. In der Vorära der bildgebenden Verfahren war diese Diagnose nur schwer zu stellen. So wurden diese Milzzysten erst durch die Komplikationen klinisch manifest [9, 11]. Heute lassen sich diese Zysten durch Sonographie und Computertomographie frühzeitig im asymptomatischen Stadium erfassen [17]. Darüber hinaus ermöglicht die interventionelle Radiologie eine Drainage der Zysten, so daß sie sich als Alternativtherapie zur Operation anbietet [12].

FALLBEISPIEL

Ein 31jähriger Mann mit bekannter chronisch-rezidivierender Pankreatitis wurde stationär mit Oberbauchschmerzen eingeliefert. Bei der Aufnahme fand sich ein unauffälliger Laborstatus, die Peristaltik war erhalten. Sonographisch ließ sich noch am Aufnahmetag im Bereich des unteren Milzpoles ein echoarmer bis

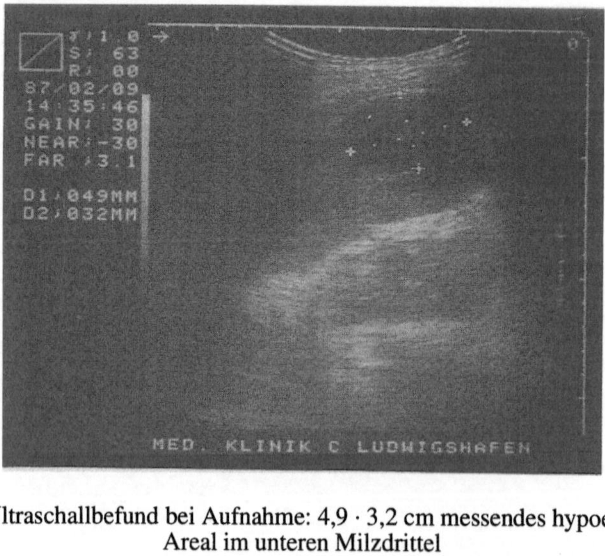

Abb. 1. Ultraschallbefund bei Aufnahme: 4,9 · 3,2 cm messendes hypoechogenes Areal im unteren Milzdrittel

echofreier Herd von 4,9 · 3,2 cm Größe darstellen (Abb. 1). Der Herd war komplett von Milzgewebe umgeben. Daneben fanden sich ein kleiner linksseitiger Pleuraerguß sowie die Zeichen einer chronisch-kalzifizierenden Pankreatitis. Die Amylase im Pleurapunktat betrug 21 U/l. Computertomographisch war die Milz 6 Monate vorher unauffällig gewesen. Ein Trauma war nicht vorausgegangen.

DIAGNOSE

Akuter Schub einer chronisch-kalzifizierenden Pankreatitis mit Milzbeteiligung.

THERAPIE UND VERLAUF

Unter einer konservativen Therapie besserten sich die Beschwerden innerhalb von 48 h. Sonographisch zeigte sich jedoch in den Verlaufskontrollen eine deutliche Zunahme der liquiden Formation in der Milz, die jetzt bis an den oberen Milzpol heranreichte (Abb. 2). Durch einen Diätfehler nach 2wöchiger

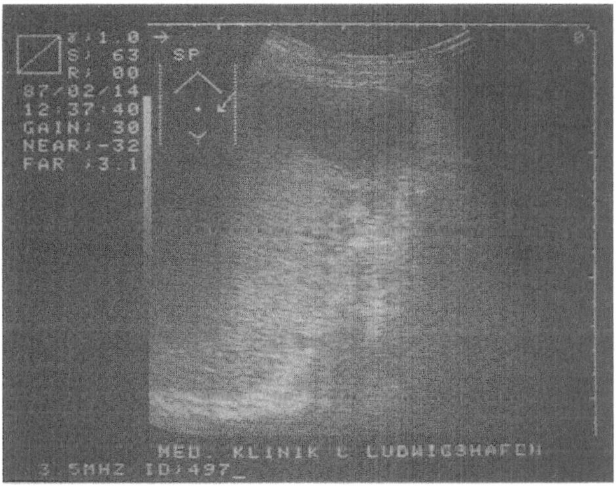

Abb. 2. Ausdehnung der liquiden Formation innerhalb der Milz von kaudal nach kranial

Beschwerdefreiheit traten erneut heftigste abdominelle Schmerzen auf. Sonographisch fanden sich eine 12,5 · 7,2 cm große liquide Formation am oberen Milzpol sowie eine Flüssigkeitsansammlung zwischen Milz und Zwerchfell (Abb. 3). Außerdem war ein linksseitiger Pleuraerguß mit erhöhtem Amylasegehalt nachweisbar. Wegen der Größenzunahme des Milzherdes wurden nun 3 ultraschallgezielte Milzpunktionen vorgenommen, so daß insgesamt 500 ml seröse Flüssigkeit entfernt wurden. Der Amylasegehalt betrug 6885 U/l. Sofort

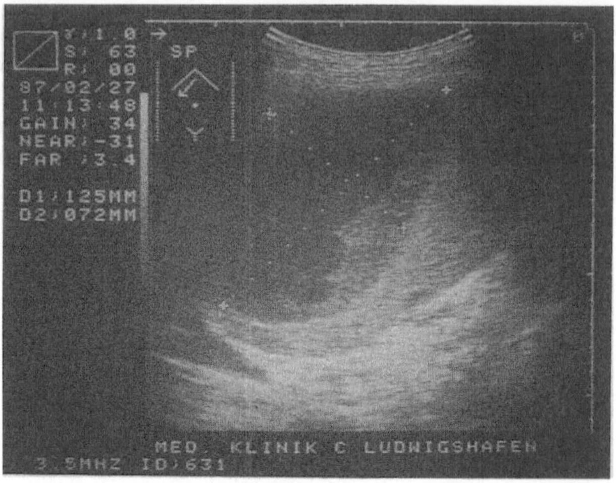

Abb. 3. Größenzunahme des Milzherdes: 12,5 · 7,2 cm messend vor der ultraschallgezielten Punktion

im Anschluß an die erste Punktion gab der Patient an, daß das Druckgefühl und die Schmerzsymptomatik im Oberbauch nachließen. Unter einer Somatostatininfusion bildete sich der Pleuraerguß zurück, ein Nachlaufen des Milzherdes wurde nicht beobachtet. Der Patient wurde nach 4 Wochen beschwerdefrei entlassen. Sonographisch zeigte sich noch eine 4,5 · 2,5 cm große echoarme Formation am oberen Milzpol. Die Kontrolle, 3 Monate später, ergab die vollständige Rückbildung des Milzherdes. Unter strikter Alkoholkarenz ist der Patient seither 4 Jahre anhaltend beschwerdefrei.

DISKUSSION UND DIFFERENTIALDIAGNOSEN

Milzzysten sind seltene, sonographisch ab 5 mm Größe faßbare Veränderungen [21]. Neben den parasitären Zysten werden nichtparasitäre Zysten angetroffen.

Differentialdiagnostik umschriebener Milzzysten [8]

- Parasitäre Milzzysten:
  - Echinokokkus.
- Nichtparasitäre Milzzysten:
  1. Primäre (echte) Formen:
     - Epidermoidzyste,
     - Hämangiom,
     - Lymphangiom,
     - seröse Zyste (Polyzystose).
  2. Sekundäre (falsche) Formen:
     - Blutungszyste (posttraumatisch),
     - pankreatogene Zyste.

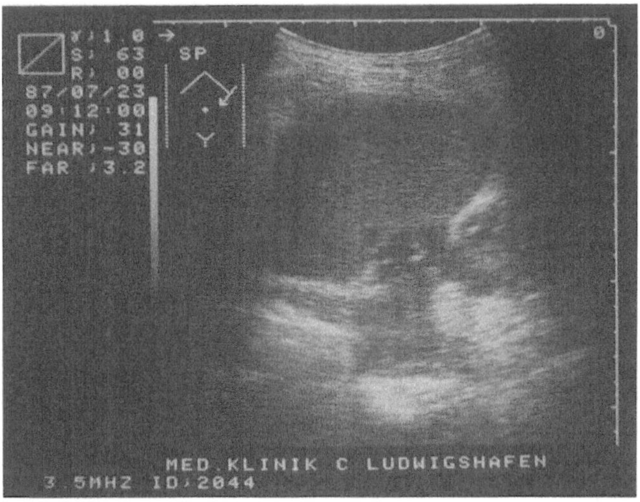

Abb. 4. Kontrolluntersuchung nach 3 Monaten mit vollständiger Resorption der Milzzyste

Primäre oder echte Zysten stellen einen abgeschlossenen Hohlraum dar, dessen Wand mit Deckepithel ausgekleidet ist. Sie beruhen auf einer frühembryonalen dysontogenetischen Entwicklungsstörung. Sekundäre oder falsche Zysten, auch als Pseudozysten bezeichnet, sind dadurch charakterisiert, daß sie histologisch eine bindegewebige Wandschichtung und kein Deckepithel aufweisen. Sie entstehen meist im Gefolge eines Traumas, wobei es durch Resorption des Hämatoms zur Ansammlung seröser Flüssigkeit kommt. Auch nach Kolliquationsnekrosen im Rahmen eines Milzinfarkts oder Milzvenenthrombose können seröse Milzzysten auftreten. Von einer pankreatogenen Milzpseudozyste spricht man, wenn sie sich auf dem Boden einer Pankreasheterotopie ausbildet. Darüber hinaus kann eine pankreatogene Genese angenommen werden, wenn sich ein erhöhter Amylasegehalt in der Zystenflüssigkeit nachweisen läßt oder wenn sie sich spontan im Rahmen einer Pankreatitis entwickelt, ohne Anhalt für ein vorausgegangenes Trauma oder Primärerkrankung der Milz [3, 9].

Pankreatogene Milzzysten stellen ein seltenes Ereignis dar. So konnte Vogel in einer retrospektiven Studie mittels Computertomographie bei 176 Patienten mit Pankreatitis eine zystische Milzbeteiligung in 2 Fällen beobachten, was einer Häufigkeit von 1,1% entspricht [18]. Dies ist um so verwunderlicher, da der Pankreasschwanz eine enge topographische Beziehung zum Milzhilus hat und dem Ligamentum phrenicolienale eine zentrale Verteilerfunktion zukommt [7]. In der Voräre der bildgebenden Verfahren war die Diagnose nur schwer zu stellen [2, 5, 13]. Die klinischen Symptome sind uncharakteristisch, die Laborbefunde unspezifisch. Die Zysten wurden erst erkannt, wenn sie aufgrund ihrer Größe durch Verdrängungserscheinungen im Oberbauch symptomatisch wurden oder aber durch mögliche Komplikationen wie Blutung oder Ruptur zu akuten Beschwerden führten [9, 16].

Die Pathogenese dieser Zysten wird kontrovers diskutiert. Nach der enzymatisch-autodigestiven Hypothese steht die direkte lokale Einwirkung von Pankreasenzymen auf das Milzparenchym ganz im Vordergrund der Pathogenese. Desweiteren wird die Kolliquation eines Milzinfarkts durch Einbeziehung der Milzgefäße in den entzündlichen Pankreasprozeß für pathogenetisch entscheidend erachtet. Auch eine Pankreatitis in der Milz auf dem Boden einer Pankreasheterotopie könnte von Bedeutung sein [4]. In dem hier gezeigten Fall ergab sich kein Hinweis für eine Milzvenenthrombose; der deutlich erhöhte Amylasegehalt im Milzpunktat spricht eher für das lokale Übergreifen der Entzündung auf das Milzgewebe, auch wenn eine Heterotopie nicht mit letzter Sicherheit ausgeschlossen ist.
Die klinische Bedeutung von Milzpseudozysten wird durch die möglichen Komplikationen unterstrichen [7, 14–16]. Mehrfach wurden Spontanrupturen mit Einblutung bzw. Perforationen in die freie Bauchhöhle beobachtet. Aufgrund dieser Komplikationen wird die Splenektomie ggf. mit distaler Pankreasresektion als Therapie der Wahl empfohlen [7, 16]. Durch die weite Verbreitung der neuen bildgebenden Verfahren werden heute Milzveränderungen im Rahmen einer Pankreatitis jedoch frühzeitig erkannt, noch bevor unter Umständen die schwerwiegenden Komplikationen klinisch manifest werden [20]. Darüber hinaus zeigt unser Beispiel, daß allein die Größenzunahme einer liquiden Milzformation bzw. das Auftreten von perisplenischem Exsudat mit Begleitpleuraerguß noch nicht unbedingt als Operationsindikation gewertet werden muß. Entscheidend ist allein der klinische Zustand des Patienten. Eine wichtige Frage muß somit derzeit unbeantwortet bleiben, nämlich wie häufig es überhaupt zu schwerwiegenden, potentiell lebensgefährlichen Komplikationen im Rahmen von Milzpseudozysten kommt. Einzelne, zum Teil ältere kasuistische Mitteilungen klären diesen Sachverhalt nicht. Orientiert man sich an Angaben über Pankreaszysten, so muß mit Komplikationen in bis zu 50% der Fälle gerechnet werden [10]. Neuere sonographische Verlaufsbeobachtungen von Pankreaszysten zeigen aber auch, daß es in 28–50% der Fälle zur vollständigen spontanen Rückbildung oder Verkleinerung der Zysten kommen kann [1, 6]. Unter dem Aspekt der spontanen Rückbildung ist heute ein konservativer Therapieversuch mit engmaschigen Nachbeobachtungen auch von pankreatitisinduzierten Milzzysten möglich. Zusätzlich ermöglicht die interventionelle Sonographie die Zystenpunktion mit Drainage. Quinn hat in einem Fall einer pankreatogenen Milzzyste durch Punktion mit anschließender Katheterdrainage eine konservative Abheilung erreicht [12]. Im hier besprochenen Fall kam es nach 3maliger ultraschallgezielter Punktion zur spontanen Resorption der Restzyste; Komplikationen im Sinne einer Milzvenenthrombose, Zysteneinblutung oder Perforation wurden nicht beobachtet. Dabei war sicherlich von Bedeutung, daß sich in der ERCP kein Fistelgang zur Zyste nachweisen ließ, da wie Niederau angibt, in ca. 50% der Fälle mit einer Rückbildung von Pankreaszysten zu rechnen ist, falls sie keinen Anschluß an das Gangsystem haben [10]. Unter strikter Alkoholkarenz ist der Patient anhaltend beschwerdefrei, eine Rezidivzyste ist nicht aufgetreten.

Die breite Anwendung der neuen bildgebenden Verfahren wird in Zukunft häufiger frühzeitig umschriebene Milzveränderungen bei Pankreatitis aufdekken. Somit wird es auch möglich sein, die Häufigkeit und Komplikationsrate solcher umschriebener Milzveränderungen zu erfassen. Dabei wird sich zeigen ob, wie in unserem Beispiel dargestellt wurde, die konservative Therapie mit ultraschallgezielter Punktion und ggf. Drainage der Zyste eine Alternative zur operativen Intervention darstellt.

Literatur

1. Aranha GV, Prinz AC Esguerra AC et al. (1983) The nature and course of cystic pancreatic lesions diagnosed by ultrasound. Arch Surg 118: 486–488
2. Bolivar JC, Lempke RE (1974) Pancreatic pseudocyst of the spleen. Ann Surg 179: 73–78
3. Büchler M, Malfertheiner W, Krautzberger W et al. (1984) Pankreatitisinduzierte Pseudozyste der Milz. Akt Chir 19: 60–64
4. Crass RA, Way LW (1981) Acute and Chronic Pancreatic Pseudocysts Are Different. Am J Surg 142: 660–663
5. Farmann J, Dallemand S, Schneider M et al. (1977) Pancreatic pseudocysts involving the spleen. Gastrointest Radiol 1: 339–343
6. Gebhardt J, Mundhenk K Klinggräff G et al. (1978) Sonographische Langzeitkontrolle von Pankreaspseudozysten. Dtsch Med Wochenschr 103: 1941–1942
7. Hannenschläger GV, Bergmann W Povysil B (1990) Hämorrhagische Milzläsionen bei chronischer und chronisch-rezidivierender Pankreatitis. Dtsch Med Wochenschr 115: 776–783
8. Lennert KA, Sturm C (1974) Nichtparasitäre Milzzysten. Münch Med Wochenschr 116: 197–200
9. Moreaux J, Bismuth H (1969) Les Complications spléniques des pancréatites chroniques. A propos de cinq observations. Presse Med 77: 1467–1470
10. Niederau C, Strohmeyer G (1981) Pankreaspseudozysten. Z Gastroenterol 19: 772–781
11. Paris JC, L'Hermine C, Houcke M, Faucart H (1978) Pseudo-kystes hématiques de la rate au cours des pancréatites. Ann Radiol 21: 25–32
12. Quinn SF, van Sonnenberg E, Casola G et al. (1986) Interventional radiology in the spleen. Radiology 161: 289–291
13. Ramer M, Diznoff SB, Hewes AC (1974) Intrasplenic pancreatic pseudocyst: another cause of splenomegaly. Clin Radiol 25: 525–529
14. Scherer K, Kramann B (1987) Rupture of the Spleen by Penetration of Pancreatic Pseudocysts. Eur J Radiol 7: 67–69
15. Slater G, Burrows L, Rudick J (1982) Pseudocysts of the pancreas involving the spleen. Am Surg 48: 324–325
16. Sitzmann JV, Imbembo AL (1984) Splenic complications of a pancreatic pseudocyst. Am J Surg 147: 191–196
17. Vitaux JC, Theodore G, Molas G et al. (1981) Hématome sous capsulaire de la rate après pancréatite chronique. Apporte diagnostique de l'échographie. Deux observations. Nouv Presse Med 10: 495–498
18. Vogel H, Sjiariel M, Mass R et al. (1983) Pankreaspseudozysteneinbruch in Abdominalorgane. Inn Med 10: 243–246
19. Warshaw AL, Chesney TM, Evans GW et al. (1972) Intrasplenic dissection by pancreatic pseudocysts. N Engl J Med 287: 72–75

20. Weber J, Schmüdderich W, Harloff et al. (1990) Pankreatitisinduzierte Pseudozysten der Milz: eine seltene Komplikation. Ultraschall Med 11: 123–126
21. Weiss H, Weiss A (1990) Diagnostische Wertigkeit der Milzsonographie. Dtsch Med Wochenschr 115: 1149–1153

Erstveröffentlichung: Weber J, Schmüdderich W, Harloff M, Kohler B, Riemann JF (1990) Pankreatitisinduzierte Pseudozysten der Milz: Eine seltene Komplikation. Ultraschall 11: 123–126.

Intrahepatische Gallengangsteine – das Caroli-Syndrom

D. DORLARS

Die intrahepatische Lokalisation von Gallengangsteinen ist selten, stellt aber eine besondere diagnostische und therapeutische Herausforderung dar. Zu den möglichen Ursachen intrahepatischer Steine zählt das Caroli-Syndrom, das erstmals 1958 als umschriebenes eigenes Krankheitsbild definiert wurde [1]. Die von Caroli beschriebene sackförmig oder perlschnurartig konfigurierten Ektasien der segmentalen intrahepatischen Gallengänge ohne Obstruktion gehören zu dem Komplex kongenitaler Ektasien des biliären Systems. Dieser umfaßt noch kongenitale Zysten und Divertikel des Ductus hepatocholedochus, Choledochozelen und multiple extra- und intrahepatische Gallengangzysten. Die Dilation der Gallengänge und der verminderte Gallefluß begünstigen die intraduktale Steinbildung, die in etwa 40% auftritt. Der Verlauf der Erkrankung ist nur in 3% klinisch stumm. Leitsymptome sind Oberbauchschmerzen, meist rechtsseitig lokalisierte Koliken, rezidivierende Fieberschübe als Zeichen begleitender Cholangitiden, Hepatomegalie und bisweilen Ikterus [4]. Oft geht die Anamnese über Jahre, und 60% der Patienten sind zum Zeitpunkt der Diagnosestellung schon an den Gallenwegen operiert [5]. Auch die nachfolgend besprochene Patientin war wegen rezidivierender kolikartiger rechtsseitiger Oberbauchschmerzen stationär aufgenommen worden. Der weitere Verlauf zeigt Komplikationen und Therapiemöglichkeiten dieser seltenen Erkrankung.

FALLBEISPIEL

Anamnese

Die 36jährige Patientin wurde im Oktober 1990 mit einer biliären Pankreatitis aus einem auswärtigen Krankenhaus übernommen. Seit Jahren litt sie unter rezidivierenden rechtsseitigen Oberbauchkoliken, die 4 Tage vor Aufnahme an Intensität stark zugenommen hatten. Auswärts waren sonographisch und in einer endoskopisch-retrograden Darstellung (ERCP) neben einem präpapillären Choledochuskonkrement als Ursache der biliären Pankreatitis zusätzlich multiple Steine im linken intrahepatischen Gangsystem festgestellt worden. An sonstigen Vorerkrankungen sind erwähnenswert die Operation einer frontalen Hyperostosis (1975) sowie eine Parathyreoidektomie bei primärem Hyperparathyreoidismus (1986).

Körperlicher Untersuchungsbefund

36jährige Patientin in gutem Allgemein- und Ernährungszustand (61 kg bei 1,70 m). Starker Druckschmerz im Oberbauch, sonst unauffälliger altersentsprechender Untersuchungsbefund.

Laborwerte (in Klammern die letzten Werte vor Entlassung)

Lipase 2139 (30) U/l, Amylase 859 (46) U/l, Bilirubin 1,2 (0,8) mg%, alkalische Phosphatase 275 (309) U/l, γGT 319 (157) U/l, GOT 163 (18) U/l, GPT 123 (15) U/l, Leukozyten 1500 (8000)/μl. Alle übrigen Laborparameter lagen im Normbereich.

Abdomensonographie

Milz, Nieren und Pankreas sonographisch unauffällig. Gallenblase zart, steinfrei. Ductus hepatocholedochus anfangs leicht erweitert (7 mm), bei Kontrolle schmal. Ductus Wirsungianus 2 mm. Leber: Erweiterung der intrahepatischen Gallengänge im Bereich des linken Ductus hepaticus mit 2 zystischen Aufweitungen bis ca. 10 x 20 mm Länge, V.a. multiple intraduktale Konkremente (Abb. 1). Im rechten Leberlappen 35 mm große echoarme Rundstruktur, z.B. Adenom, fokal noduläre Hyperplasie.

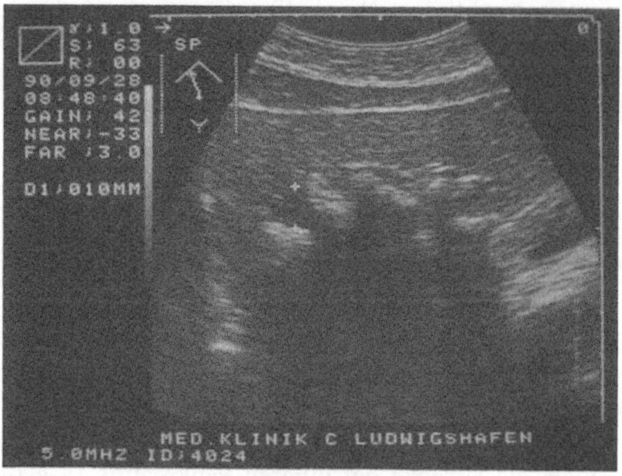

Abb. 1. Abdomensonographie: echoreiche Strukturen mit dorsalen Schallschatten im linken Leberlappen

ERCP

Etwas erweiterter Ductus choledochus mit multiplen Kontrastmittelaussparungen. Im Bereich des linken Ductus hepaticus 2 große zystische Aussackungen mit intraduktalen Konkrementen (Abb. 2). Gallenblase unauffällig.
Beurteilung: Biliäre Pankreatitis bei Choledocho-, Hepatikolithiasis. Nach Papillotomie Spontanentleerung multipler kleinster Steine.

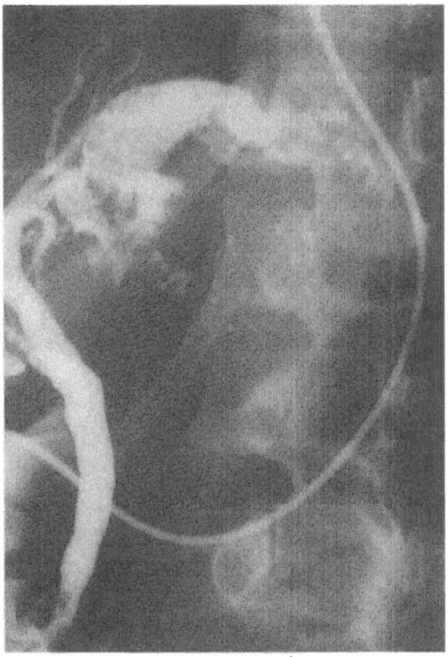

Abb. 2. Radiologische Darstellung des Ductus hepaticus sinister über die nasobiliäre Sonde: multiple Kontrastmittelaussparungen im Sinne einer Hepatikolithiasis

DIAGNOSEN

Monolobäres linksseitiges Caroli-Syndrom mit Choledocho-hepatikolithiasis und biliärer Pankreatitis.

THERAPIE UND VERLAUF (1)

In der durchgeführten ERCP bestätigte sich der Verdacht auf ein Caroli-Syndrom mit intrahepatischen Gallengangsteinen. Es handelt sich hier um einen monolobären Befall mit einer sackförmigen Ektasie im Bereich des linken Ductus hepaticus. Ursächlich für die biliäre Pankreatitis waren multiple Steine

im Ductus choledochus, die sich nach endoskopischer Papillotomie zum größten Teil spontan entleerten. Nach dieser Maßnahme klang die Pankreatitis rasch ab unter Normalisierung der Laborparameter. Die zunächst erhöhte Temperatur (38 °C) war unter einer Antibiose mit Mezlocillin schon am nächsten Tag gesunken.
Im weiteren Verlauf versuchten wir eine Entfernung der intrahepatischen Steine. In einer 2. ERCP wurde eine nasobiliäre Sonde in den Ductus hepaticus eingelegt. Anschließend wurde in 2 Sitzungen eine piezoelektrische extrakorporale Stoßwellenlithotrypsie (ESWL) mit je 3000 Impulsen durchgeführt, was die Patientin beschwerdefrei vertrug. Nach 4 Tagen kam es zu einem erneuten Temperaturanstieg über 38 °C, der unter einer Antibiose mit Ciprofloxazin rasch rückläufig war. Nach Entfernen der nasobiliären Sonde zeigte sich in der retrograden Darstellung eine gute Fragmentation der Gallengangsteine, die z.T. durch Spülen entfernt werden konnten. Der sonographische Befund korrelierte damit gut; aus der zusammenhängenden echodichten „Steinstraße" wurden multiple kleine echodichte Strukturen in den zystisch erweiterten Gallengängen.
Wir entließen die Patientin beschwerdefrei mit einer oralen Langzeitchemolitholyse (Urso- und Chenodeoxycholsäure je 500 mg zur Nacht). Bis auf leicht erhöhte Cholestaseparameter (AP 309 U/l, γGT 157 U/l) waren alle Laborparameter im Normbereich.

Weiterer Verlauf

Bis Mitte 1992 war die Patientin noch mehrmals in unserer stationären Behandlung, wobei sie teilweise einbestellt zur Routinekontrolle oder wegen rechtsseitiger Oberbauchkoliken kam.
Zunächst wurde noch eine ESWL der intrahepatischen Steine durchgeführt. Daraufhin kam es zu einer symptomatischen Inkarzeration eines Steinfragments im Beginn des zystisch dilatierten Gallengangs direkt oberhalb der Hepatikusgabel. Nach Steinextraktion mit dem Dormiakorb entleerte sich Eiter. Nach einer ausgiebigen Spülung konnten mit dem Dormiakörbchen multiple weitere Steinfragmente entfernt werden; es persistierten jedoch noch einige kleine Steine. Die Patientin war danach bei den Routinekontrollen fieberfrei und beschwerdefrei, berichtete jedoch über intermittierende leichte rechtsseitige Oberbauchschmerzen, die vom Hausarzt erfolgreich mit einem Spasmolytikum behandelt worden waren. Zwischenzeitlich konnte eine weitere ESWL ohne Komplikationen durchgeführt werden. Die bisher letzte Aufnahme im März 1992 erfolgte wegen heftiger Koliken mit Übelkeit seit 2 Wochen. Sonographisch und in der retrograden Darstellung ließ sich kein Stein nachweisen. Zur Kontrolle wurde eine Cholangioskopie mittels Mother-Baby-Scope-Technik durchgeführt. Mit dem 4,5 mm dicken Cholangioskop konnte der linke Ductus hepaticus problemlos eingesehen werden. Eine zuvor radiologisch vermutete Stenose wurde so ausgeschlossen. In den dilatierten Gangabschnitten fanden sich weder Steine noch Schlick (Abb. 3). Laborchemisch bestand nur noch eine diskrete Cholestase (AP mit 180 U/l normal, γGT 60 U/l), die Transaminasen waren unauffällig, die

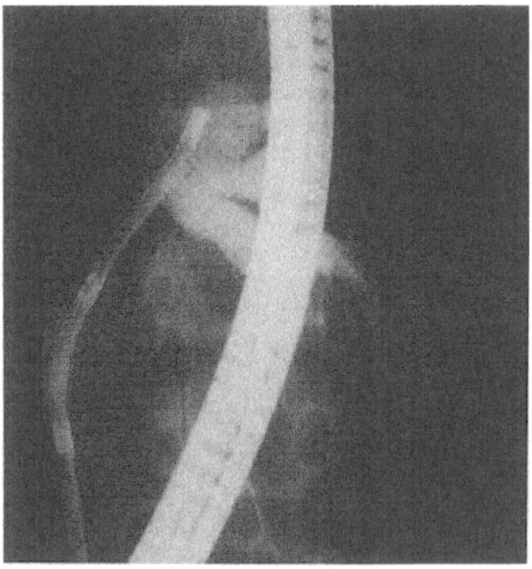

Abb. 3. Radiologische und cholangioskopische Einstellung eines steinfreien Ductus hepaticus sinister

Blutsenkung normal (11/22 mm n. W.). Retrospektiv waren die geschilderten Koliken möglicherweise durch den Spontanabgang intrahepatischer Restkonkremente verursacht worden. Die Patientin wurde beschwerde- und steinfrei mit einer oralen Dauertherapie von 500 mg Ursodeoxycholsäure entlassen.

Therapie und Verlauf (2)

- Insgesamt 5malige piezoelektrische ESWL (extrakorporale Stoßwellenlithotrypsie).
- Mehrfache endoskopische Steinextraktion.

Im Mai 1992 cholangioskopisch gesicherte Steinfreiheit.

DISKUSSION UND DIFFERENTIALDIAGNOSEN

Definition

Das Caroli-Syndrom als autosomal-rezessiv vererbte Krankheit ist relativ selten. Bis 1979 wurden 129 Fälle in der Literatur beschrieben. Caroli unterschied 2 Formen der nichtobstruktiven intrahepatischen Gallengangektasien: die „reine“ Form mit primär unauffälliger Leberhistologie sowie das gleichzeitige Vorliegen einer die Lappenarchitektur *nicht* zerstörenden Fibrose der Leber [1]. Im allgemeinen Sprachgebrauch wird der Terminus „Caroli-Syndrom“ heute unabhängig vom Vorliegen begleitender Leberparenchymveränderungen benutzt.

Differentialdiagnosen des Caroli-Syndroms

Zystenleber/multiple Leberzysten;
Leberzysten bei Infektionskrankheiten:
- Echinococcus cysticus,
- Amöben.
Primär sklerosierende Cholangitis.

Sekundäre Gallengangsdilatationen als Folge einer Obstruktion bei:
- cholangiozellulärem Karzinom,
- Infektionen mit Clonorchis sinensis,
- benignen Tumoren des biliären Systems (z.B. Papillomatose, biliäres Zystadenom);
Hepatikolithiasis.

Pathogenese

Zur Pathogenese des Caroli-Syndroms gibt es verschiedene Konzepte. Zum einen kann eine überschießende Proliferation des intrahepatischen Gallengangepithels in der 8. Embryonalwoche zu verschiedenen Gallengangfehlbildungen führen, die auch in Kombination vorkommen: dem Caroli-Syndrom, der infantilen oder adulten Polyzystose, der auch rezessiv vererblichen kongenitalen Leberfibrose oder zu biliären Mikrohamartomen [7].
Eine andere Theorie zur Ätiopathogenese hält eine embryonale Fehlbildung des gemeinsamen Sphinkters zwischen dem Ductus pancreaticus und dem Ductus hepatocholedochus mit Reflux von Pankreassekret in das biliäre Gangsystem für ursächlich für die Entstehung biliärer Zysten. Dafür spricht das häufige Auftreten von Papillenstenosen bei diesen Patienten.

Epidemiologie

Die intrahepatischen Gallengangektasien betreffen häufiger beide Lappen mit Betonung des rechten. Der seltenere monolobäre Befall betrifft mehr den linken Lappen. Männer erkranken häufiger als Frauen [4].

Symptomatologie

Die Manifestation erfolgt überwiegend in der Adoleszenz. Der Verlauf ist selten klinisch stumm, die Symptome führen in der Regel zur Diagnosefindung. Im Verlauf unterscheidet man die leichte Form mit Cholelithiasis und komplizierend Cholangitiden, Leberabszesse etc. Die schwere Form mit einer Leberparenchymveränderung (kongenitale Leberfibrose, Zirrhose) manifestiert sich früher durch Symptome der portalen Hypertonie (Ösophagusvarizenblutung). Die Diagnose wird um so später gestellt, je geringer die fibrotischen Leberparenchymveränderungen sind [11].

In 30–60% ist das Caroli-Syndrom mit renalen Fehlbildungen assoziiert, die auch zu den kongenitalen Mißbildungen zählen, z.B. Zystennieren, tubuläre Ektasien, Markschwammniere etc. [2]. Unklar ist, ob diese Nierenerkrankungen als eigenständiges Krankheitsbild koexistierend beim Caroli-Syndrom zu beurteilen sind oder ob eine eigene Entität, ein atypisches Caroli-Syndrom, vorliegt. Die Nierenveränderungen sind meist symptomlos. Ihre Häufigkeit nimmt zu mit der Existenz und dem Schweregrad der Leberfibrose. Wie auch andere kongenitale Syndrome ist auch das Caroli-Syndrom mit anderen kongenitalen Anomalien vergesellschaftet [10]. Dazu können auch kongenitale Erweiterungen des Pankreasgangs mit chronischer Hyperamylasämie gehören.

Komplikationen

Bedrohlich wird das Caroli-Syndrom durch seine Komplikationen. Eine lokale Stase des Galleflusses im zystisch erweiterten biliären Gangsystem und eine bakterielle Superinfektion begünstigen die Bildung intraduktaler Steine. Es entsteht ein Circulus vitiosus. Cholelithiasis und rezidivierende aszendierende Cholangitiden können zu konservativ nicht mehr beherrschbaren septischen Verläufen führen, zur oft tödlichen Cholangiosepsis. Weitere Komplikationen sind Leberabszesse, Pankreatitis, Amyloidose, die sekundär biliäre Zirrhose als Folge rezidivierender Cholangitiden. Nach Salmonelleninfekten persistieren die Erreger oft in den dilatierten Gängen. Die Formen mit einer Leberfibrose führen zu einer portalen Hypertonie mit entsprechenden Folgen. Unbestritten ist mittlerweile auch das hohe Entartungsrisiko [8]. Die Inzidenz cholangiozellulärer Karzinome auf dem Boden eines Caroli-Syndroms beträgt etwa 10–15%. Die Malignome entstehen in der Zystenwand und bleiben lange unerkannt. Histologisch sind es Adeno- oder cholangiozelluläre Karzinome. Der verminderte biliäre Flow mit einer extrem verlängerten Kontaktzeit karzinogener Galleinhaltsstoffe in den ektatischen Gallengängen wird als ursächlich angesehen.

Diagnostik

Als Screeningmethode dient die Abdomensonographie, die jedoch keine definitive Zuordnung der Zysten zum Gallensystem erlaubt. Ihre Stärke ist die Verlaufskontrolle. Die hepatobiliäre Sequenzszintigraphie mit ^{99m}Tc-Diethyl-IDA erlaubt den Nachweis der Zugehörigkeit der Zysten zum biliären System. Die Aussagekraft von i.v.-Cholangiographie und Computertomograpie ist gering.
Als sicherste und sensitivste diagnostische Methode gilt jedoch die endoskopisch retrograde Cholangiograpie (ERC). In älteren Literaturstellen wird vor dieser Untersuchung wegen der großen Gefahr der Keimverschleppung noch Zurückhaltung empfohlen. Diese Erfahrungen konnten wir nicht bestätigen. Als neue diagnostische Methode scheint sich auch die Cholangioskopie zu eignen. Unsere Patienten haben diese Untersuchung ohne Komplikationen überstanden. Sie erlaubt bisher nicht mögliche Feinheiten der Diagnostik, indem morpholgi-

sche Veränderungen der Gallengänge incl. Stenosen, Steine und Sludge, erkannt werden (Abb. 4). Möglicherweise ist mit der Cholangioskopie auch eine Früherkennung der Cholangiokarzinome möglich.

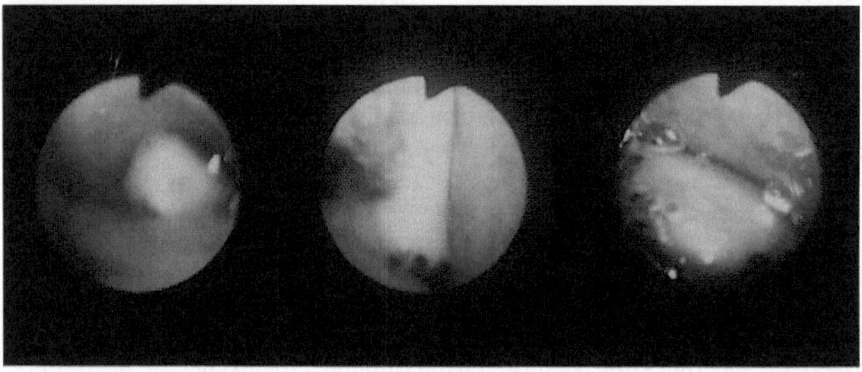

Abb. 4. Blick durch das Cholangioskop auf ein intraduktales Konkrement

THERAPIE UND VERLAUF

Als Therapie der Wahl mit kurativer Intention gilt bei monolobärem Befall die Leberteilresektion [3]. Sie ist jedoch auch nur bei einem kleinen Teil aller Patienten mit einem Caroli-Syndrom möglich. Weitere chirurgische Möglichkeiten zur Minderung der Komplikationen durch Verbesserung des Galleflusses und somit auch indirekt zur Senkung des Karzinomrisikos sind die Anlage biliodigestiver Anastomosen, die Entfernung von Konkrementen und die Lebertransplantation. Die Wahl des Operationsverfahrens hängt von der Ausprägung der Erkrankung und dem individuellen Zustand des Patienten ab.

Die konservativen Therapiemöglichkeiten sind lange als wenig erfolgversprechend angesehen worden. Hier gibt es jedoch neue Ansätze. Eine Analyse des Gallensaftes zeigte einen überdurchschnittlich hohen Cholesteringehalt beim Caroli-Syndrom [6]. Mittlerweile gibt es gute Erfolge mit der oralen Chemolitholyse mit Ursodeoxycholsäure, durch die Steine aufgelöst und die Bildung neuer Steine verhindert werden soll. Der Spontanverlauf der Erkrankung soll sich darunter signifikant bessern [9]. Auch die ESWL (extrakoporale Stoßwellenlithotrypsie) wird nach unseren Erfahrungen gut vertragen und zeigt oft eine sehr gute Steinfragmentation. So ist es heute möglich, auch mit konservativen Mitteln die Zahl der Konkremente zu vermindern und den Gallefluß zu optimieren, d.h. an pathophysiologischen Schlüsselstellen des Caroli-Syndroms anzusetzen mit dem Ziel, die Prognose zu verbessern. Die oben besprochene Patientin ist ein gutes Beispiel für die differenzierten nichtoperativen Therapiemöglichkeiten. Nach insgesamt 5 ESWL-Sitzungen, endoskopischer Papillotomie und mehrfacher Steinextraktion und unter einer oralen Chemolitholyse als Dauertherapie wurde sie steinfrei und beschwerdefrei. Wegen des weiter bestehenden Risikos einer karzinomatösen Entartung sind weitere (auch cholangioskopische) Kontrollen unumgänglich. Der weitere Verlauf muß hier zeigen, ob wegen des Karzinomrisikos mittelfristig eine operative Resektion erforderlich sein wird.

Insgesamt haben Weiterentwicklungen in der Endoskopie mit der Duktoskopie kleiner Gänge, in der Pharmakologie und bei schon bewährten Techniken (ESWL) die Therapiestrategie beim Caroli-Syndrom entscheidend beeinflußt. Der Stellenwert der Operation, die bislang als „golden standard" galt, muß in Zukunft neu bestimmt werden.

Literatur

1. Caroli J, Soupault R, Kassakowski J, Plocker L, Paradowska M (1985) La dilatation polykystique congenitale des voies biliaires intra-hepatiques. Essai de classification. Semin Hop 34: 128–135
2. Habscheid W, Götz R, Becker W, Börner W (1988) Atypisches Caroli-Syndrom mit renaler Insuffizienz bei zystischen Nierenveränderungen. Dtsch Med Wochenschr 113: 555–557
3. Knoop M, Keck K, Neuhaus P (1990) Definitive chirurgische Therapie des unilobulären Caroli-Syndroms – Klinik und chirurgische Therapie. Akt Chir 25: 124–126
4. Meister P, Horn J, Schimmler J, Eisenburg J (1989) Caroli-Syndrom. MMW 131: 672–675
5. Metz KA, Schmidt U, Donhuijsen K, Stremmel W (1985) Caroli-Syndrom, Med Welt 36: 1583–1585
6. Nakunuma Y, Terada T, Nagakawa T, Kakita A, Yoshikawa T, Ohta G, Yamaguchi K, Yamamoto K (1988) Pathology of hepatholithiasis associated with biliary malformation in Japan. Liver 8: 287–292
7. Ormann W (1990) Caroli-Syndrom. In: Ottenjahn R, Schmitt W (Hrsg) Der seltene gastroenterologische Fall, Bd 3. Demeter, Gräfelfing, S 115–117
8. Röntgen L, Ulrich B, Lützeler F, Greiner L (1991) Karzinomatöse Entartung auf dem Boden des Caroli-Syndroms. Akt Chir 26: 30–33
9. Ros E, Navarro S, Bru C, Gilabert R, Bianchi L, Bruguera M (1992) Hepatholithiasis in Caroli's disease. Beneficial effects of ursodeoxycholic acid (UDCA) therapy. Gastroenterology 102: 332
10. Summerfield JA, Nagafuchi Y, Sherlock S, Cadafalch J, Scheuer PJ (1986) Hepatobiliary fibropolycystic diseases. A clinical and historical review of 51 patients. J Hepatol 2: 141–156
11. Wildhirt E, Ormann W (1987) Kongenitale zystische intrahepatische Gallengangsdilatationen (Caroli-Syndrom). Dtsch Med Wochenschr 112: 1038–1042

Springer-Verlag und Umwelt

Als internationaler wissenschaftlicher Verlag sind wir uns unserer besonderen Verpflichtung der Umwelt gegenüber bewußt und beziehen umweltorientierte Grundsätze in Unternehmensentscheidungen mit ein.

Von unseren Geschäftspartnern (Druckereien, Papierfabriken, Verpackungsherstellern usw.) verlangen wir, daß sie sowohl beim Herstellungsprozeß selbst als auch beim Einsatz der zur Verwendung kommenden Materialien ökologische Gesichtspunkte berücksichtigen.

Das für dieses Buch verwendete Papier ist aus chlorfrei bzw. chlorarm hergestelltem Zellstoff gefertigt und im ph-Wert neutral.

ALLE ZEIT WACH 1842